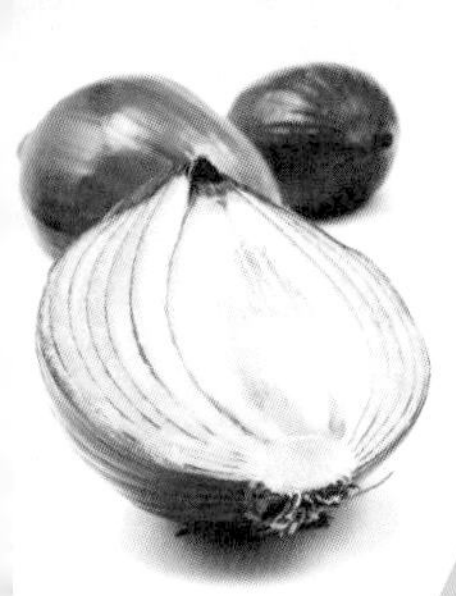

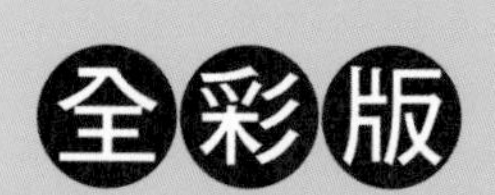

這樣吃能控制痛風

孫樹俠◎著

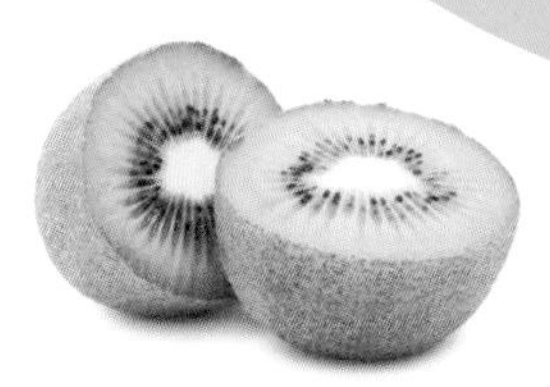

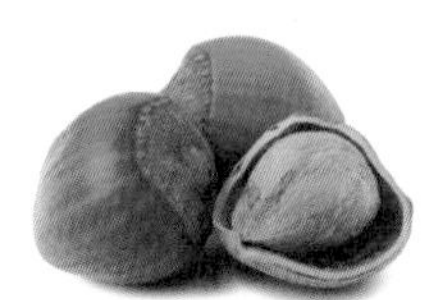

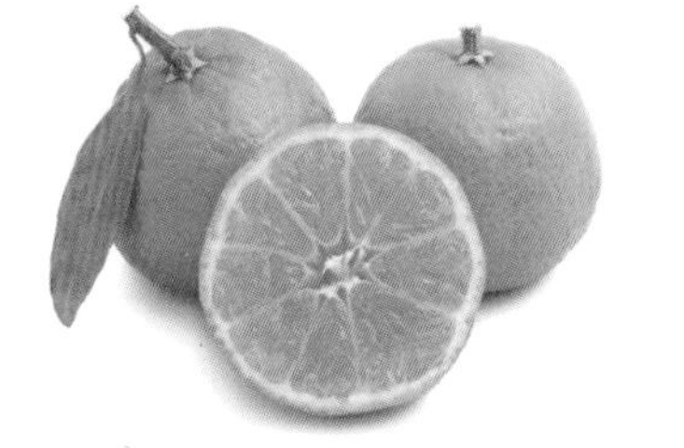

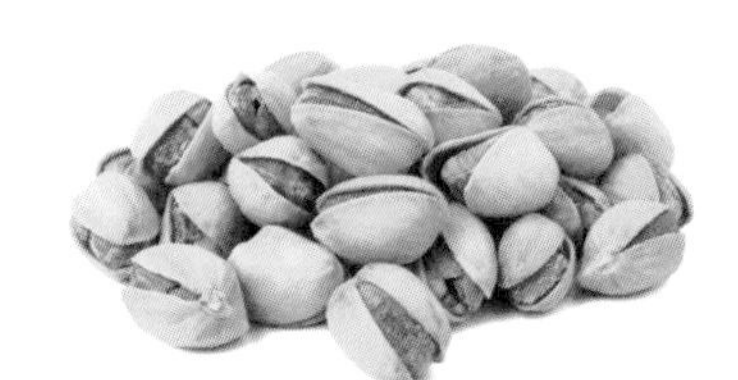

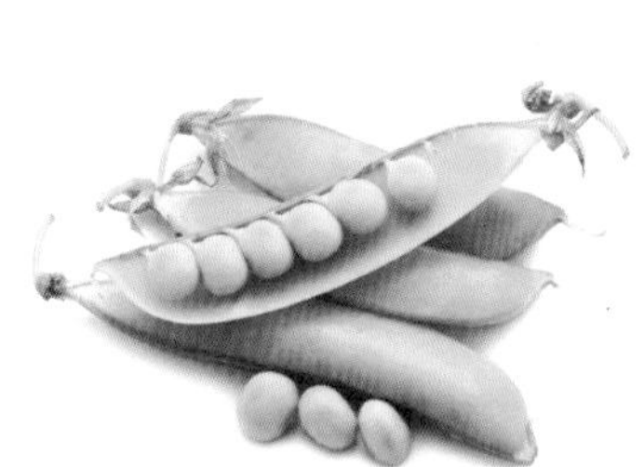

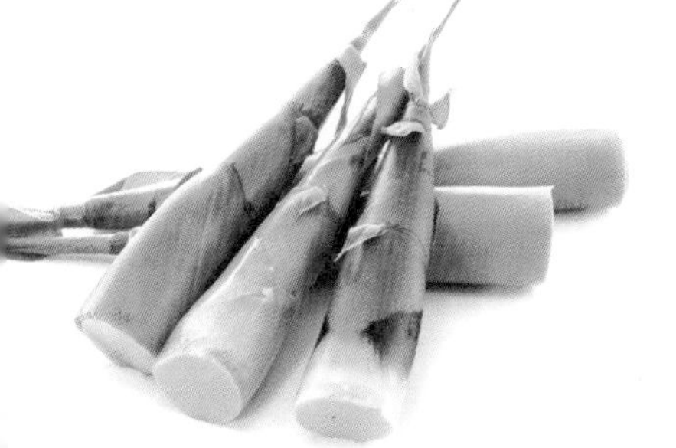

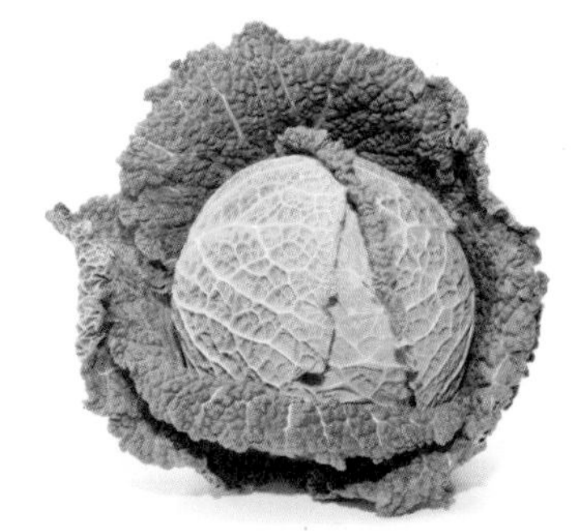

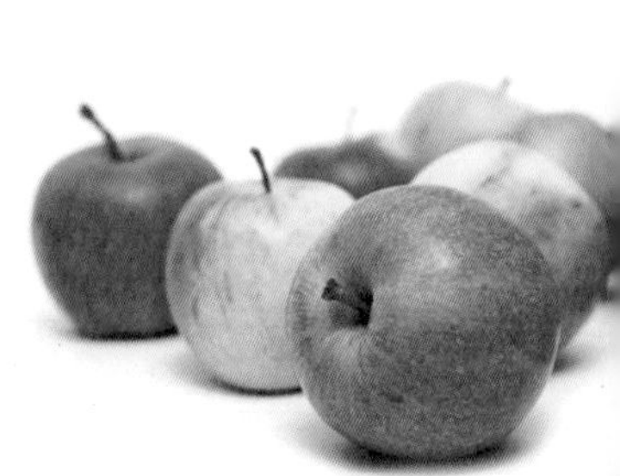

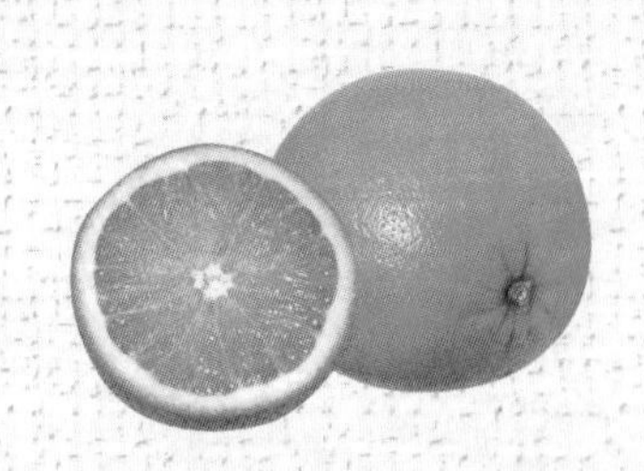

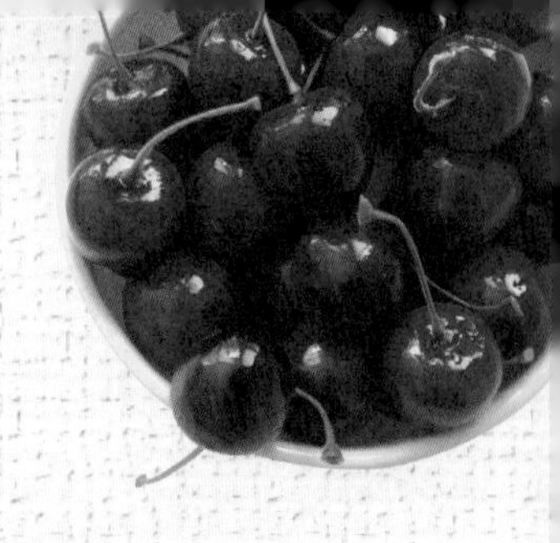

說起痛風，現在人對它已經不陌生。痛風的發病與飲食密切相關。如果人們長時間進食高普林食物，致使體內的尿酸超出了腎臟的排泄能力，導致血液中尿酸升高，久而久之痛風便不請自來。正所謂「好也飲食，壞也飲食」。所以飲食控制是防治痛風的關鍵所在，只有不吃或少吃含高普林的食物，多吃鹼性食物、少吃酸性食物，多飲水、少喝湯，方能避免痛風發生。

飲食中幾乎所有的食物都含有普林，只是含量多少差別而已。對痛風患者而言，選擇低普林食物，並努力實現膳食搭配合理、營養均衡的目的。為此，我們精心編著了這本書，內容包括了痛風患者飲食導讀、可供痛風患者食用的100多種食物、專家答疑及營養食譜四部分內容。

其中，各類種食物部分將各種食物分門別類，從營養成分、食法要略、食療功效、推薦食譜等方面進行闡述，具有很強的指導性和實用性。

「專家答疑」是本書的一大亮點，通過專家與患者「一對一」的互動，讓更多的患者對飲食控制中的一些誤區和問題有一個正確的認識和瞭解。

「營養食譜」所提供的參考指標、食物普林含量等，可幫助讀者靈活掌握所需要的各種數值和劑量，達到飲食控制的目的，具有很強的指導意義。

本書內容實用，科學合理，希望能成為痛風患者的飲食指南！

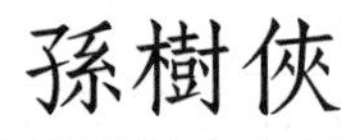

中國保健協會食物營養與安全專業委員會會長

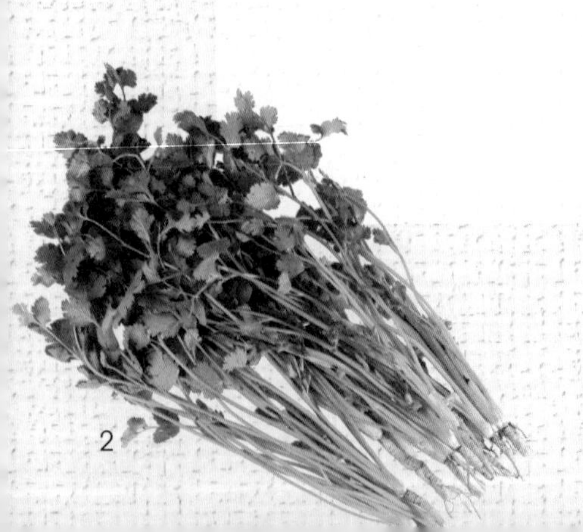

第1章 吃對方法，才能更健康

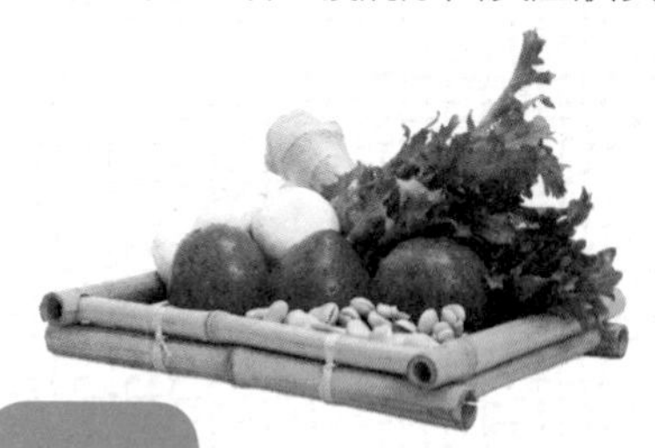

第2章 吃對食物，輕鬆控制痛風

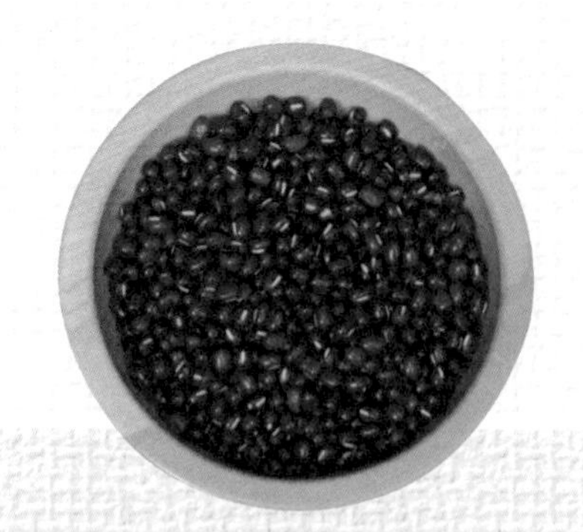

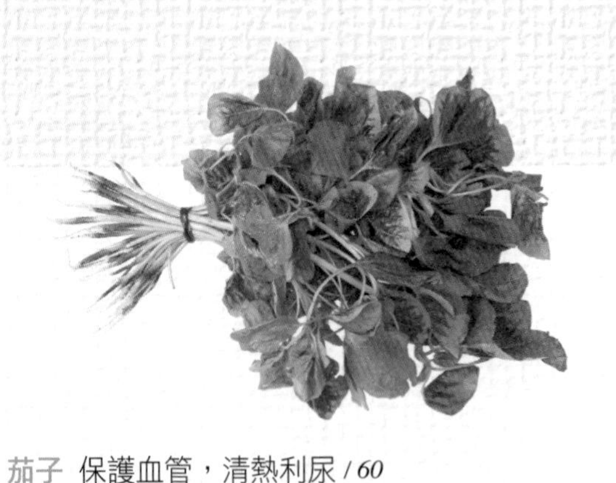

蔬菜類 / 42

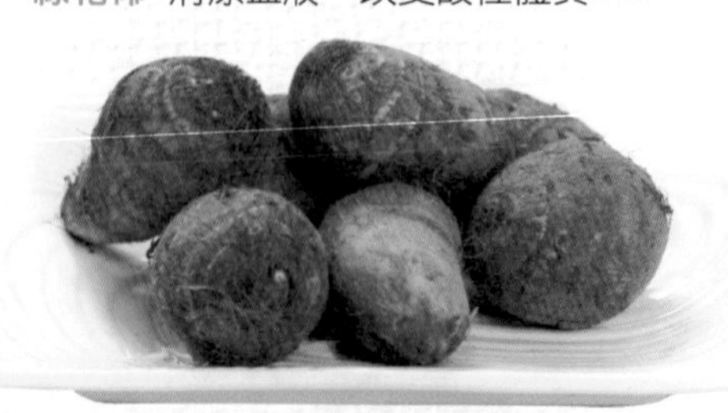

水果類 / 85

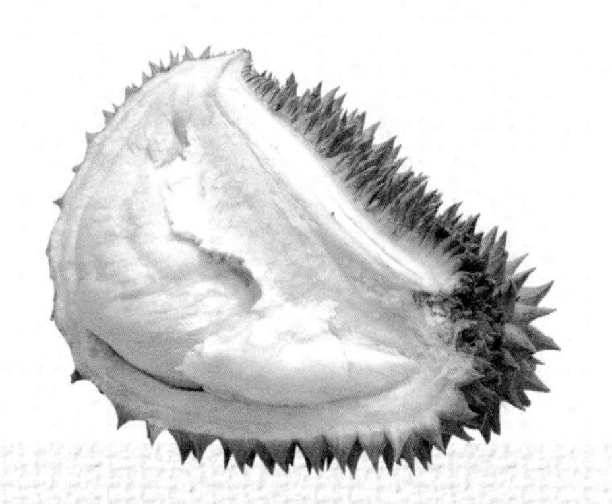

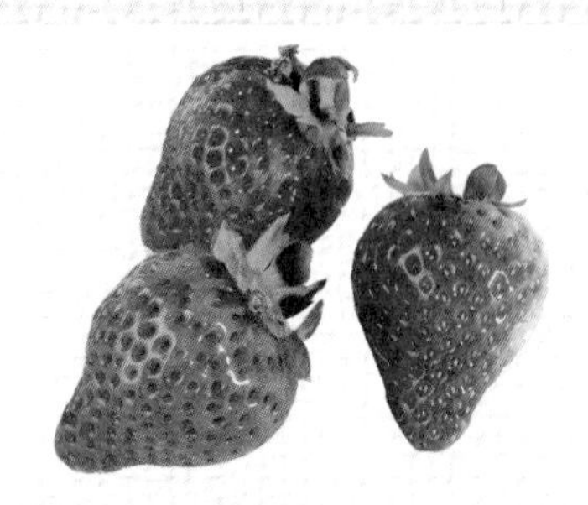

肉蛋類 / 114

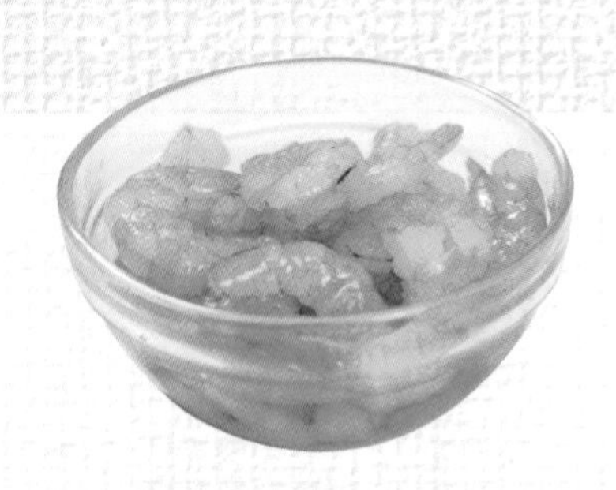

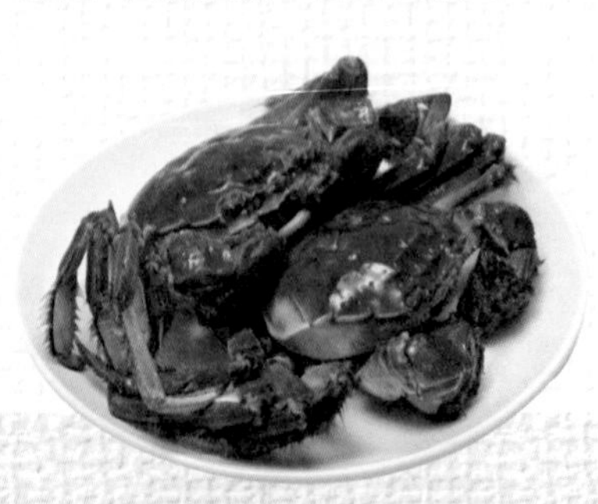

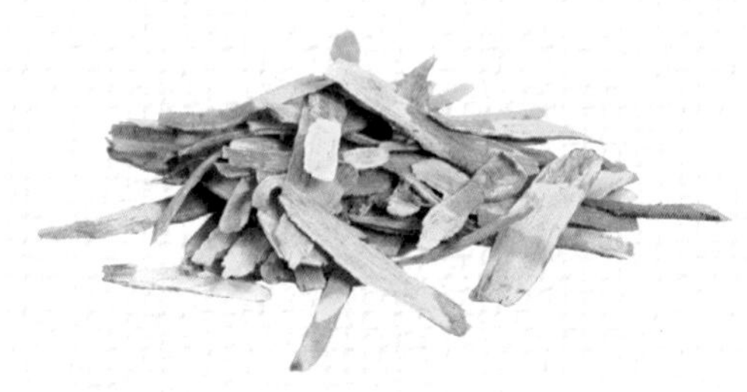

第1章
吃對方法，才能更健康

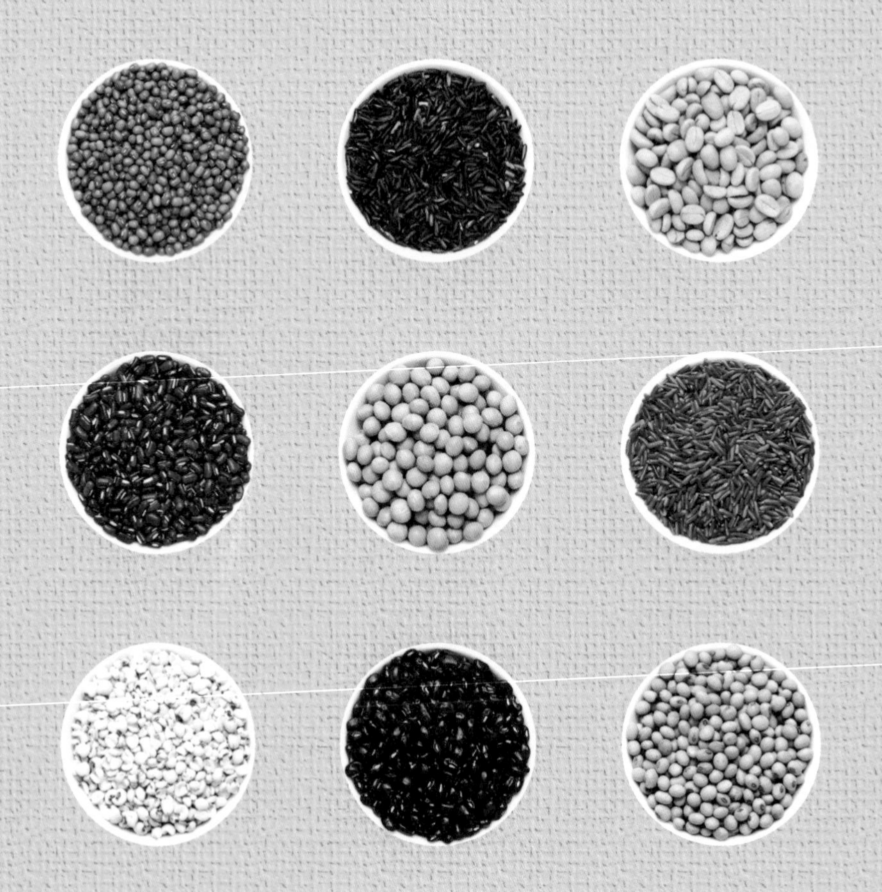

重新認識痛風

痛風的分類、發病原因及症狀表現

痛風的分類及發病原因

痛風是普林代謝障礙而造成的一組慢性代謝性疾病，可導致人體器官和組織發生病變，主要導致痛風性關節炎、痛風性腎臟病變、痛風性心臟病、痛風性高血壓病等嚴重併發症。

痛風的分類

痛風可分原發性痛風和繼發性痛風兩種。

原發性痛風是因普林代謝紊亂及尿酸合成增加或排泄減少而引發的一種疾病。原發性痛風患者中，10%～25%的患者有痛風性家族史；1%～2%的患者有先天性酶缺陷。

繼發性痛風是由於患某些疾病，如白血病、腎臟病、腫瘤等，因使用某些藥物，或者因饑餓療法導致高尿酸血症引起的。

痛風發病的原因

人體為何會產生高尿酸血症？談這個問題就不可避免要談到普林（Purine）。普林是生物體內一種重要的鹼基，在人體內的最終代謝產物是尿酸。人體內的普林主要有兩個來源：一是來源於含普林的食物（外源性），約占體內尿酸的20%；二是來源於體內氨基酸（內源性），約占體內尿酸的80%。當體內普林增多時，就會產生較多的尿酸，如果腎臟不能及時地將尿酸排出體外，就會引起高尿酸血症，嚴重時就會導致痛風發作。

導致痛風的其他因素

我們知道，痛風的發作與攝入的食物所含普林量有著直接關係，但也有許多痛風患者雖然不吃含高普林的食物，仍會引起痛風的急性發作，這是為什麼呢？原來，這是由內源性血尿酸增高引起的，內源性血尿酸增高有下列幾個原因：

1.某些藥物，如小劑量阿司匹林，它可抑制尿酸在腎小管的排泄，從而使血尿酸濃度增高；抗結核藥中的吡嗪醯胺和乙胺丁醇也會抑制尿酸排泄；煙酸和華法林一方面降低腎對尿酸的清除，另一方面會促進尿酸的合成；環孢素A會降低腎臟對尿酸的排泄。這些因素均會導致痛風急性發作。

2.正常生理過程中細胞死亡，核酸分解，使尿酸增高，會導致痛風急性發作。

3.由於痛風反復發作，使尿酸結晶沉積在腎臟，造成腎功能減退，使得腎臟排泄尿酸能力下降，導致痛風急性發作。

4.痛風合併高血壓病、肥胖症患者，使用治療高血壓病的藥物，如利尿劑，使腎小管吸收尿酸鹽增加，導致痛風發作。肥胖者在節食減肥時，機體動用了體內儲存的脂肪以供熱量，脂肪代謝中產生的大量酮體也會阻止尿酸排泄，從而導致痛風急性發作。

5.劇烈運動所致的肌肉收縮，以及外科手術和放射性治療，都會使熱

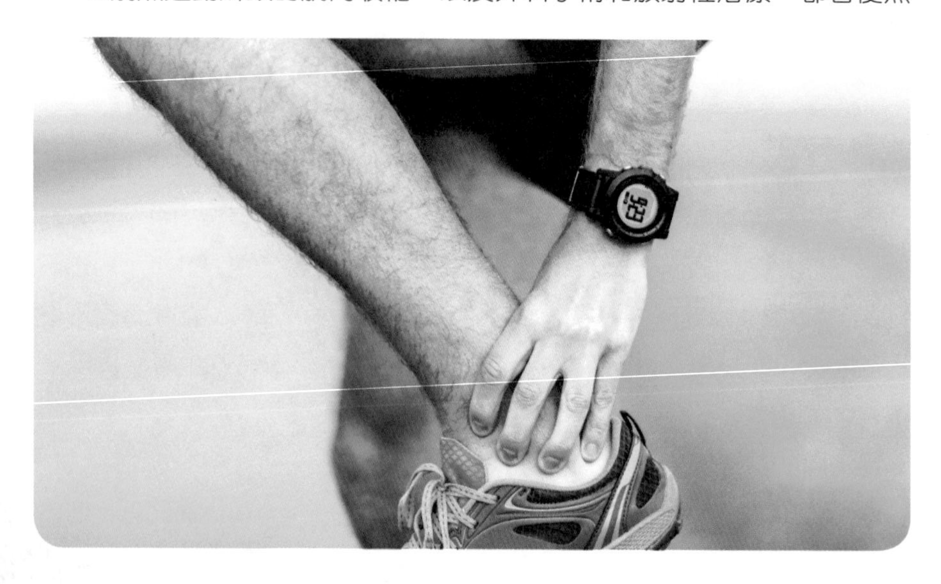

量代謝中的三磷酸腺苷急劇增加，其代謝產物（次黃普林和黃普林）的明顯增加會導致轉換不平衡，使血尿酸增高而誘發痛風。

由此可見，由內源性尿酸增高引起痛風的情況也不少，有些是難以控制的，但由飲食不當引起的痛風，完全是可以避免的，所以飲食控制是預防痛風發作的重要方法之一。

痛風的症狀表現

痛風分期及其特徵一覽表

期別名稱	症狀	特徵	後果
無症狀性高尿酸血症期	僅有血尿酸增高而不出現症狀	又稱痛風前期，血液中尿酸數值過高，但無痛風關節炎	注意保健，可減少患痛風可能
急性關節炎期	急性痛風性關節炎發作，身體某個或數個關節突然紅、腫、熱、痛，甚至無法走路	數天內可自癒，如服藥物，可迅速解除疼痛及不適。發作消失後關節可完全恢復正常，不留功能損害	可能會反復發作，但一般無皮下痛風石形成和明顯腎臟病變
間歇期	無疼痛等明顯症狀	患者容易忽視，如反復發作會出現骨破壞及功能障礙	會形成慢性痛風性關節炎或皮下痛風石，也會形成尿酸性腎病及腎結石，腎功能可正常或輕度減退
慢性關節炎期	出現明顯的關節畸形及功能障礙，皮下痛風數量增多、體積增大，或破潰處排出白色尿酸鹽結晶	尿酸性腎病及腎結石有所發展	腎功能明顯減退，還可能發展為氮質血症及尿毒症

痛風患者的營養調理

痛風與飲食的關係

人們把痛風比喻為「富貴病」，這說明痛風是與吃喝分不開的。古時候人們就將痛風和暴飲暴食聯繫起來，現在經過醫學研究發現，飲食無度、肥胖等是導致痛風的重要原因。過量食用高普林、高蛋白食物，如動物內臟、海鮮、骨髓、肉類、豆製品、食用菌、啤酒等，都可能會導致痛風發作。因為從飲食中來的普林絕大部分生成尿酸，很少能被人體利用。而且這種普林量對尿酸的濃度有很大影響，尤其是對那些腎臟排泄尿酸已存在障礙的患者，從食物中攝入的普林量直接影響血液中尿酸的水準。

許多痛風患者肯定記憶猶新，痛風發作通常是在酒宴之後，半夜裡突然腳趾關節劇烈疼痛、紅腫、發熱。一般來說，第一次發作侵及足拇指者占60%，也可累及其他關節。中年肥胖男性腦力勞動者痛風發病率較高，據研究發現，超重或肥胖者血尿酸均值及高尿酸血症檢出率，均顯著高於體重正常者或偏低者。這說明超重者易存在糖、脂肪、蛋白質等物質代謝方面異常，易患痛風、高血壓及糖尿病等疾病。若控制飲食、降低體重，就可減少痛風發病率。

食物中普林的含量

痛風患者如果能減少食物中所含普林的攝入量，對痛風的緩解有一定幫助。因此，痛風患者需攝入含普林少的食物，減少或禁食普林含量高的食物。食物中普林含量比較具體如下：

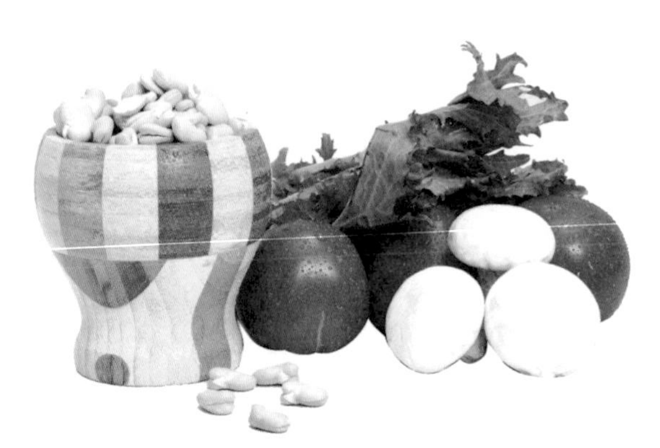

第一類：普林含量高的食物（每100克食物中普林含量150～1000毫克）

類別	品種
肉類及內臟	鴨肝、紫菜、鰱魚、乾貝、沙丁魚
肉湯	各種肉、禽製的湯
菌類	香菇

第二類：普林含量中等的食物（每100克食物中普林含量50～150毫克）

類別	品種
水產類	鯉魚、鱈魚、鱸魚、鯖魚、魚卵、小蝦、白魚、鰻魚、鱔魚、海帶
禽類	鵝、鴿、鴨、野雞、火雞
肉類	兔肉、鹿肉、豬肉、牛舌
豆類	扁豆 、黃豆
菌類	銀耳、金針菇
乾果類	芝麻、腰果

第三類：普林含量少的食物（每100克食物中普林含量＜25毫克）

類別	品種
穀類	精白米、玉米、精白麵粉、饅頭、麵條、通心粉、蘇打餅乾
蛋類	雞蛋、鴨蛋
乳類	各種鮮奶、煉乳、乳酪、優酪乳、牛奶
蔬菜類	高麗菜、胡蘿蔔、芹菜、黃瓜、茄子、萵苣、番茄、南瓜、蘿蔔、洋蔥、白菜、山芋、馬鈴薯、泡菜、鹹菜
水果類	梨、杏、蘋果、葡萄、橙
乾果類	葡萄乾、桂圓、瓜子

痛風患者飲食控制不宜太嚴格

得了痛風，除了按常規的方法藥物治療外還需飲食控制，而這就是痛風患者面臨的最大問題了，正因為如此，許多痛風患者對吃飯謹小慎微，這也不敢吃，那也不敢吃，結果不但體質越來越弱，痛風症狀也沒見好轉，究其根源，是飲食控制過於苛刻的緣故。

飲食控制是痛風患者最基本的治療措施之一，但不能作為痛風治療的主要手段。我們知道，血清尿酸水準升高而導致痛風的原因，可分內源性和外源性兩種，其中內源性占80%，外源性（食物產生）只占20%。一個正常人每日普林攝入總量為150～200毫克，而每日體內代謝產生的普林總量為600～700毫克，遠遠超過了食物中的來源。

大多數情況下，飲食控制只能降低外源性尿酸的水準，對內源性尿酸的產生卻是無能為力。如果一味地強調飲食控制，對痛風患者病情的控制也是不利的，會造成營養物質供應不足，蛋白質攝入不平衡，並促使蛋白質分解代謝加快，引起內源性尿酸大量產生，反而使血清尿酸水準升高而加重病情。

正確的做法是，定期檢測血尿酸值，根據尿酸值的高低隨時調整飲食。在痛風急性發作期應嚴格限制飲食，吃含普林少的食物，每日攝入的普林含量不宜超過100～150毫克；在痛風緩解期可適當放鬆一些（但絕不是無節制），這才是飲食治療成功的關鍵。

痛風患者喝水有講究

水，對痛風患者來說就是救命藥，因為痛風的主要病因是血液中尿酸高，而要想減少血液中的尿酸值就必須多飲水，要使每天的尿量保持在2000cc以上，才有利於尿酸從尿液中排泄出來，使病情能夠得到緩解。

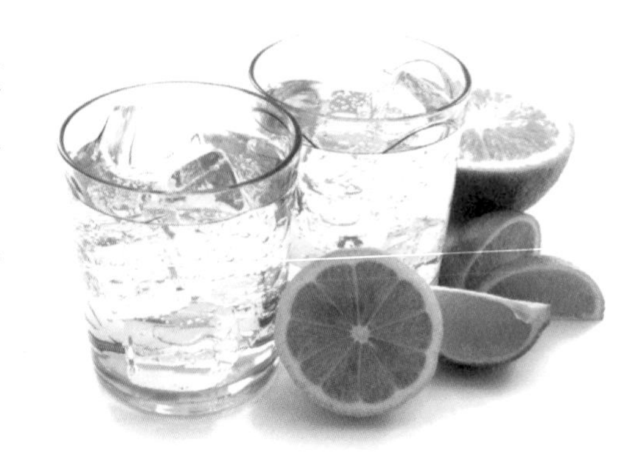

另外，若痛風患者的尿液pH在6.0以下時，需服用鹼性藥物，以鹼化尿液，每天飲水量需達2500～3000cc，排尿量達到2000cc以上，才能稀釋尿液，有利於尿酸的離子化、溶解和排泄（對痛風合併嚴重心功能不全者，及嚴重腎功能不全有明顯水腫者，則不宜多飲水）。因此，多飲水也是痛風患者治療時的重中之重。但喝水也有一定的講究，具體方法如下：

1.養成主動喝水的習慣：不要等口渴了才喝水，不渴不飲，飲則暴飲，這對病情的控制是不利的。因為口渴是大腦對體內缺水狀態的資訊回饋，渴了才喝水，主要解決的是補充體內水分的不足，因而對促進尿酸的排泄效果較差。

2.掌握飲水的最佳時間：通常是在早餐、中餐以及晚餐後45分鐘至睡覺前這段時間。不要在飯前半小時內，或飯後立即飲水，這樣會沖淡胃液，影響食物的消化和吸收。一般早晨起床後，刷牙後就可以喝500cc水。白天每2～3小時注意飲用適量水。

3.飲水種類：普通飲用水和淡茶水，鹼性離子水、鹼性飲料，對痛風患者均有益。當尿液pH在6.5～7時，飲用鹼性離子水或鹼性飲料，尿酸可變為可溶性尿酸鹽，溶解度增加10倍。

痛風患者的飲食原則

1.保持理想體重，避免超重或肥胖。減輕體重應循序漸進，否則會引起痛風急性發作。

2.攝入適量的糖類。糖類可促進尿酸排泄，富含糖類的食物主要是糧食類食品，如米飯、各種麵食等。

3.蛋白質可根據體重，按照比例來攝取，如1公斤體重一般應攝取0.8～1.0克的蛋白質。如果在痛風急性發作期，每日蛋白質的攝入量為40～65克為宜；在痛風慢性期，每日蛋白質的攝入量以不超過80克為宜。腎功能明顯受損者，應減少蛋白質的攝入量。蛋白質的來源最好以雞蛋、牛奶為主。如果是痛風合併糖尿病者，更要降低總熱量的攝入。

4.少吃脂肪。痛風患者對脂肪的攝取，應控制在總熱量的20%～25%。痛風急性發作期，每日攝取的脂肪量應控制在50克以下；在痛風慢性關節炎期，每日脂肪的攝入量以不超過60克為宜。

5.大量喝水。每日應確實飲水2500～3000cc，有利於稀釋血尿酸，促進尿酸排泄。

6.多食蔬菜、水果。蔬菜、水果可供給豐富的B族維生素、維生素C及礦物質，可提高尿酸鹽溶解度，促進尿酸排泄。特別是水果，由於是鹼性食品，食用後對平衡身體酸鹼度有很好的效果。其中，新鮮蔬菜每日250～500克；新鮮水果每日100～200克。

7.低鹽飲食，每日攝入的鹽要控制在2～5克。

8.禁食高普林食物，中等普林食物也應限量食用。對於肉、魚、禽類每日可食60～100克，但絕對不能喝肉湯。

9.低普林食物可自由選食，但要營養平衡，一次不可食用過多。

10.嚴格禁酒，特別是啤酒更不宜喝。酒的成分是乙醇，乙醇代謝會使血乳酸濃度升高，會對尿酸排泄產生競爭性抑制作用，使血尿酸升高。酒還會促進普林轉化成尿酸。

11.不用或少用香辛料、刺激性調味料。香辛料、刺激性調味料含有大量的高熱量、高普林物質，會使血尿酸升高，促進普林轉化成尿酸。

12.不宜使用抑制尿酸排出的藥物。如：

利尿藥：痛風合併高血壓病的患者如長期服用噻嗪類利尿藥（如氫氯噻嗪），會損害腎功能，繼而阻礙尿酸從腎臟排出，會增加痛風的發病率。

抗結核藥：結核病患者長時間用吡嗪醯胺和乙胺丁醇，再用利福平時，血尿酸會升高，誘發痛風。

阿司匹林：長期服用此藥會誘發痛風，短期服用會抑制尿酸排泄。

抗生素：青黴素和頭孢菌素類藥物，會阻礙尿酸排泄，增加患痛風的危險。

特別提醒，如非用不可，應隨時檢查血尿酸濃度，及時調整用法和用量。

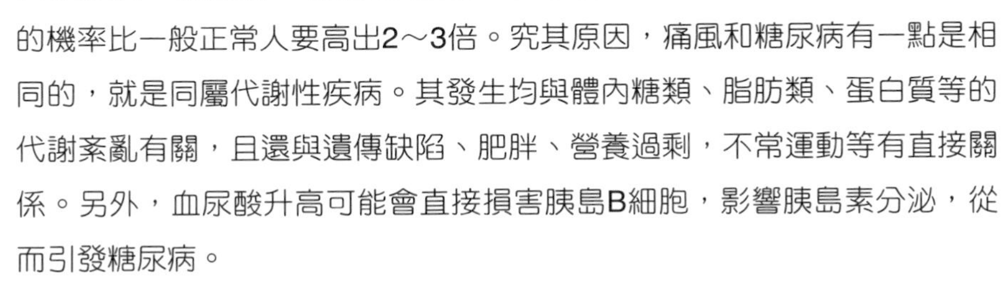

痛風合併糖尿病患者的飲食問題

許多人得了痛風後，不久又發現患上糖尿病。據統計，痛風患者發生糖尿病的機率比一般正常人要高出2～3倍。究其原因，痛風和糖尿病有一點是相同的，就是同屬代謝性疾病。其發生均與體內糖類、脂肪類、蛋白質等的代謝紊亂有關，且還與遺傳缺陷、肥胖、營養過剩，不常運動等有直接關係。另外，血尿酸升高可能會直接損害胰島B細胞，影響胰島素分泌，從而引發糖尿病。

在治療上，痛風和糖尿病也有相同的一點，那就是控制飲食，只不過痛風所要控制的是飲食中普林的含量；糖尿病重點控制的是飲食中糖和脂肪的含量。為此，痛風合併糖尿病患者在飲食上應注意以下幾點：

1.限低普林。也就是說，只能吃低普林食物，且要限制攝入量，不能無節制地吃。

2.多飲水，多吃富含維生素的食物。每天確實飲水2500～3000cc，有條件的話，每天洗一次熱水浴，也可促進尿酸排出。多吃富含各種維生素的食物，如蔬菜、水果等，可促進體內尿酸鹽溶解而排出體外。

3.飲食上要低熱量、低脂肪、低蛋白，且糖的攝入量也要控制好，以便血糖保持穩定。低脂肪：每天50克（主要是肉類脂肪），食用油為20克；低蛋白：每天50～60克，以穀類、蔬菜為主，如果血糖控制得比較好，可選擇性地食用一些水果，因為水果屬於鹼性食物，有利於平衡體內的酸鹼度，促進尿酸排泄。

4.禁酒。酒不但會造成體內乳酸堆積，還會促進普林合成，影響尿酸排泄，使體內血尿酸增高。如果在飲酒的同時食用一些高蛋白、高脂肪、高普林的食物，痛風的急性發作就不可避免。

由此可見，痛風合併糖尿病患者對飲食的要求更高，且互為影響。一方的病情如果得不到控制，就會影響另一方。因此，在飲食上更要注意。

「四多四少」的飲食預防原則

飲食預防痛風是基本的治療方法之一，痛風患者需要做到飲食預防的「四多四少」。

1.多飲水，少喝湯。水可以稀釋和鹼化尿液，加速尿酸排泄。每天應確實飲水2500～3000cc。少喝葷湯，如肉湯、雞湯、魚湯，因普林是親水物質，肉中的普林會隨水融入湯中，肉湯中含有近50%的普林，因此，痛風患者忌喝肉湯。

2.多吃鹼性食物，少吃酸性食物。鹼性食物能夠幫助痛風患者補充鉀、鈉、氯離子，維持體內酸鹼平衡，減少痛風發作機率。精米、精麵以及大部分蔬菜、水果都屬於鹼性物質，應多吃，而酸性食物會使痛風患者的酸性體質雪上加霜，加重病情，大部分肉類、魚類屬於酸性物質，應限食或禁食。

3.多吃蔬菜，少吃飯。蔬菜中所含普林極少，而且富含維生素及膳食纖維，有利於尿酸的排泄。少吃飯有利於控制熱量攝入，防止肥胖。

4.多吃細糧，少吃粗糧。細糧比粗糧所含的普林要少，因為普林大都含在穀物的皮殼中，糧食經過的工序越多，所含的普林越少，而且細糧中的糖類還可促進尿酸排泄。粗糧因製作工序少，所含普林較多，應少吃或不吃。

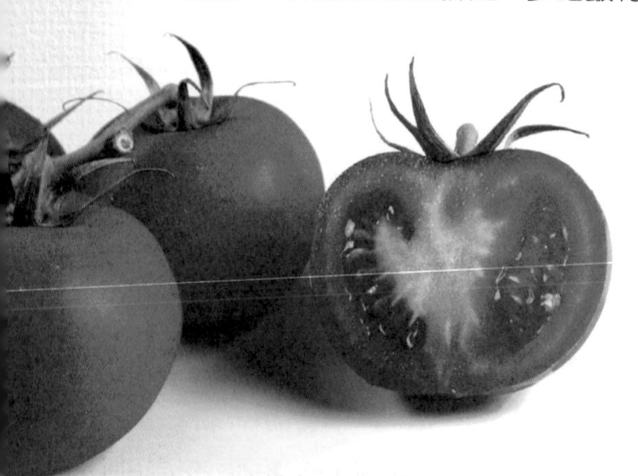

痛風患者的配餐方案

體重測算

肥胖是患痛風的重要誘因之一，為了減少患痛風的風險，以保證基本代謝需要為前提，保持每日攝入總熱量與每日所消耗的熱量達到平衡，就應當保持健康體重。

健康體重與身高有關，最常用的判斷方法就是用體重指數來判斷，體重指數一般用BMI表示。衡量健康體重的辦法非常簡單，只要套用下面的公式，算出你的體重指數就可以了：

體重指數（BMI）=體重（公斤）÷身高（公尺^2）

同時，還需引入一個標準體重的概念，最常用的計算公式為：

男性標準體重=【身高（公分）－100】×0.9

女性標準體重=【身高（公分）－100】×0.85

如果按照體重指數（BMI），分成肥胖、超重、正常和過輕四個分類的話，體重指數（BMI）可見下表：

體重指數（BMI）標準表

體重類型	體重指數（BMI）
肥胖	BMI≧28.0
超重	24.0≦BMI＜28.0
正常	18.5≦BMI＜24.0
過輕	BMI＜18.5

配餐的熱量計算

痛風患者應嚴格按照每日總熱量的規定進行配餐。從產熱方面看，1克糖類或蛋白質產生16千焦的熱量，1克脂肪產生36千焦的熱量。

成人每日熱量供給係數　　單位：千焦/公斤

體型	體力勞動			
	極輕體力	輕體力	中體力	重體力
消瘦	140	160	180	180～220
正常	100～120	140	160	180
超重	80～100	120	140	160
肥胖	60～80	100	120	140

18～50歲標準體重總熱量=標準體重×熱量係數（50歲以上每增加1歲，減1%）

由於個體差異、勞動強度不同，每日總熱量的攝入也要因人而異：臥床患者屬於低體力勞動，每日攝入的總熱量為80～100千焦/公斤標準體重；家務勞動為輕體力勞動，每日總熱量的攝入為120千焦/公斤標準體重；白領上班族為中體力勞動，每日總熱量的攝入為140千焦/公斤標準體重。

例如：標準體重為60公斤的輕體力勞動者，每日攝入的總熱量應為60×120＝7200千焦。

糖類應占60%，即為7200×60%＝4320千焦；4320÷16＝270克

蛋白質占總熱量的10%～15%，即為7200×10%＝720千焦，720÷16＝45克

脂肪占總熱量的20%～25%，即為7200×25%＝1800千焦，1800÷36＝50克

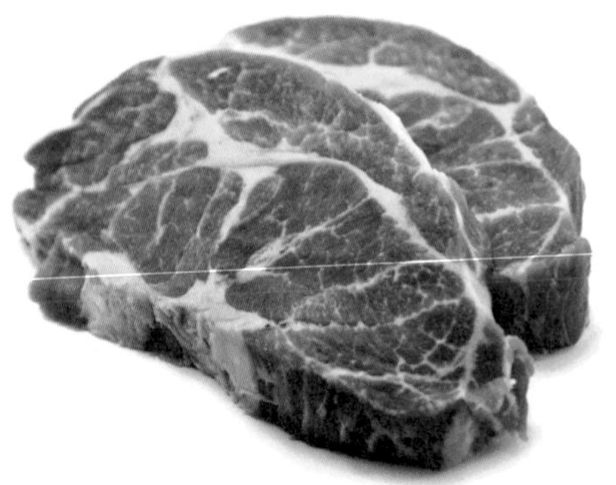

以上均為從肉類、蛋奶類計算得出。一般來說，水果所占熱量應從糖類中扣除，綠葉蔬菜含熱量微乎其微，可以忽略不計。

由此推算出一日三餐熱量分配：早餐、中餐、晚餐各占1/3，如果在兩餐之間加水果，應在早餐和晚餐熱量中扣除，以免熱量超標。

不同分期痛風患者的合理飲食

痛風患者的飲食結構是否合理，直接關係到病情程度及患者的身體狀況。如果不根據病情程度，或一味地低普林飲食，極易造成痛風患者營養素缺乏；或是不管不顧，不加選擇地大吃大喝，也會加劇病情。因此，要根據病情合理飲食。

對於間歇期痛風患者來說，應給予正常的平衡飲食，維持理想體重。蛋白質每日應在70～80克為宜；魚、肉、禽類每日攝入60～100克；新鮮蔬菜每日250～400克；水果每日100～200克。禁止食用高普林食物，中等普林食物應限量選用。每日攝入的普林含量應限制在100～150毫克／天。

急性發作期的痛風患者，每日所攝入食物的普林含量更要少，應控制在50～75毫克/天；蛋白質每日應控制在50～70克，應以牛奶、雞蛋、穀類為蛋白質的主要來源；每日飲水2500～3000cc。只有這樣，才是比較合理的飲食結構。

不同痛風類型的配餐方案

飲食對痛風患者來說是相當重要的，鑒於痛風類型不同，其所需要的飲食營養也各不相同，而且每個人的體重、勞動強度也有差別，為了使廣大痛風患者能根據自己的實際情況正確掌握配餐方法，我們特別制訂了不同痛風類型的配餐方案。

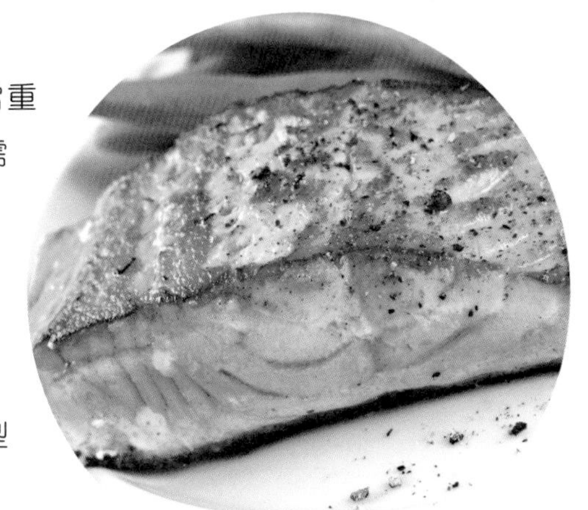

不同痛風類型每日配餐方案一覽表

	體重	勞動強度	糖類	蛋白質	脂肪	主食	鹽
單一痛風患者	以60公斤為正常體重	輕體力	270克	54克	40克		2～5克
		重體力	360克	70克	53克		2～5克
需要高蛋白痛風患者	正常體重	輕體力	270克	50～80克	60克左右	300～500克	2～5克
肥胖型痛風患者	正常體重	輕體力	270克	45克	低於40克	150～250克	2～5克
併發症患者：糖尿病	正常體重	中等體力	60%～70%	10%	20%～30%		2～5克
併發症患者：冠心病	正常體重	中等體力	60%～70%	10%	20%～25%		2～5克
併發症患者：高血壓病	正常體重	中等體力	60%～70%	10%	20%～30%		2～5克
併發症患者：肥胖症	正常體重	中等體力	60%～70%	10%	20%～30%		2～5克

說明：糖類以麵粉為主，脂肪包括食物所含脂肪及烹調油。無論哪種配餐，每餐數量必須穩定，並根據病情適當調整。

痛風患者的飲食誤區

民以食為天，但對痛風患者來說，飲食不僅是為了飽腹，也是為了治病。因為飲食控制是治療痛風很重要的手段之一，因此，要避免走入以下飲食誤區：

1.**素菜不會引起痛風**：許多痛風患者認為，飲食上只有吃葷菜才會引發痛風，素菜是不會的。這種認識和說法不對，因為引發痛風最主要的原因是普林，有些素菜所含普林並不比有些肉類低，如豆製品、扁豆、乾豆類、豌豆、毛豆、蘑菇、菠菜等，如果吃得過多，同樣會誘發痛風。

2.**所有葷菜都是高普林食物**：這種認識和說法是片面和膚淺的。如果單從所含普林來說，不少葷菜確實含有大量普林，如動物內臟、肉湯、肉餡、許多魚類等，但葷菜中也有低普林食物，如雞肉、鴨肉等。且製作方法很關鍵，如果葷菜製作合理就能減少普林含量，如在烹飪肉類時，先將肉汆燙一下再煮，即可減少普林含量，這樣吃肉就相對比較安全了。

3.**不控制總熱量的攝入**：我們知道，飲食中如果熱量攝入過多就會導致肥胖，而肥胖是極易誘發痛風的。因此，調節飲食、控制熱量攝入、避免肥胖是防止痛風的重要環節。如果只想著不吃葷菜，而不懂得控制攝入的總熱量，也會導致痛風反復發作。一般來說，體重超重者每日總熱量供給以100～120千焦/公斤為宜。

4.**喝啤酒無大礙**：這個觀念是錯誤的。研究發現，每天飲酒折合乙醇50克以上的男性，比滴酒不沾者患痛風的機率高出2.5倍；每天飲酒折合乙醇10～15克者，痛風發病率比滴酒不沾者高出30%；每天飲用啤酒2瓶以上者，痛風發病率增加2.5倍左右。因為啤酒中富含維生素B_1，會促進攝入的高普林食物在消化分解過程中產生大量尿酸，引發痛風。

且啤酒是酒類中在人體內代謝最快的，一般第一天喝，第二天就可能引發痛風。

5.**維生素、水和鹽不重要：**B族維生素和維生素C能促進人體內沉積的尿酸鹽溶解，有利於尿酸排出體外。多飲水有利於稀釋尿酸及尿酸的排泄，防止形成結石。痛風患者的飲食宜清淡，每天攝入的鹽為2～5克，如果高鹽飲食，極易合併心腦血管疾病，同時也影響尿酸的排出。因此，痛風患者要重視維生素和水的攝入，並做到低鹽飲食。

6.**急性期與緩解期的膳食結構一樣：**對痛風患者的飲食要求中很重要的一點就是，要根據病情程度隨時調整飲食結構。急性發作期的膳食選擇比較嚴格，一般只限於牛奶、雞蛋、糧食類、低普林的蔬菜和水果等，以便使症狀儘快緩解下來。緩解期的飲食相對比較寬鬆一些，可以限量吃些中等普林的食物。

7.**食物的酸鹼性由口味來定：**在人們的意識中，酸性食物肯定是口感發酸的，比如醋；口感不酸的食物肯定是鹼性的。其實，這種認識是不正確和片面的。因為判斷一種食物是酸性或是鹼性，並不是由口感來決定的，而是要由食物在經過消化、吸收、代謝之後，最終呈現出的結果來定。這與食物中的礦物質含量有關，與食物的pH無關。如果食物中含硫、磷元素較多，也就是說，凡含蛋白質、脂肪和糖類較高的食物，一般都屬於酸性食物，比如粗糧、豆類、肉類等；如果食物中含鉀、鈣、鎂等礦物質較多，也就是說含維生素、礦物質較高的食物，一般都屬於鹼性食物，如蔬菜、水果、牛奶等，這些鹼性食物能夠有效地阻止血液向酸性方向變化。當然還有中性食物，如鹽、糖、油、醋、茶等。就拿橘子、草莓、檸檬來說，酸甜可口，在人們的認識中，它們是酸性食物，其實這些水果正是典型的鹼性食物，最適合痛風患者食用。因此，痛風患者在選擇食物時，切不可主觀地拿口味來判別食物的酸鹼性，而要應用科學的判定方法決定取捨，只有這樣，才能有效地遏制和緩解病情。

第2章

吃對食物，輕鬆控制痛風

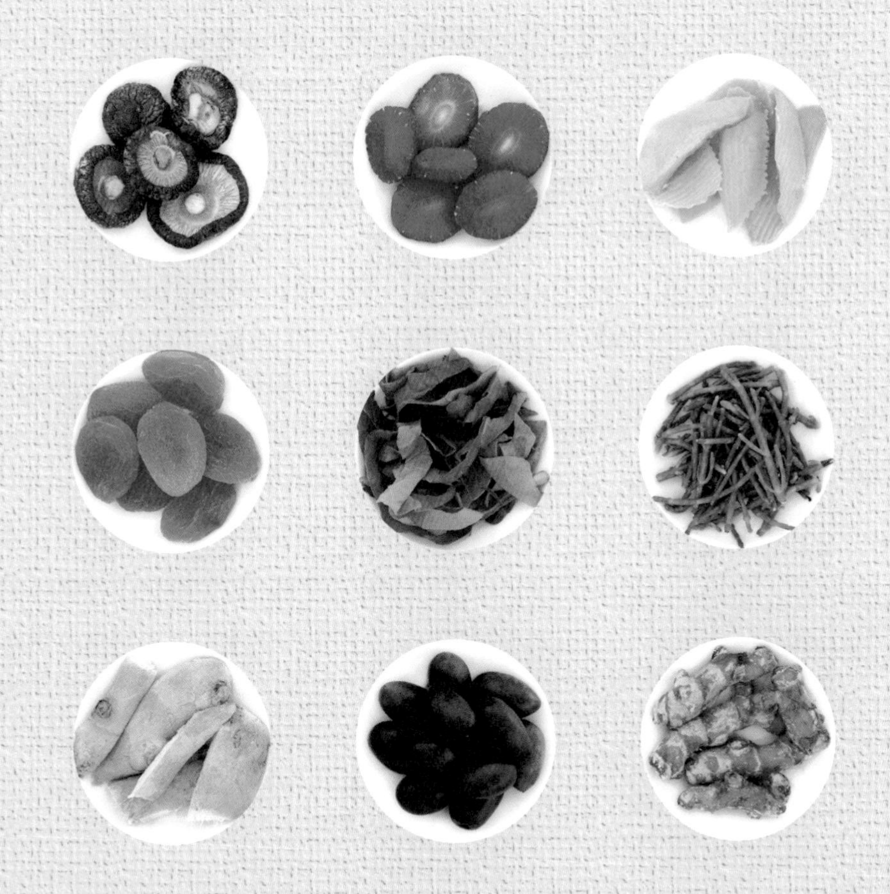

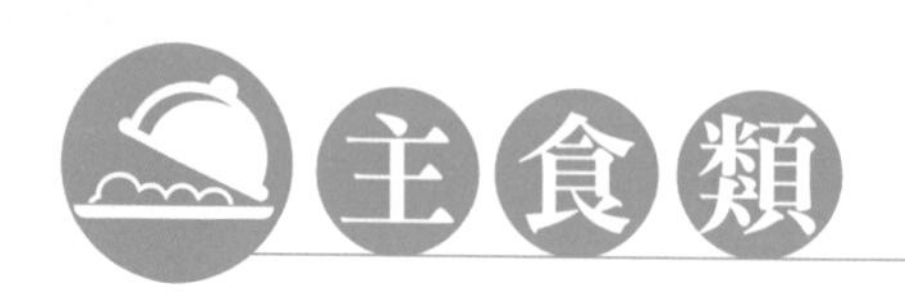

主食類

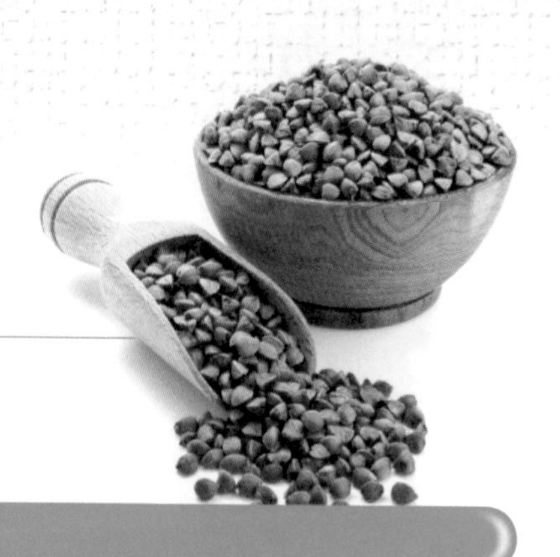

主食對緩解痛風有什麼益處

糧食類食物，也就是主食，對痛風患者來說非常重要，因為主食中含有豐富的營養物質。糧食類分穀類和豆類兩種，大部分穀類食物，如大米、小米、玉米、小麥麵粉和蕎麥等，普林含量相對較低，而且富含糖、蛋白質、膳食纖維、礦物質及多種維生素，非常適合痛風患者食用。

蛋白質有維持痛風患者體內酸鹼平衡和水分正常代謝、增強免疫力等作用；糖類是痛風患者攝取熱量的重要來源（要求痛風患者從主食攝取的糖類應占總熱量的50%～60%）；膳食纖維可加速腸道蠕動，使痛風患者體內的毒素儘快排出；礦物質，如鉀、鈣、鎂、磷等，有助於調整和弱化痛風患者的酸性體質；維生素，如維生素E，有抗體內酸化的作用，能夠使尿酸轉化成尿素，有利於病情的緩解。

但是，並非這些糧食經過加工都適合痛風患者食用，對痛風患者來說，主食應以細糧為主，吃精製大米和用精製白麵做成的白麵包、餅乾、饅頭、精製掛麵等，因為這些細糧在經過多道加工程序後，普林含量已經很少，可以放心食用。而粗加工的米、麵，因為加工程序相對少一些，所以普林含量較多，不適合痛風患者食用。在五穀裡面，大米、小麥屬於細糧；玉米、蕎麥、燕麥、小米等屬於粗雜糧，這些粗雜糧在痛風患者的食譜裡也應該有，但應適量食用。

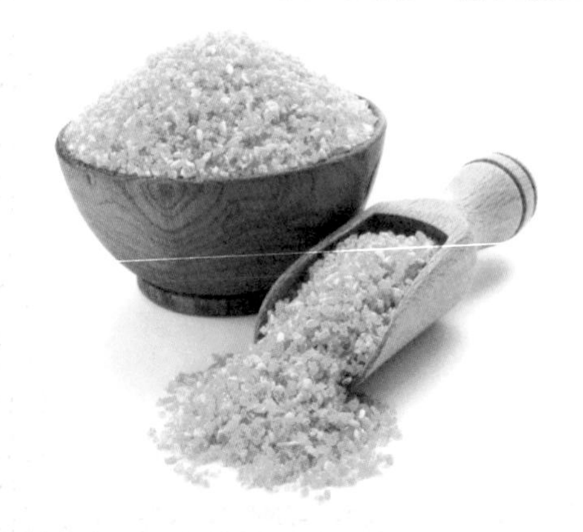

豆類及其製品從整體上說，所含普林相對較高，應限制攝入。但有的豆

類，痛風患者還是可以限量食用的，如綠豆、紅小豆、蠶豆等均有清熱利尿、解毒消腫等功效，含有較高的蛋白質，其氨基酸組成接近人體的需要，且其中鈣、鐵含量也較高，營養豐富，易於消化，特別是富含維生素E和鉀，可對抗體內酸化，促進尿酸排泄。

主食吃多少為宜

國人的飲食結構是主食為主，副食為輔，這同樣也適合痛風患者。這種以植物性食物為主，動物性食物為輔的飲食結構，不但有利於營養吸收，且有益健康。

具體地說，痛風患者的主食每天應該吃多少，要根據每個人的具體情況來決定。一般來說，痛風患者的主食應占每天進食總熱量的50%～60%，也就是說每天可進食200～300克米麵類主食。當尿酸偏高時，主食量要適當減少；當勞動強度增大時，主食量可比往常增加50～100克。

哪些主食儘量不吃，哪些主食可適量少吃

痛風患者主食應儘量以精米、精麵為主，可以適量少吃乾豆類，如：綠豆、紅小豆、蠶豆等。

主食什麼時候吃合適

一般來說，主食應該每餐都要吃。每日少食多餐，比一日三餐更科學。在每餐所攝入的食物中，主食應占一定的比例，因為主食中所含的糖類可促進尿酸排出，同時還可增加飽腹感，可減少每日的熱量攝入總量，對緩解和控制病情有益。

主食怎樣與其他食物合理搭配

主食只有與其他食物進行合理的搭配，才是最佳的抗痛風配餐，如蔬菜類、水果類、奶類、蛋類、油脂類等，確實做到膳食平衡，營養全面。

痛風患者吃主食時可搭配些蔬菜類和水果類食品，因為許多蔬菜、水果是鹼性食物，即能夠鹼化尿液，又能供給豐富的維生素和礦物質；奶類、蛋類中含有優質蛋白質，這是痛風患者必不可少的；肉類和油脂類在痛風患者的食譜中應占一定的比例，為了促進尿酸的正常排泄，應食用含中等量或較低量的脂肪。

總之，痛風患者不僅要吃一定量的主食，還要吃一定量的副食，做到食物多樣化，而且要以精米、精麵為主，其他類食物為輔，這樣才能有效地緩解病情。

吃主食應該注意什麼問題

痛風患者的主食應以細糧為主，如精製大米、精製白麵、麵包、通心粉、饅頭、蘇打餅乾等，小米、蕎麥、玉米麵屬於粗雜糧，可少量食用。

奶油類小點心雖然美味可口，但要儘量少吃，因裡面所含的奶油屬於高脂肪，尤其是處於急性痛風發作期內應避免攝入。

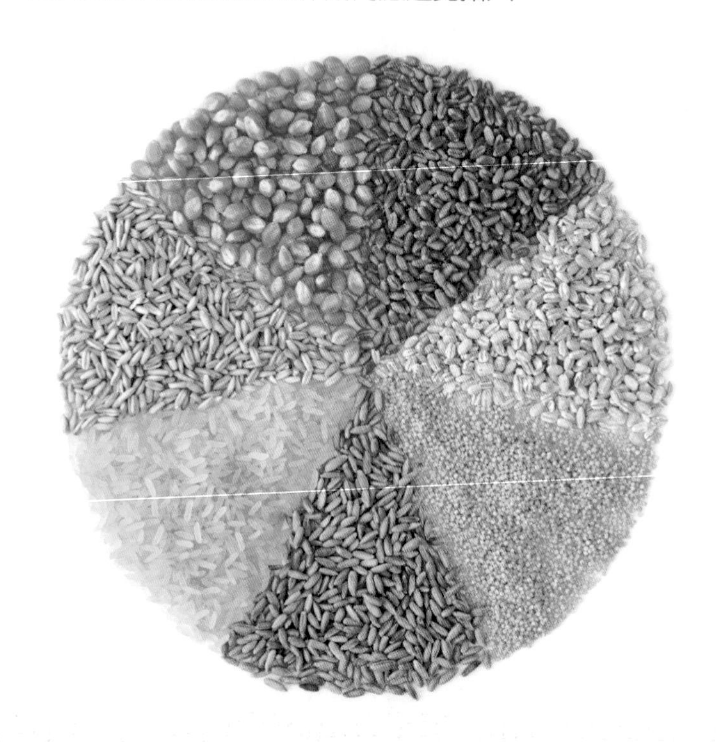

主食類

燕麥

消食潤腸，
防治痛風
合併糖尿病

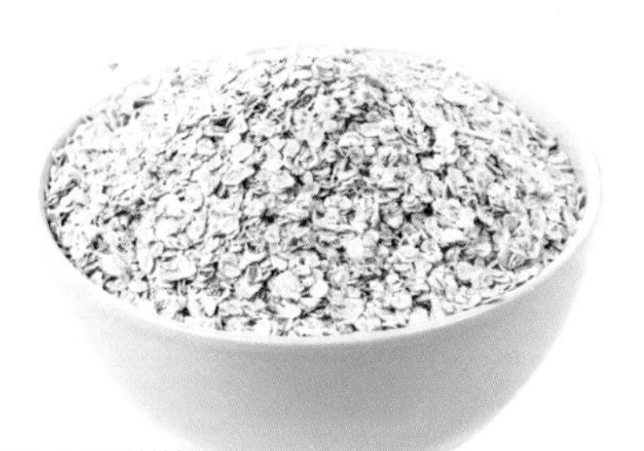

有益於防治痛風的營養成分

燕麥含有豐富的膳食纖維、鉀、鎂及可溶性纖維，可降脂、降糖，促進體內廢物及尿酸排出。經常食用燕麥，對防治痛風合併糖尿病有較好的輔助療效。

食法要略

- 燕麥一次不可食用過多，否則容易引起胃腸脹氣，嚴重時會引起胃痙攣。
- 用燕麥麵可做燙麵饅頭，口感不錯。
- 吃燕麥片最好買需要煮的，因為需要煮的燕麥片沒有加入任何添加劑，而且可以最大限度地提供飽腹感。

食療功效

中醫認為，燕麥具有消食潤腸、活血化瘀、安神補腦、清熱等功效，且有改善血液循環、防治骨質疏鬆、促進傷口癒合、清除體內垃圾、減少肥胖症等輔助療效。

食譜推薦

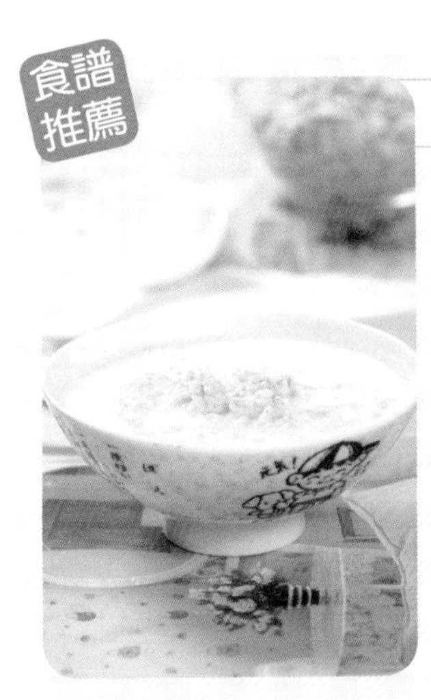

食量提示
每天40克為宜

燕麥奶

原料

燕麥片80克，牛奶500cc，鹽少許。

做法

1.將燕麥和牛奶一同倒入碗中，攪勻備用。
2.將備好的燕麥和牛奶放入蒸鍋蒸10分鐘即可。

功效

降糖降脂，消食潤腸，活血化瘀，補虛安神。

主食類

蕎麥

富含鉀，
維持酸鹼平衡

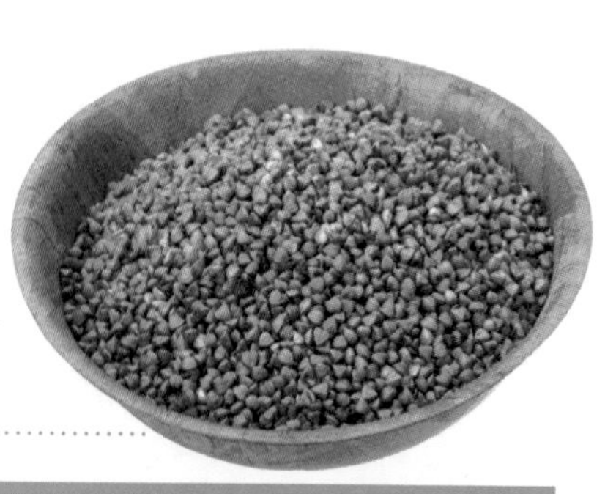

有益於防治痛風的營養成分

蕎麥中含有豐富的鉀及鎂，可維持體內酸鹼平衡，有助於將尿酸排出體外，減少尿酸在體內沉積，對痛風患者十分有益。

食法要略

- 蕎麥麵可做成扒糕、餅、粥、沖劑等。
- 蕎麥最好隔幾天吃一次，否則會造成消化不良。
- 蕎麥麵適合痛風緩解期食用。
- 脾胃虛寒，經常腹瀉的人不宜食用蕎麥麵。

食療功效

中醫認為，蕎麥有健脾益氣、開胃寬腸、消食化滯等功效。

食譜推薦

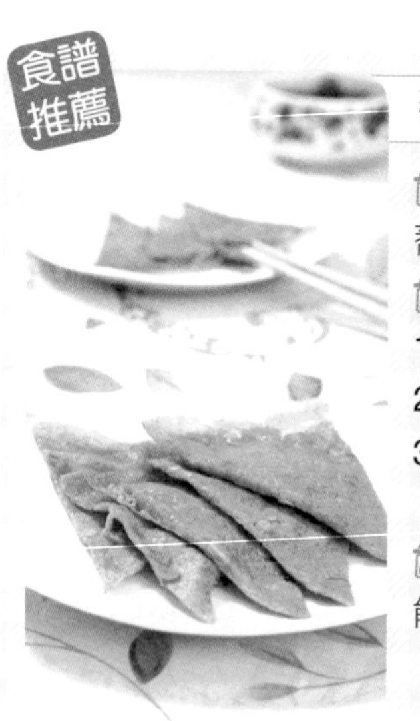

食量提示
每天60克為宜

蕎麥麵蔥花餅

原料

蕎麥麵120克，植物油10克，鹽3克，蔥花少許。

做法

1.大蔥切碎丁。
2.蕎麥麵加水攪成糊狀，放入蔥花、鹽，攪勻。
3.平底鍋燒熱，刷油，把麵糊舀到鍋中攤開、烙熟即可。

功效

能抑制體內脂肪堆積，防止動脈硬化和脂肪肝。

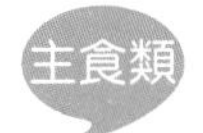

小麥麵粉

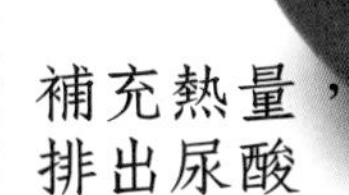

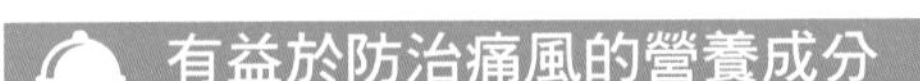

有益於防治痛風的營養成分

小麥麵粉含有豐富的植物蛋白、礦物質和維生素，而且普林含量較低（屬於精麵粉），痛風患者經常食用能夠較好地補充熱量，促進尿酸排出。

食法要略

- 小麥麵粉吃法很多，如蒸饅頭、煮麵條、烤糕點、烙餅等。
- 小麥麵粉最好與其他糧食類交替食用，以免造成營養不均衡。
- 儘量不要油炸麵食，以免破壞裡面的營養成分。

食療功效

中醫認為，小麥具有養心益腎、鎮靜益氣、健脾、除煩止渴、祛濕利尿等功效，有利於痛風患者尿酸的排泄，還適用於腹瀉、血痢、盜汗、毒瘡等病症。

食譜推薦

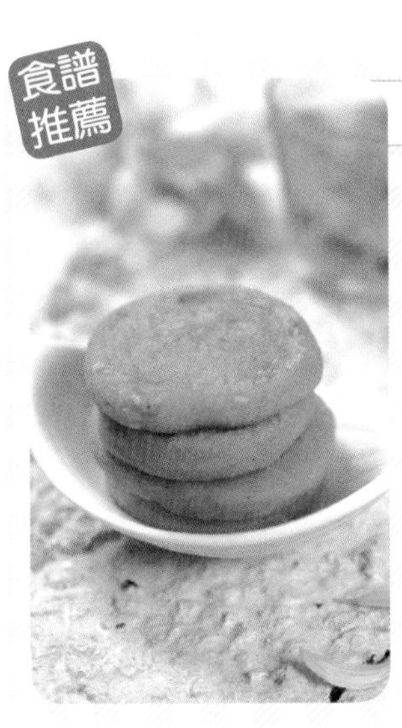

食量提示

每天100克為宜

南瓜餅

原料

南瓜150克，小麥麵粉200克。

做法

1.將南瓜去皮、去子，上蒸籠蒸熟。

2.將熟南瓜放入麵粉中，加水合成麵團，桿開；放在鍋中烙熟即可。

功效

補中益氣，消食化積，降壓通便，潤膚減肥。

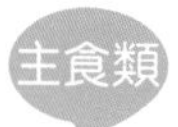

大米

改善酸性體質，
緩解痛風症狀

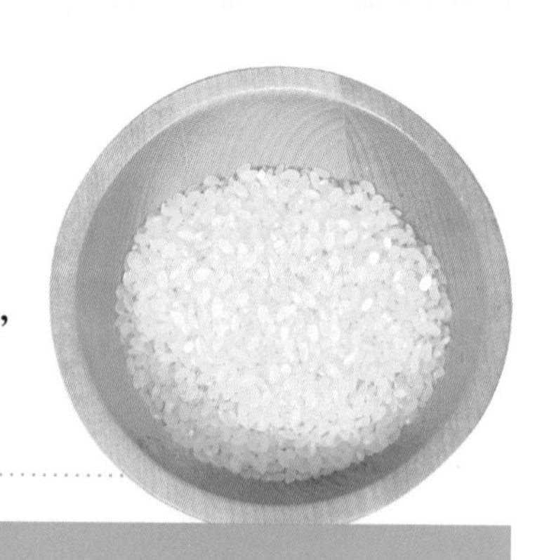

有益於防治痛風的營養成分

大米含有豐富的糖類、鉀、鎂等營養素，可有效改變酸性體質，促進尿酸排泄，對緩解痛風症狀非常有益。

食法要略

- 優質大米呈青白色，半透明狀，有光澤，氣味清香；品質較次或劣質大米為白色或淡黃色。
- 若大米中生蟲，千萬不要放在陽光下曝曬，用布包一些花椒或放幾瓣大蒜在盛米的容器中，就能有效防治蟲蛀。
- 大米飯可蒸、可燜，但不宜撈，撈飯會造成維生素流失。
- 煮大米粥時不能放鹼，否則會破壞其中的維生素。

食療功效

中醫認為，大米有補中益氣、健脾養胃、益精強智等功效，具有和五臟、通血脈、止煩、止渴等作用；對痛風、糖尿病以及肝腎陰虛引起的頭暈目眩、視力減退、腰膝酸軟、陽痿、遺精等有一定的輔助療效。

食譜推薦

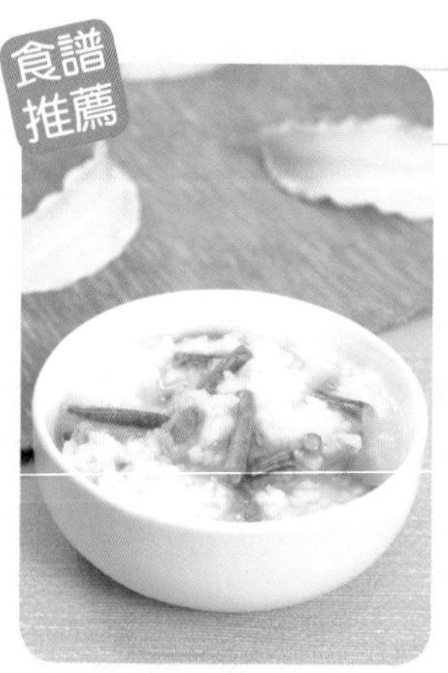

食量提示
每天70克為宜

大米豇豆粥

原料

大米100克，豇豆30克。

做法

1.將大米淘洗乾淨，豇豆洗淨，切斷。
2.將大米入鍋煮至將熟。
3.豇豆放入鍋中，熬煮到粥黏稠即可。

功效

強筋健骨，健脾養胃，活血養血，益精強智。

主食類

黑米

促進血液循環，利於尿酸排泄

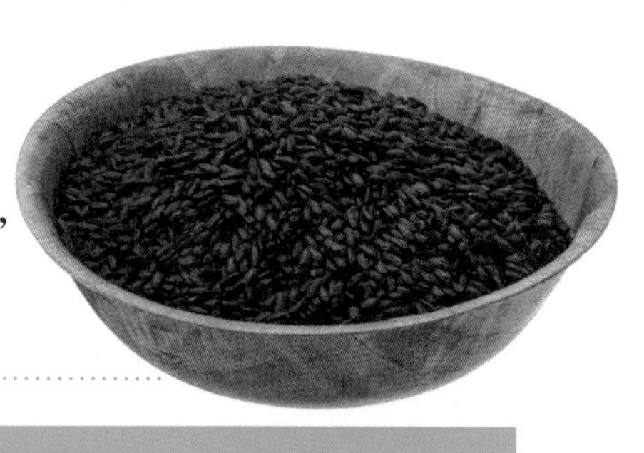

有益於防治痛風的營養成分

黑米含有花青素類色素、維生素C、膳食纖維、鉀、鎂等營養素，不但有抗衰老、促進血液循環的作用，且有助於尿酸排泄，可緩解痛風、關節炎引起的不適症狀。

食法要略

- 黑米要事先浸泡3～5小時，這樣不但容易煮爛，而且還有利於營養素的溶出。
- 淘洗黑米時不要用手揉搓，以免營養素流失。
- 不要吃未煮爛的黑米，以免引起急性腸胃炎。
- 火盛熱燥者不宜食用黑米。

食療功效

中醫認為，黑米具有健脾暖肝、滋陰補腎、明目活血、開胃益中等功效，且能明顯提高人體血紅蛋白含量，有利於心血管系統的保健，亦可輔助治療眼疾、貧血、頭暈、腰膝酸軟等病症。

食譜推薦

食量提示
每天50克為宜

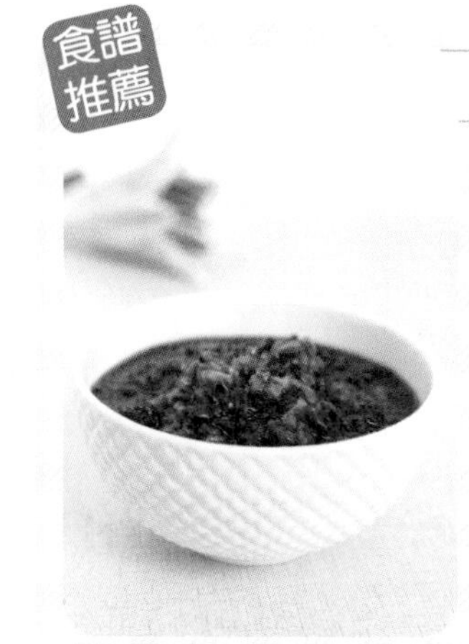

黑米粥

原料

黑米50克，糯米50克。

做法

1.將黑米淘洗後浸泡一夜，備用。
2.將糯米淘洗後浸泡2小時，備用。
3.將浸泡好的黑米和糯米放入鍋中，加水熬煮成粥即可。

功效

健脾暖肝，滋陰補腎，明目活血，開胃益中。

主食類

薏苡仁

防治痛風併發症

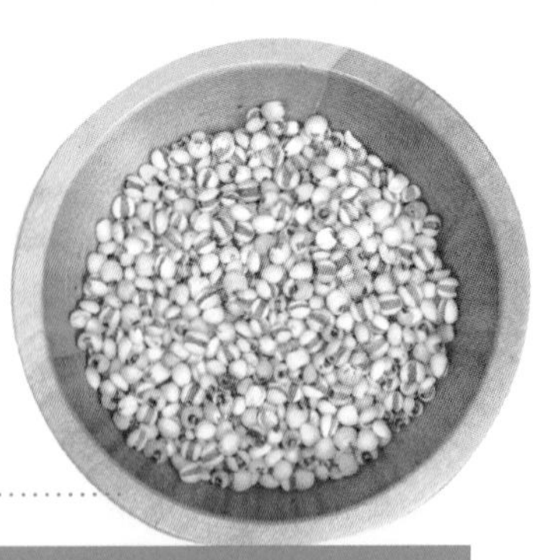

有益於防治痛風的營養成分

薏苡仁中含有薏苡仁酯、薏苡仁醇及多種氨基酸等營養成分，能降壓、降脂、降糖、利尿，促進尿酸排泄，對防治痛風及併發症有較好的作用。

食法要略

- 煮食薏苡仁前應事先浸泡4～5小時，這樣既熟得快，又有利於營養的充分吸收。
- 患有便秘、遺精、尿多者及孕婦不宜食用。

食療功效

中醫認為，薏苡仁有清利濕熱、益肺排膿、強筋骨、健脾胃等功效，可輔助治療風濕性關節痛、高血壓、尿路結石、水腫、腸癰、肺癰、腸炎、闌尾炎、蛔蟲病、腳氣病等病；薏苡仁還有較強的抗癌作用，可用於胃癌、子宮頸癌的輔助治療。

食譜推薦

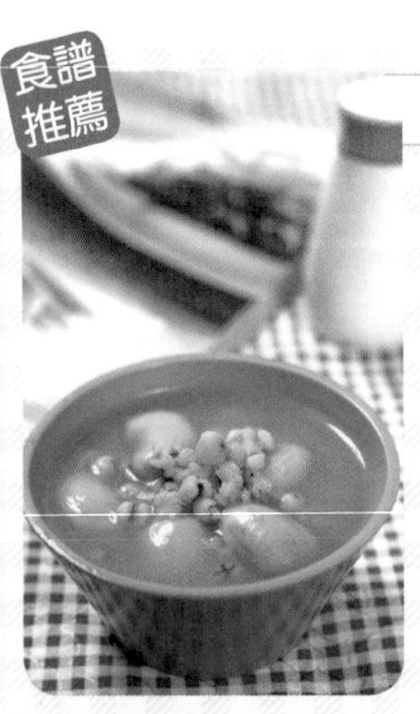

食量提示

每天60克為宜

薏苡仁芸豆粥

原料

薏苡仁60克，芸豆20克，大米60克，冰糖適量。

做法

1.將芸豆、薏苡仁浸泡3小時，再與大米同放入鍋中。

2.加水熬煮成粥，調入冰糖攪勻即可。

功效

健脾利濕，消食化積，促進脂肪代謝，有利於減肥。

主食類

糯米

普林含量極低，
可緩解痛風症狀

有益於防治痛風的營養成分

糯米含有多種營養素及不溶於水的蛋白質，常食對身體有滋補作用。糯米所含普林很低，痛風患者經常食用有利於緩解症狀。

食法要略

- 糯米不宜做主食，比較適合做糕點和小吃類食物，還可用於釀酒。
- 一次不可吃得過多，因為糯米難以消化。兒童最好少吃。
- 糯米性溫，質黏滯，陰虛內熱者不宜食用。

食療功效

中醫認為，糯米具有補中益氣、養胃健脾、固表止汗、安胎、止瀉、解毒療瘡等功效，適用於糖尿病、胃及十二指腸潰瘍等病症。

食譜推薦

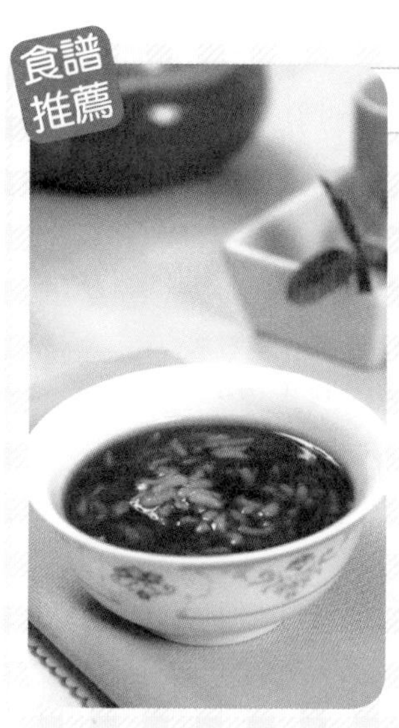

阿膠白皮粥

食量提示
每天50克為宜

原料

阿膠15克，桑白皮15克，糯米100克，紅糖20克。

做法

1. 將桑白皮煎成汁。
2. 糯米入鍋熬煮成粥，然後倒入桑白皮汁、阿膠，再煮10分鐘。
3. 加入紅糖攪勻即可。

功效

滋陰補血，潤燥清肺，養脾健胃，補中益氣。

主食類

小米

滋養身體，
緩解痛風併發症

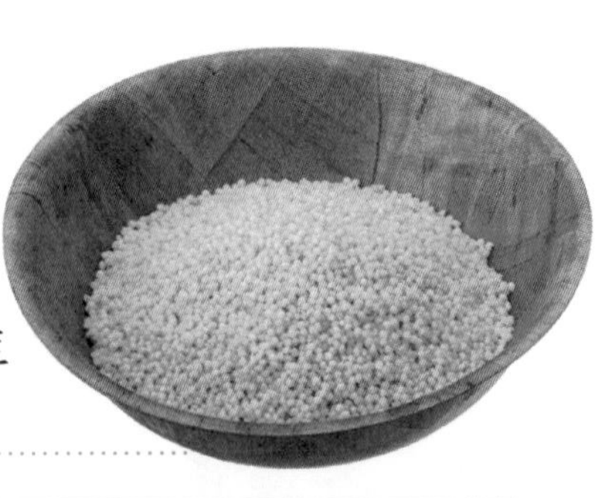

有益於防治痛風的營養成分

小米中含有豐富的膳食纖維、鉀及鎂等營養素，能夠有效地改變酸性體質、降血脂，促進尿酸排泄，且有助於緩解痛風症狀及因緊張所引起的抑鬱、壓抑等情緒。

食法要略

- 煮小米不宜太稀薄，粥稍稠一點才會出粥油，營養才會充足。
- 不能用小米代替其他主食，應與其他糧食類調配著食用，以免造成營養不均衡。
- 煮小米粥時不能放鹼，否則會破壞B族維生素。

食療功效

中醫認為，小米有滋陰養血、清熱解渴、健脾和中、益腎氣、補虛損等功效，適用於脾胃虛弱、消化不良、失眠、健忘等，經常食用對身體有很好的調養和滋補作用。

食譜推薦

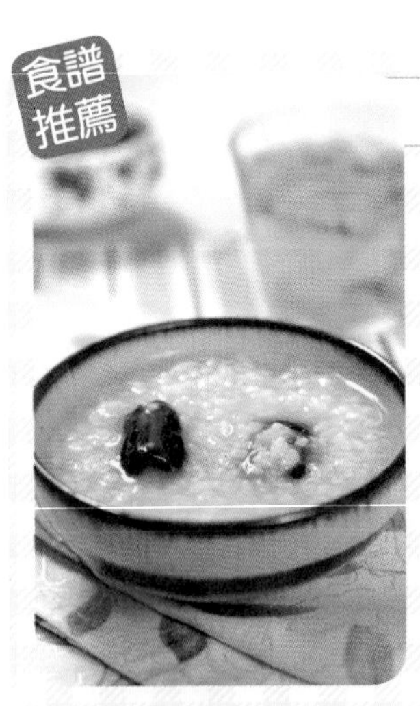

食量提示
每天30～60克為宜

二米紅棗粥

原料

小米60克，大米80克，紅棗10顆。

做法

1.將大米、小米淘淨，放入鍋中，加水煮至將熟。
2.放入紅棗，用小火熬煮至熟爛，即可。

功效

和胃安眠，止渴止煩，寧心安神，益智健腦。

主食類

玉米

利尿利膽，
防治痛風

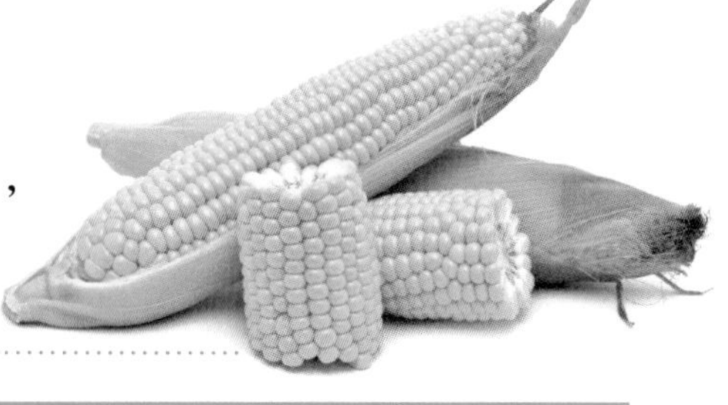

有益於防治痛風的營養成分

玉米含有豐富的膳食纖維及鉀，可有效降低膽固醇，促進尿酸排泄，經常食用對防治痛風有一定輔助作用。

食法要略

- 吃玉米最好採蒸、煮，而且最好帶一層皮，這樣味道更香甜。
- 儘量不要長期單一吃玉米，因為玉米蛋白質中缺乏色氨酸，單一吃玉米容易發生菸酸缺乏症（癩皮病）。
- 發黴或放置時間過長的玉米不要吃，因為裡面含有致癌物。
- 小攤出售的玉米花應少吃，容易引起鉛中毒。

食療功效

中醫認為，玉米有調中開胃、降壓降脂、利尿利膽、寧心活血等功效，有預防動脈硬化的作用，適宜於糖尿病、痛風、高脂血症、食欲不振、尿路感染等疾病的輔助治療。

食譜推薦

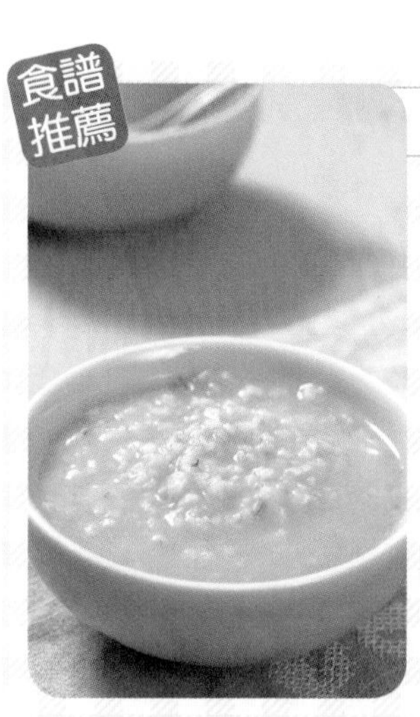

玉米麵糙米粥

食量提示
每天70克為宜

原料

糙米30克，玉米麵100克。

做法

1.糙米入鍋，加水煮至將熟。

2.倒入涼水攪成的玉米糊，再次開鍋即可。

功效

調中開胃，寬腸通便，降糖、降壓、降脂，利尿、利膽，寧心活血。

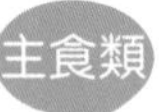

蠶豆

利濕消腫，
益氣健脾

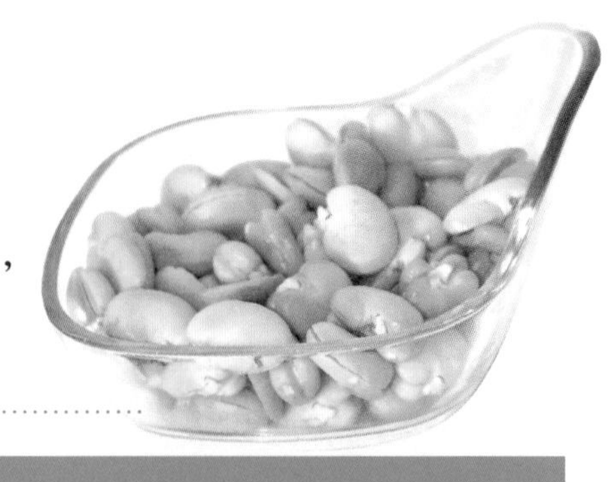

有益於防治痛風的營養成分

蠶豆含有豐富的鉀、鎂及糖類、蛋白質、賴氨酸，能有效補充身體的糖分，降低膽固醇，提高身體免疫力，促進尿酸排泄，對防治痛風非常有益。

食法要略

- 蠶豆不可生吃，可先浸泡或焯水後再進行烹製，也可將蠶豆泡發成大豆瓣，製作菜肴。
- 蠶豆含有致敏物質，有過敏體質者慎食。
- 蠶豆不可多吃，以防脹肚傷脾胃。
- 痛風患者應限量食用蠶豆。

食療功效

中醫認為，蠶豆有益氣健脾，利濕消腫等功效，能夠增強記憶力、促進腸蠕動，有較強的健腦滋補作用，對痛風、糖尿病等病症有一定的輔助作用。

食譜推薦

食量提示
每天30克為宜

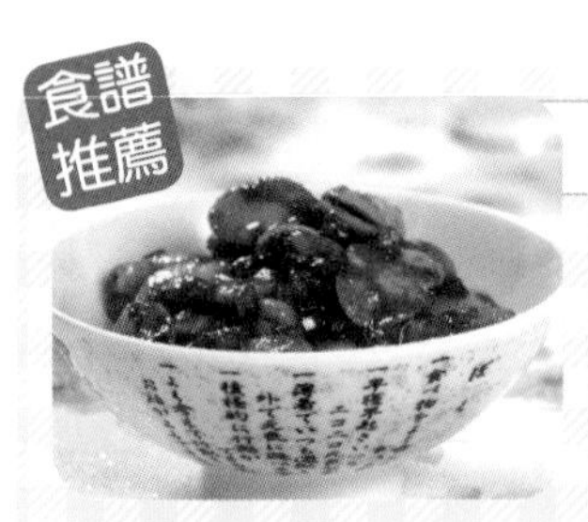

自製豆瓣醬

原料

蠶豆（大豆瓣）60克，青紅椒各半個，植物油8克，芝麻油2克，鹽3克，薑片、蒜片、甜麵醬、雞精各適量。

做法

1. 大豆瓣剝皮後，用水焯一下撈出。
2. 炒鍋上火，倒油，將薑片、蒜片爆香後放入蠶豆煸炒，放少許水、鹽炒至將熟。
3. 放甜麵醬、青紅椒、雞精、芝麻油，翻炒片刻出鍋即可。

功效

開胃健脾，消食去膩；高血壓病、腎病患者應少食。

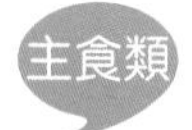

綠豆

利尿消腫

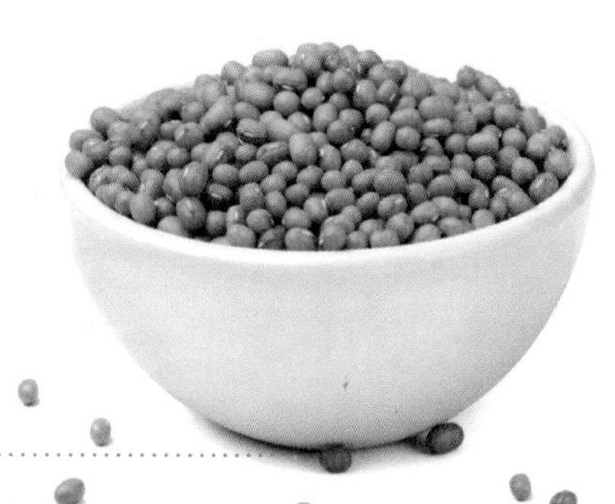

有益於防治痛風的營養成分

綠豆含有豐富的膳食纖維、鉀和鎂，可有效改變酸性體質，促進體內廢物及尿酸排泄，對防治痛風有一定的輔助作用。

食法要略

- 綠豆渾身是寶，綠豆皮、綠豆莢、綠豆芽、綠豆花等，既可吃又可入藥。
- 煮綠豆忌用鐵鍋，因為這樣對人體有害。
- 用綠豆生成綠豆芽，味道更清香、鮮美。
- 綠豆性涼，脾胃虛弱、腹瀉腹脹者不宜多吃。
- 慢性肝炎、甲狀腺功能低下者忌吃綠豆。

食療功效

中醫認為，綠豆有利尿消腫、清熱解毒、調和五臟等功效，對腫脹、痱子、口腔炎、瘡癬、各種食物中毒等都有療效。綠豆湯還能抗過敏、增進食欲、解百毒。

食譜推薦

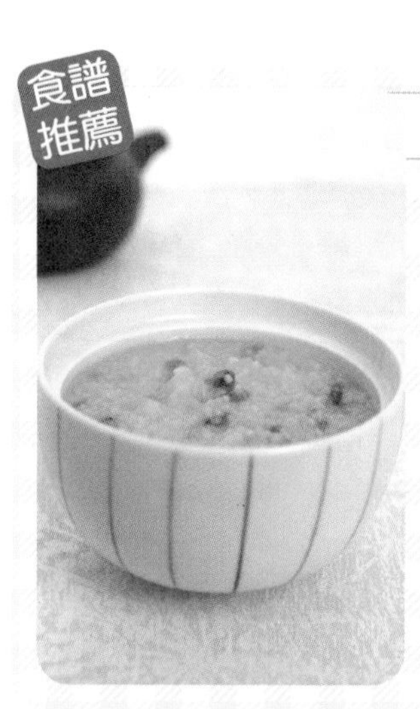

食量提示
每天40克為宜

綠豆小米粥

原料

綠豆60克，小米60克。

做法

1.將綠豆、小米淘洗乾淨。
2.綠豆浸泡1小時後，蒸熟。
3.鍋裡加水放小米熬煮，將熟時，放入綠豆再煮五、六分鐘即可。

功效

熱量低，降糖、降壓，解毒保肝。

主食類

紅小豆

防治痛風合併腎病水腫

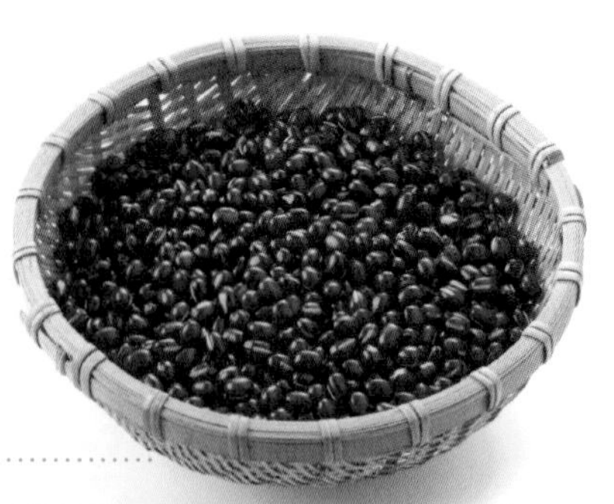

有益於防治痛風的營養成分

紅小豆含有豐富的膳食纖維、皂角苷、鎂、鉀等營養素，可改變酸性體質，促進體內廢物及尿酸排出，對痛風合併腎病水腫有較好的防治作用。

食法要略

- 紅小豆適宜煮粥，做豆餡。
- 煮食前應把紅小豆浸泡一夜，這樣就容易煮爛了。
- 紅小豆有利尿功效，尿頻者應少吃。

食療功效

中醫認為，紅小豆具有滋補強身、健脾利濕、抗菌消炎、利尿解毒、補血等功效，對貧血、近視、腳氣病有一定的防治作用；紅小豆還有解酒、解毒、抗癌、預防結石、健美減肥等作用。

食譜推薦

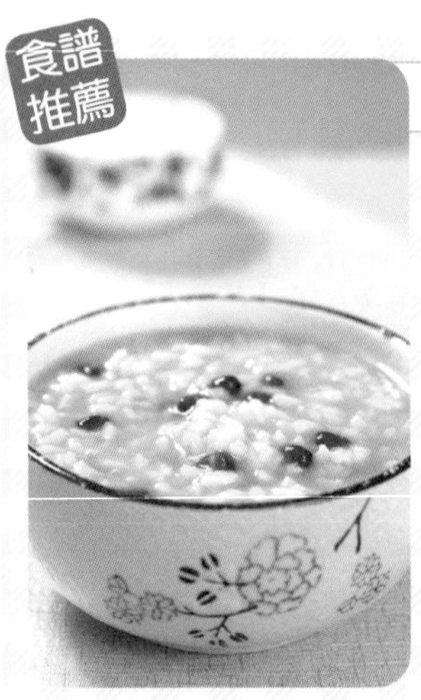

紅小豆粥

食量提示：每天30克為宜

原料

大米80克，紅小豆60克。

做法

1. 將紅小豆洗淨後浸泡一夜，備用。
2. 將浸泡好的紅小豆和大米一起放入鍋中，加水適量熬煮至粥黏稠即可。

功效

養陰生津，除煩止渴，利水消腫，利濕退黃。

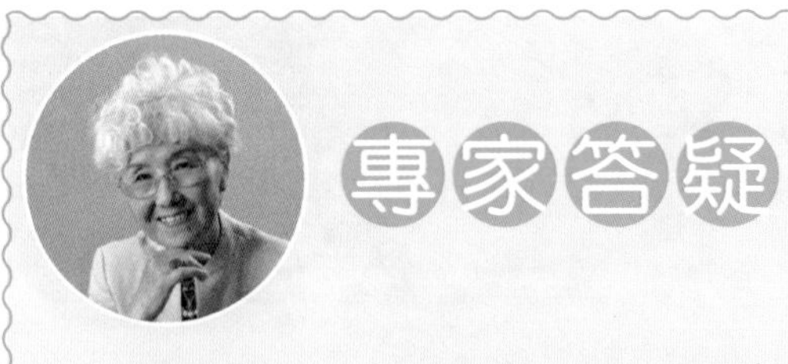

問：我是一名痛風患者，日常飲食中我最喜歡吃拉麵，但我聽說吃拉麵對病情不利，是這樣嗎？

答：是的。首先說麵，要想使拉麵筋道，裡面不可避免要加一些鹽，而鹽分含量高會導致痛風發作；其次，拉麵的湯料是由多種材料熬製而成，比如豬骨拉麵、牛肉拉麵、雞肉絲湯拉麵等，普林含量相當高，如果連麵帶湯吃下去，就容易誘發痛風。因此，為了健康，您最好還是少吃拉麵，實在想吃，記住少喝湯，而且吃拉麵的頻率也不能太高。

問：我是一名痛風患者，我知道得了這種病，主食要吃精製白米、白麵。可我最近又聽說，常吃白米飯、白麵條、白麵包會增加患糖尿病的風險，請問一下專家應該怎麼辦才好？

答：您聽說的沒錯。有研究表明，每天進食300克以上白米的華人女性，患糖尿病的機率比每天吃200克以下的華人女性高78%。可以說「三白食品」屬於風險食物，因為精米、精麵幾乎不含纖維，吃進體內，很快被分解、代謝，會讓血糖急速升高；過量食用精米、白麵還會導致人體攝入碳水化合物過量，轉變為脂肪，引起體內脂肪的堆積。您是痛風患者，為了避免患上糖尿病或者肥胖症，在吃精米、精麵的同時，還要注意適量吃些其他的雜糧，比如玉米麵、蕎麥麵等，因為雜糧中含的粗纖維，可促進胃腸蠕動，提高人體新陳代謝，既可均衡營養，又可減輕病情。

蔬菜類

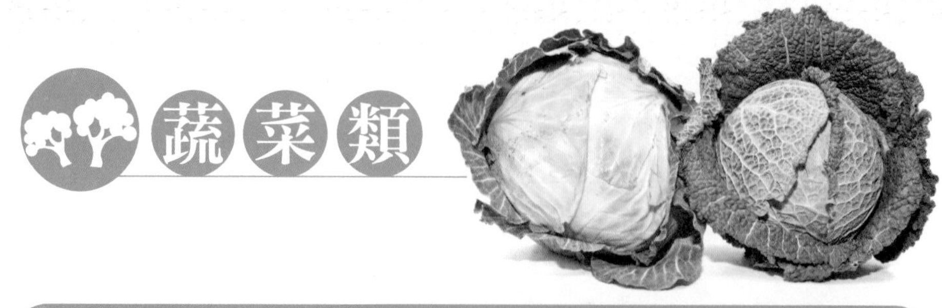

蔬菜對緩解痛風有什麼益處

蔬菜含有豐富的維生素、葉酸、膽鹼及鈣、磷、鉀、鎂、鐵等營養素，能為人體提供所需的營養物質，增加抗病能力。且蔬菜中含礦物質較多，普林含量相對較少，在人體內最終的代謝產物呈鹼性，因此，痛風患者經常食用蔬菜，可降低血清中尿酸的濃度，改變尿液酸性狀態，增加尿酸在尿中的可溶性，並促進尿酸排出體外。因此，痛風患者每天要有選擇地吃適量蔬菜。

蔬菜吃多少為宜

痛風患者每日需攝入250～400克蔬菜，而且種類儘量多些，每天最好能夠保證進食5種以上蔬菜。除黃豆芽、豆苗、綠豆芽、紫菜、香菇等不宜大量食用外，其他蔬菜皆可食用，尤其要多吃高麗菜、大白菜、花菜等含維生素E和鉀的蔬菜，有利於尿酸排泄。

哪些蔬菜儘量不吃，哪些蔬菜可以適量少吃

對於普林含量較高的蔬菜，如扁豆、香菇等不吃或限量吃。

對於普林含量中等的蔬菜，如豆腐、豆腐乾、豆腐乳、四季豆、青豆、菜豆、豇豆、豌豆、豆苗、黃豆芽、冬筍、蘆筍、筍乾；還有金針菇、銀耳、蘑菇、龍鬚菜等，可適量少吃。

蔬菜什麼時候吃合適

對於痛風患者來說，一日三餐都需要吃些蔬菜。中餐、晚餐不用說，

必須要吃一定量的蔬菜，就是早餐也應搭配些不用炒製的新鮮蔬菜，如白蘿蔔、黃瓜、生菜葉片、藕、聖女果等，以加速尿酸排泄，滿足身體的需要。

蔬菜怎樣與其他食物合理搭配

蔬菜與主食搭配是人們的日常飲食習慣，對痛風患者也不例外，如芹菜炒雞蛋搭配白米飯、番茄雞絲高麗菜搭配饅頭、糖醋白菜搭配小麵包、木耳雞絲番茄湯搭配手桿麵等，都是比較合理的；也可以在上午或下午用麵包和生菜葉片、雞肉絲自製三明治，搭配1杯牛奶，幾個草莓或1個蘋果等。蔬菜與其他食物搭配，不但營養豐富，而且更利於人體吸收和利用。

吃蔬菜應該注意什麼問題

製作蔬菜時，應先洗後切，以減少蔬菜與水和空氣的接觸面積；清洗時避免將蔬菜長時間浸泡在水中，特別是不要把切好的蔬菜長時間在水中浸泡；蔬菜烹飪時要急火快炒，這樣才能最大限度地保存蔬菜的營養素不被破壞和流失。

做菜肴要清淡，最好是低脂、低糖、低鹽。能涼拌的不要炒；能煮的就不要炸；能蒸的就不要煎。總之，要儘量保持蔬菜的原汁原味，避免營養素的流失。

不可以用蔬菜代替主食或其他輔食，否則會引起人體各種營養素的缺乏。

大蒜、辣椒、胡椒等屬於熱性蔬菜，應慎食。

花菜和綠花椰不容易清洗乾淨，為了避免在水中長時間浸泡，清洗時可在水裡加少許鹽；炒製前也最好先用沸水焯一下，這樣就可以去除殘留的農藥。

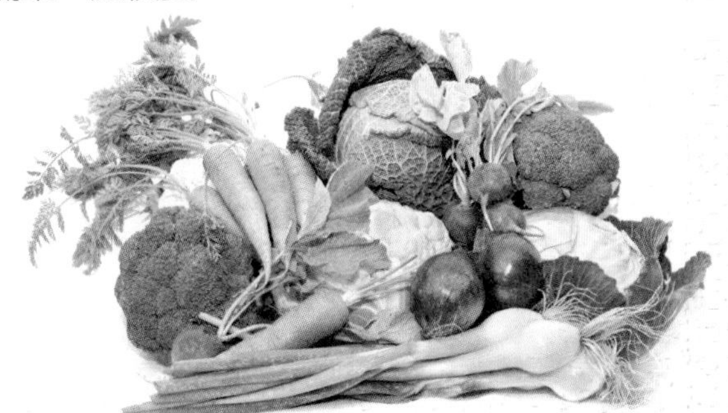

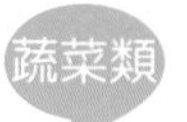

洋蔥

防治痛風合併高血壓病

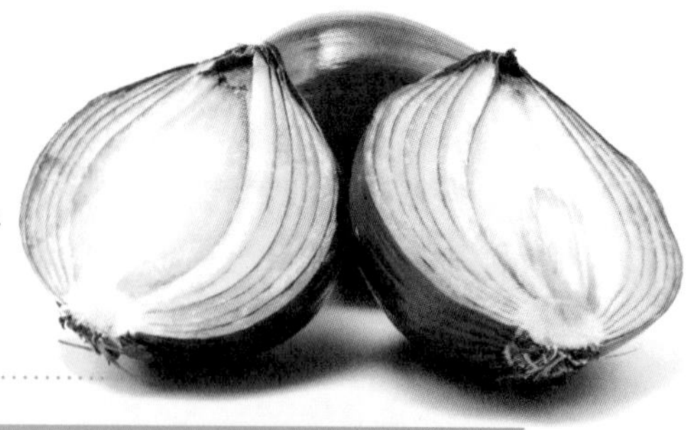

有益於防治痛風的營養成分

洋蔥富含鉀，且普林含量極低，可降低血壓，促進尿酸排泄，對防治痛風合併高血壓病有一定的輔助療效。

食法要略

- 洋蔥涼拌或炒食均可。
- 洋蔥不宜與海帶同食，以免引起便秘。
- 洋蔥不宜與蜂蜜同食，以免引起腹脹、腹瀉。
- 患有眼病及皮膚瘙癢者忌食洋蔥，以免加重病情。

食療功效

中醫認為，洋蔥具有止瀉止痢、殺菌消炎、利尿等功效，能防治骨質疏鬆、擴張血管，降低血液黏稠度，對心臟有保護作用。

食譜推薦

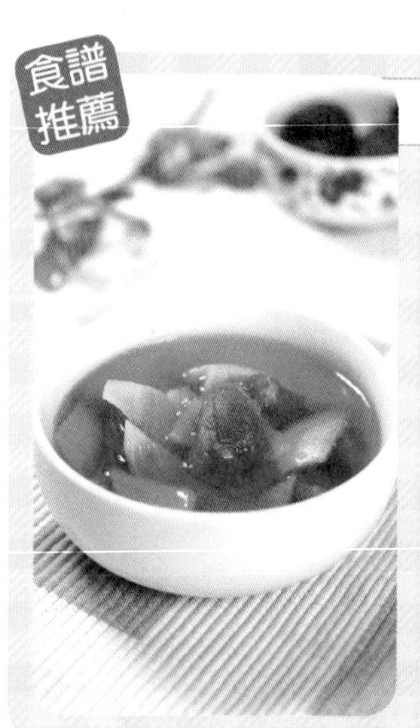

食量提示：每天50克為宜

洋蔥番茄湯

原料

洋蔥100克，番茄150克，鹽5克，芝麻油2克，胡椒粉、雞精各適量。

做法

1. 洋蔥切塊、番茄切塊，同放入鍋中，加水熬煮10分鐘。
2. 放芝麻油、鹽、胡椒粉、雞精調味即可。

功效

健腦益智，生津止渴，壯骨，殺菌。

蔬菜類

大蒜

降低血糖，
緩解痛風
合併糖尿病

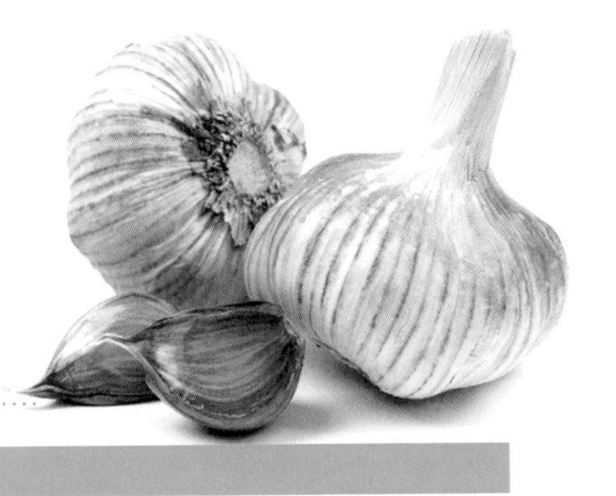

有益於防治痛風的營養成分

大蒜含有極為豐富的鉀、維生素C和糖類，可促進尿酸排泄，對緩解痛風合併糖尿病極為有利。

食法要略

- 大蒜生食，殺菌作用強。
- 醃製大蒜時間不要過長，稍微泛綠就可食用。
- 大蒜含有蒜辣素，有十二指腸潰瘍、胃潰瘍、肝病等患者不宜食用，以免加重病情。
- 過量食用大蒜會影響視力。

食療功效

中醫認為，大蒜具有殺菌、解毒、消炎等功效，能夠降低血脂、使胰島素合成下降，對多種致病菌，特別是桿菌，有較強的殺滅作用。大蒜還有抗癌、延緩衰老、驅蟲、提高肝臟解毒能力、預防流感等作用。

食譜推薦

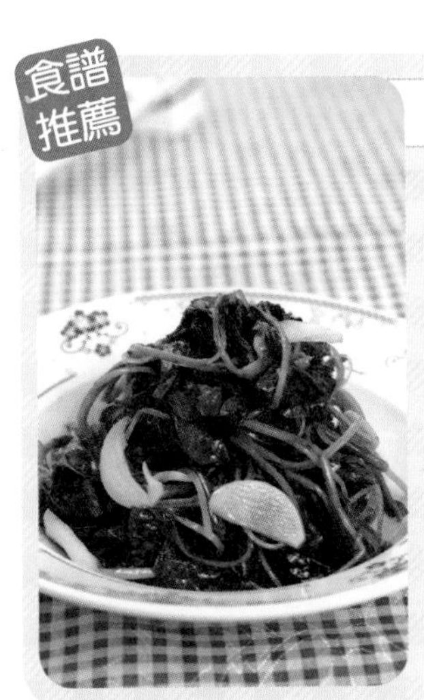

食量提示
每天1～3瓣為宜

蒜炒莧菜

原料

莧菜150克，植物油8克，鹽3克，蒜片、雞精各適量。

做法

1.莧菜洗淨，切段。
2.鍋中倒油燒熱，放入蒜片熗香，再放入莧菜急火快炒；放鹽、雞精調味即可。

功效

健脾利濕，消食化積，促進排毒，減肥輕身。

青椒

增強體力，
防治痛風

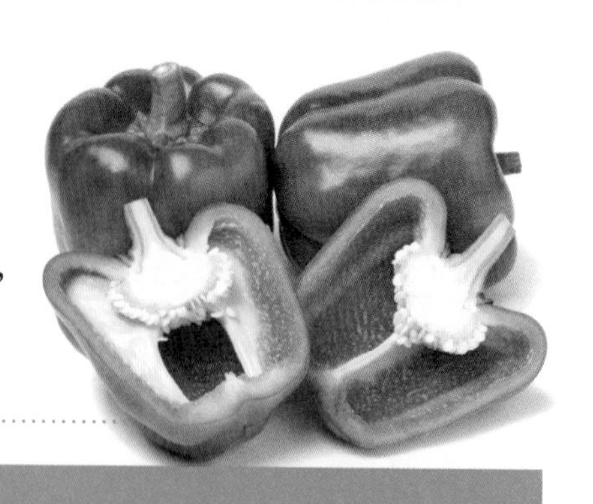

有益於防治痛風的營養成分

青椒富含糖類和鉀，且普林含量極低，能夠有效補充身體的糖分，有益於尿酸的排除，適宜痛風患者食用。

食法要略

- 青椒既可單獨食用，也可作為配料，涼拌、炒食均可。
- 青椒也叫柿子椒、甜椒等，果實大、辣味較淡，有紅、黃、綠等顏色，購買時宜選顏色鮮豔、汁多飽滿，無損傷的。
- 有潰瘍、食管炎、咽喉腫痛、咳喘等症者忌食青椒。

食療功效

中醫認為，青椒具有溫中下氣、散寒除濕等功效，能增強體力、緩解疲勞、增進食欲，促進消化、防止便秘。對維生素C缺乏症、牙齦出血、血管脆弱有輔助治療作用。

食譜推薦

食量提示
每天60克為宜

青椒木耳炒肉

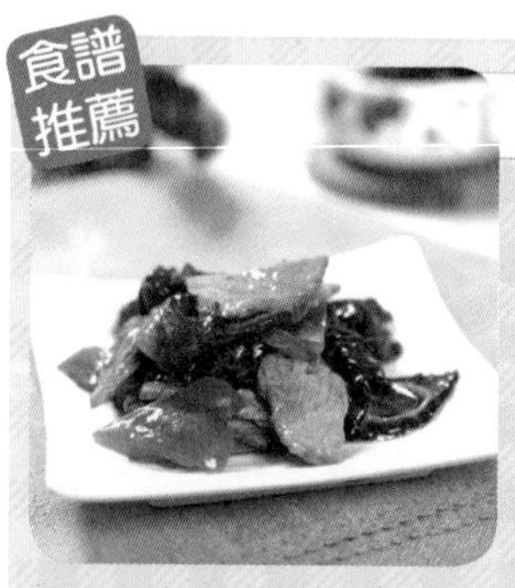

功效

滋陰潤燥，養血益胃，增強人體免疫力，緩解身體及眼睛疲勞。

原料

木耳40克（水發），青椒100克，豬瘦肉120克，植物油8克，鹽5克，澱粉、料酒、生抽、蔥絲、薑片、雞精各適量。

做法

1.將木耳切絲，青椒切片。
2.將豬瘦肉切片，用澱粉、料酒、生抽醃製20分鐘，入油鍋滑散。
3.另起鍋，熗蔥絲、薑片，放入豬肉、木耳、青椒煸炒幾分鐘；放鹽、雞精調味即可。

蔬菜類

番茄

排出尿酸，
防治痛風併發症

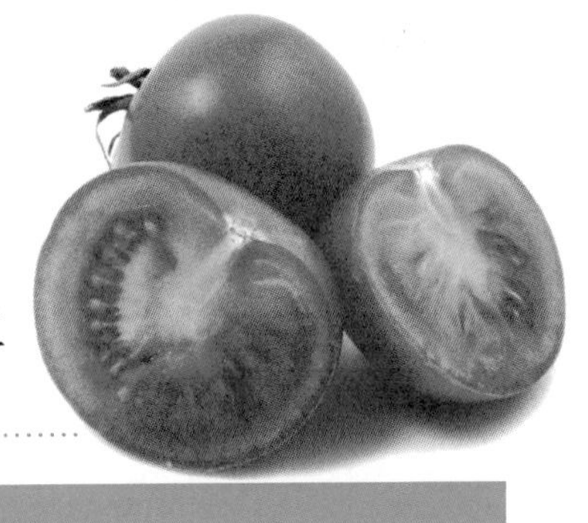

有益於防治痛風的營養成分

番茄含有大量的鉀及礦物質，有利於尿酸排泄，其中所含的黃酮類物質和胡蘿蔔素，有顯著的降壓、降糖作用。經常食用番茄，對防治痛風合併高血壓病、糖尿病、腎臟病均有一定的輔助作用。

食法要略

- 烹製番茄時稍加點醋，就能破壞其中的有害物質番茄鹼。
- 最好熟食番茄，這樣能有效地吸取其營養素。
- 未成熟的番茄（青色）不能食用，以免食用後中毒。
- 給番茄剝皮時先在頂部劃個十字，再放入開水中煮幾分鐘，就可把皮去除了。
- 不要空腹吃番茄，以免引起胃部不適。

食療功效

中醫認為，番茄具有生津止渴、健胃消食、清熱解毒、涼血平肝、降血壓等功效，對預防便秘、防治夜盲症、乾眼症等均有較好的輔助療效。

食譜推薦

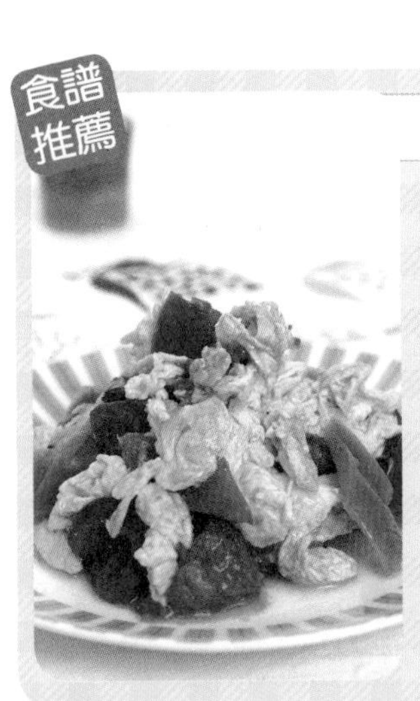

食量提示
每天100～200克為宜

番茄炒雞蛋

原料

番茄200克，雞蛋2個，青椒100克，鹽3克，植物油8克，蔥花少許。

做法

1.將雞蛋炒熟，盛出。

2.鍋裡放油，爆香蔥花，放入番茄、青椒、鹽煸炒片刻，最後放入雞蛋炒勻即可。

功效

清熱解毒，健胃消食，溫中下氣，抗衰老，有益減肥。

蔬菜類

大白菜

鹼化尿液，
促進尿酸排出

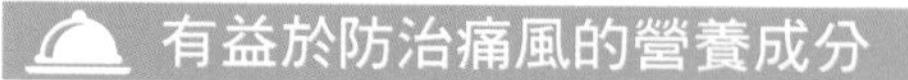

有益於防治痛風的營養成分

大白菜含有多種維生素及礦物質，纖維素含量豐富，是一種鹼性食物，有助於鹼化尿液，促進尿酸排出，對防治痛風有一定的輔助作用。

食法要略

- 大白菜的吃法很多，有炒白菜、燴白菜、涼拌白菜等，但無論怎樣吃，都不要擠掉菜汁，以免營養成分大量流失。
- 隔夜的熟白菜不要吃。
- 未醃透的白菜不要吃，以免引起中毒。
- 胃寒腹痛，大便溏稀者慎食大白菜。

食療功效

中醫認為，大白菜具有養胃生津、除煩解渴、利尿通便、下氣消食、清熱解毒等功效，用於傷風感冒、肺熱咳嗽、咽喉發炎、腹脹、發熱、乳腺疾病等病症的輔助治療。

食譜推薦

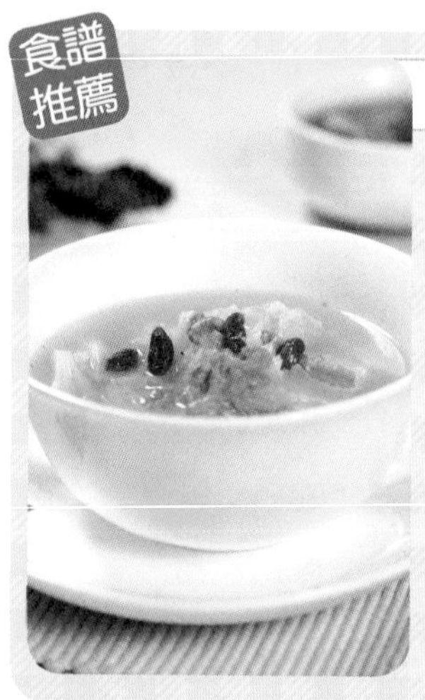

食量提示

每天100克為宜

白菜蝦米湯

原料

白菜200克，蝦米10克，枸杞10克，鹽5克，芝麻油3克，雞精適量。

做法

1.將白菜洗淨、撕片。

2.將白菜、枸杞、蝦米放入鍋中熬煮10分鐘；放鹽、雞精等調味即可。

功效

清熱除煩、解渴利尿、增強骨質，可預防骨質疏鬆，緩解眼睛疲勞。

蔬菜類

高麗菜

抑菌消炎，提高免疫力，防治痛風合併糖尿病

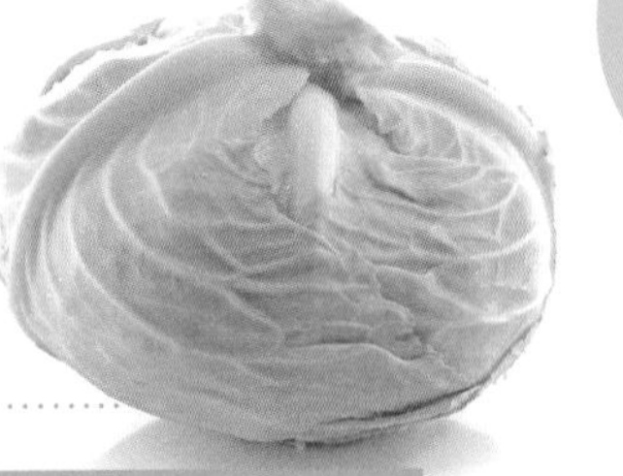

有益於防治痛風的營養成分

高麗菜含有豐富的鉻，可提高胰島素作用，起到降血糖的作用。高麗菜還含有豐富的維生素C及果膠，能促進尿酸及體內有害物質的排泄，降低膽固醇，對防治痛風合併糖尿病有一定的輔助作用。

食法要略

- 高麗菜可涼拌、煸炒、榨汁、醃製等。
- 製作前將高麗菜切開，用鹽水浸泡10分鐘，再用清水沖洗乾淨方可烹飪。
- 高麗菜不宜生吃，以免引起甲狀腺腫大。
- 有肝病、急性腸炎、腹瀉患者慎食，以免加重病情。

食療功效

中醫認為，高麗菜有抑菌消炎、提高人體免疫力等功效，對血糖、血脂有調節作用。可輔助治療咽喉腫痛、蚊蟲叮咬、外傷腫痛、貧血、弱視、夜盲症、便秘，肥胖症、胃痛、牙痛等病症。

食譜推薦

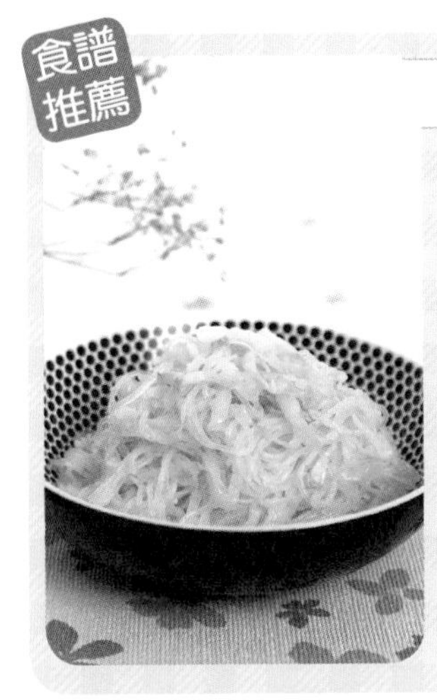

高麗菜炒粉絲

食量提示：每天70克為宜

原料

高麗菜140克，粉絲100克，植物油8克，鹽3克，芝麻油2克，蔥絲、雞精各適量。

做法

1.將細粉絲煮熟，備用。

2.鍋中放油，爆香蔥絲後放入高麗菜快速煸炒至熟；加入粉絲、鹽、雞精，再倒幾滴芝麻油即可出鍋。

功效

抑菌消炎，減肥消食，防治便秘。

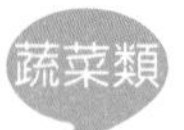

莧菜

排毒、減肥，
緩解痛風
合併肥胖症

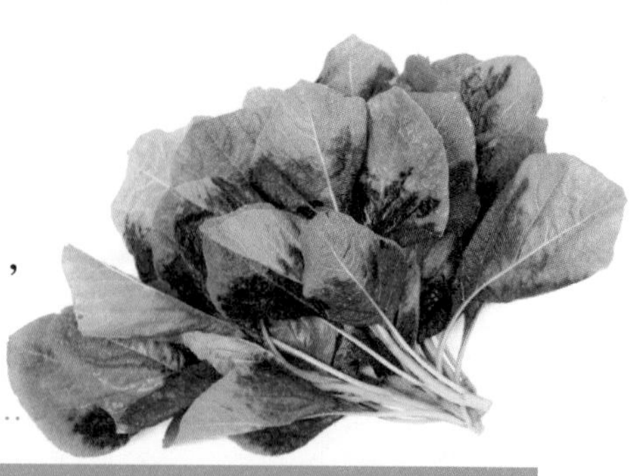

有益於防治痛風的營養成分

莧菜含有豐富的糖類及鉀，能夠促進尿酸排泄，且莧菜是一種低普林食物，痛風患者經常食用有助於緩解症狀。

食法要略

- 莧菜涼拌或炒著吃都可以。烹調時間不宜過長。
- 脾胃虛弱、大便溏稀者少食莧菜，因為莧菜屬性寒涼。
- 新鮮莧菜的顏色紫紅泛綠，莖桿挺嫩，如果顏色暗紫、發蔫，說明存放時間較長，不宜食用。

食療功效

中醫認為，莧菜具有明目通竅、補血止血、抗菌止痢、消炎退腫、排毒、通便減肥等功效。莧菜還對兒童骨骼和牙齒的發育有促進作用。

食譜推薦

食量提示
每天70克為宜

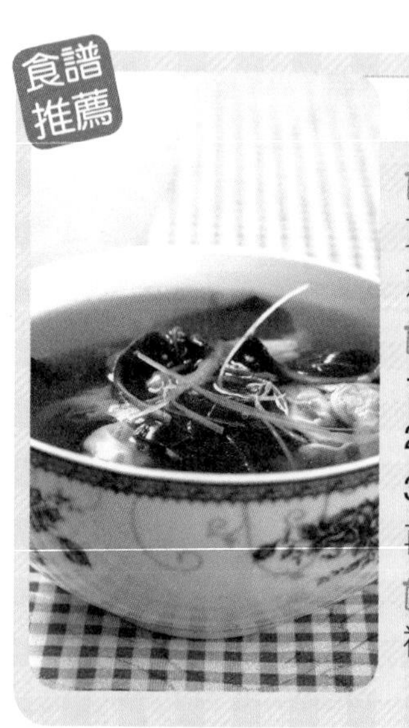

莧菜蛋湯

原料

莧菜140克，雞蛋1個，鹽5克，芝麻油3克，蔥絲少許。

做法

1.雞蛋磕入碗中攪散，莧菜取嫩尖洗淨。
2.鍋裡注水，放莧菜燒開。
3.將雞蛋液緩緩倒入，放鹽、芝麻油、蔥絲，再燒開後即可。

功效

補血止血，抗菌消炎。

蔬菜類

青江菜

活血化瘀，利尿

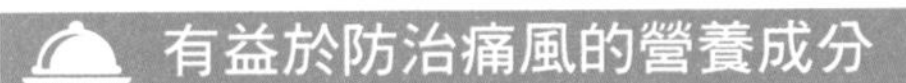

有益於防治痛風的營養成分

青江菜含有豐富的鈣、鉀及維生素C，可提高肝臟的解毒能力，降低血脂的含量，也有助於增加排尿量，促進尿酸排泄，有效緩解痛風症狀。

食法要略

- 青江菜炒、燒、醃均可。
- 青江菜子可榨成菜籽油、沙拉油食用。
- 吃青江菜時要現切現做，並用旺火急炒，以保持營養成分。
- 過夜的青江菜不宜再吃。

食療功效

中醫認為，青江菜具有活血化瘀、潤腸通便、消腫解毒等功效，還可明目、美容養顏。

食譜推薦

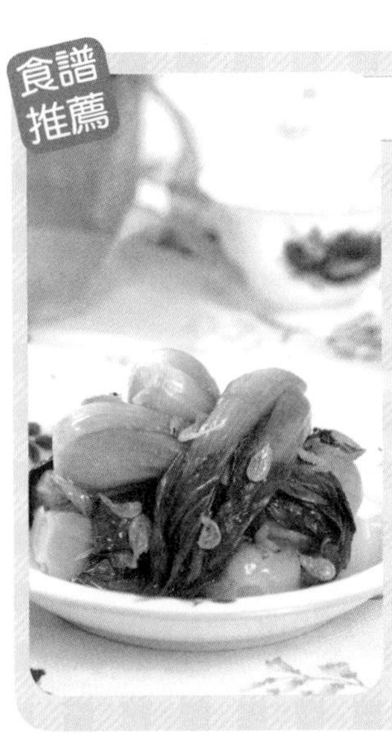

蝦皮炒青江菜

食量提示
每天100克為宜

原料

青江菜200克，蝦皮15克，植物油5克，芝麻油2克，鹽4克，蔥絲、雞精各適量。

做法

1.青江菜洗淨；油鍋燒熱，熗蔥絲、蝦皮。

2.放青江菜煸炒將熟時，放鹽、雞精、芝麻油，翻炒勻即可。

功效

活血化瘀，潤腸通便，降糖降脂。

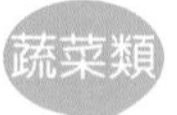

芹菜

淨化血液，防治痛風併發症

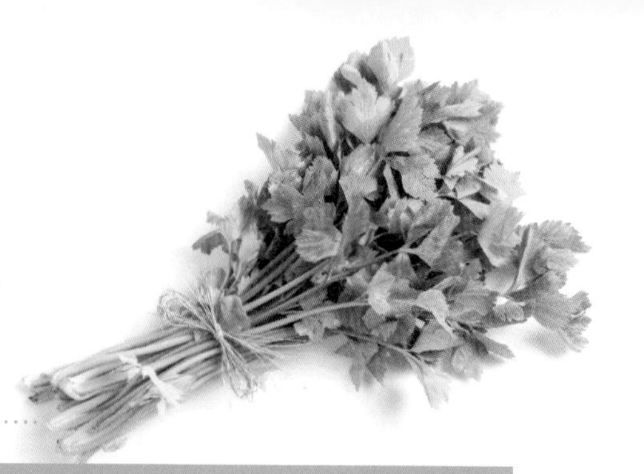

有益於防治痛風的營養成分

芹菜中富含維生素和礦物質，可促進體內廢物排泄，能夠淨化血液，也有利於尿酸排出，對痛風及血脂偏高者有益。

食法要略

- 食用芹菜時不要把葉子扔掉，可食。
- 芹菜不要煮得過爛，以免維生素和礦物質流失。
- 血壓偏低者慎食芹菜，因為芹菜有降壓作用。
- 菜葉翠綠有光澤，菜梗肥壯、堅硬不發空的為好，適宜購買。

食療功效

中醫認為，芹菜性味甘平，具有平肝利尿、清熱止渴、消炎、鎮靜、降壓等功效，能幫助消化，預防腸道腫瘤。

食譜推薦

食量提示：每天100克為宜

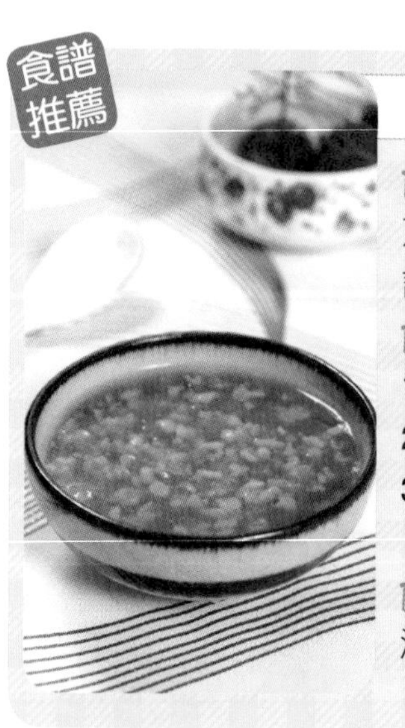

芹菜益母草粥

原料

芹菜60克，益母草50克，大米50克，鹽少許。

做法

1. 將益母草熬汁，芹菜切丁。
2. 大米入鍋，加水熬煮至將熟。
3. 放入芹菜、益母草汁、鹽，再煮5分鐘即可。

功效

滋陰養血，活血祛瘀，解渴除煩。

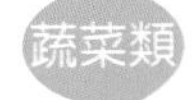

空心菜

潤腸通便，
抑菌解毒，
鹼化尿液

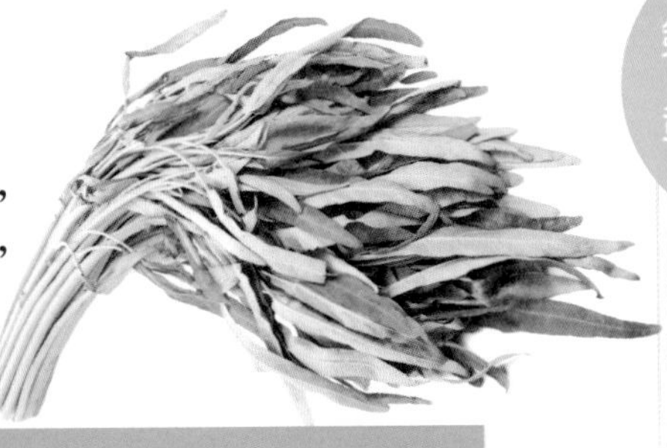

有益於防治痛風的營養成分

空心菜中含豐富的膳食纖維及鉀，是一種鹼性食物，可鹼化尿液，並促進尿酸排出，經常食用對防治痛風非常有益。

食法要略

- 空心菜適合旺火快炒，這樣就可避免營養物質流失。
- 空心菜的嫩梢中含有較多的鈣及胡蘿蔔素，烹炒時間更要短一些。
- 空心菜屬性寒、潤滑腸道食物，體質虛弱、脾胃虛寒、大便溏稀者慎食。

食療功效

中醫認為，空心菜具有潤腸通便、清熱涼血、抑菌解毒等功效。空心菜所含的粗纖維素、半纖維素、果膠等，可促進腸道蠕動、降低膽固醇、預防血管硬化，對老年腸燥便秘、痔瘡出血、瘡癰腫毒有一定的輔助療效。

食譜推薦

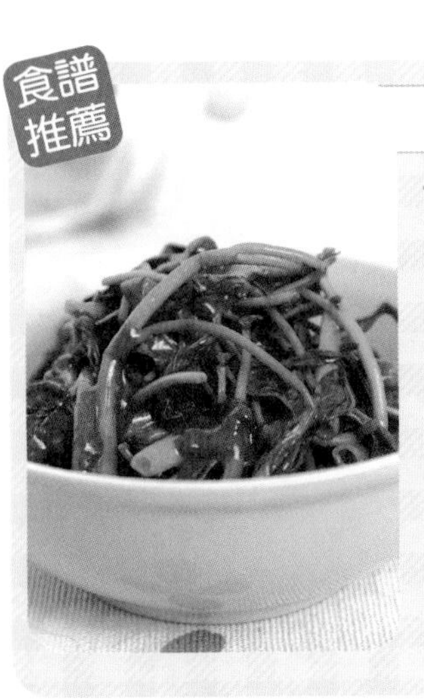

腐乳炒空心菜

食量提示
每天50克為宜

原料

空心菜100克，腐乳1塊，植物油6克，芝麻油2克，蔥絲、雞精各適量。

做法

1.空心菜取嫩葉、嫩莖，沸水汆燙、瀝乾水分。
2.油鍋燒熱，熗蔥絲，放入腐乳用鍋鏟碾碎。
3.放入空心菜煸炒，放雞精、芝麻油調味即可。

功效

潤腸通便，清熱涼血，抑菌解毒，減肥。

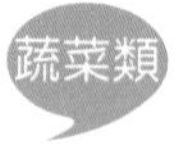

韭菜

低普林、
鹼性食物

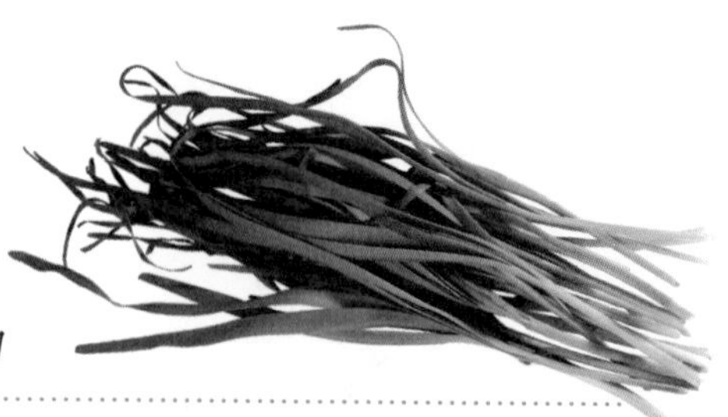

有益於防治痛風的營養成分

韭菜含有豐富的鈣、鉀、膳食纖維、揮發精油及硫化合物，可減少人體對膽固醇的吸收，降低血脂，屬於鹼性低普林食物，宜於痛風患者食用。

食法要略

- 韭菜含粗纖維較多，有胃潰瘍者忌食。
- 韭菜不宜多食。
- 飲酒後不宜食用韭菜。
- 韭菜最好在春天吃，這時的韭菜鮮嫩爽口。韭黃是韭菜的軟化栽培品種，營養價值稍遜於韭菜。

食療功效

中醫認為，韭菜具有溫陽行氣、散瘀解毒等功效，能增進食欲，促進胃腸蠕動，預防便秘。

食譜推薦

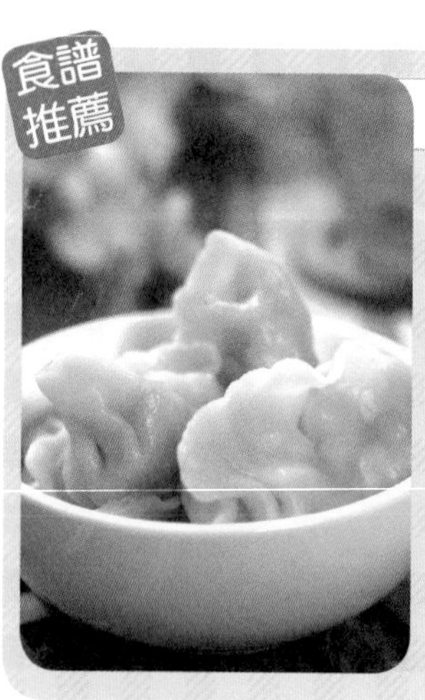

食量提示
每天50克為宜

韭菜餡餃子

原料

韭菜100克，雞蛋2個，麵粉200克，鹽4克，芝麻油適量。

做法

1.韭菜擇洗乾淨切碎，雞蛋炒熟，蝦皮洗淨。
2.將三種食材加鹽、油拌勻成餡。
3.麵和好，桿開，包餡。入鍋煮熟即可。

功效

溫陽行氣，散瘀解毒，降脂減肥。

蔬菜類

香菜

利尿，
祛風解毒

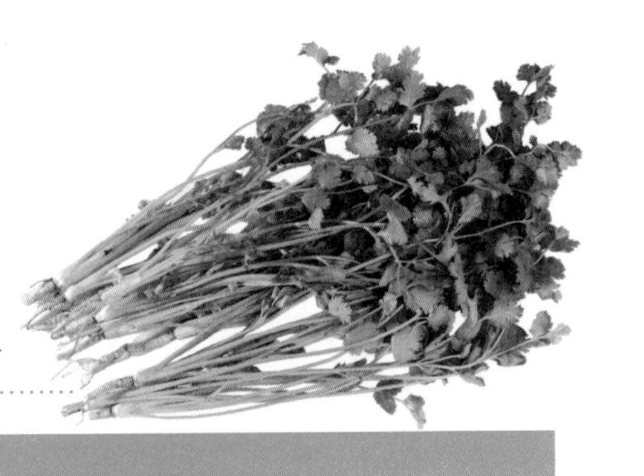

有益於防治痛風的營養成分

香菜含有豐富的鉀、維生素及礦物質，能夠增強人體免疫力，促進尿酸排泄，緩解痛風症狀。

食法要略

- 香菜要選顏色嫩綠、莖葉挺直，葉面沒有黑斑的為佳。
- 香菜只可作為菜肴點綴，吃時用溫開水浸泡一下即可。
- 發黃或有腐爛現象的香菜含有毒素，不要食用。
- 服用補藥及中藥白朮、丹皮時不要食用香菜，以免降低藥效。
- 患感冒或食欲不振者適宜吃香菜。

食療功效

中醫認為，香菜具有利大腸、利尿、健胃消食、疏散風寒、祛風解毒等功效，能促進血液循環，促使人體發汗、透疹，對食物積滯、胃口不開有一定輔助療效。

食譜推薦

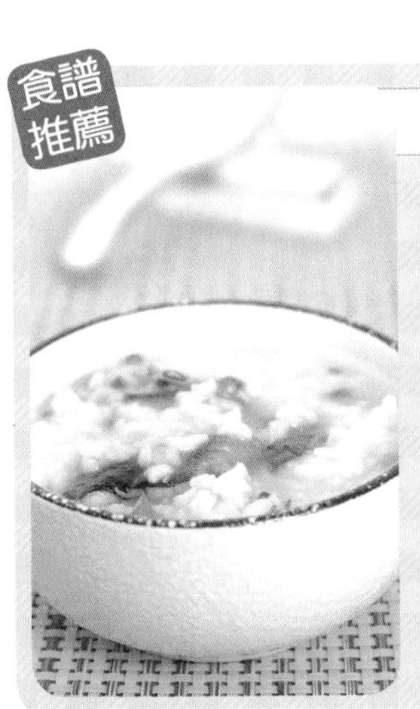

鱔魚香菜粥

食量提示
每天3～5克為宜

原料

鱔魚150克，香菜10克，大米80克，鹽4克，料酒、醋、蔥末，薑末、雞精各適量。

做法

1.香菜切碎，鱔魚切段，放入料酒、醋、鹽醃製。
2.將醃製好的鱔魚放入鍋中，再放入大米、水熬煮。
3.粥熟後，加入蔥末、薑末、香菜、雞精即可。

功效

補氣養血，溫陽健脾，滋補肝腎，祛風除濕。

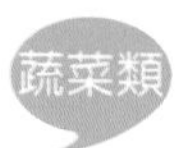

生菜

低普林食物

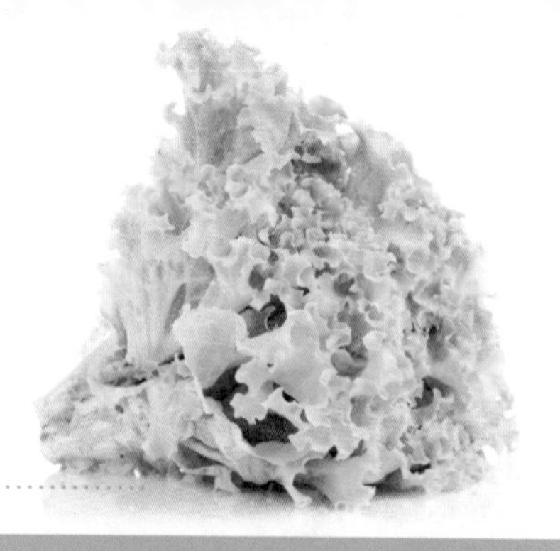

有益於防治痛風的營養成分

生菜富含膳食纖維、水分，可促進血液循環，有助於尿酸排泄。生菜所含的萵苣素，還可降血脂、降血糖，對痛風合併糖尿病、高血壓病患者控制病情極為有益。

食法要略

- 生菜涼拌、炒、做湯均可，口感脆嫩、綿軟，味道清香。
- 生菜有兩種，一種是球形的包心生菜，另一種是葉片皺褶的奶油生菜，其中奶油生菜適宜生吃。
- 吃生菜時一定要洗淨，可用淡鹽水浸泡20分鐘，徹底清除農藥殘留。
- 不要將生菜與蘋果、梨、香蕉放在一起，以免誘發赤褐斑點。
- 生菜富含粗纖維，胃病、肝病、腹瀉及消化能力弱的人不宜食用。

食療功效

中醫認為，生菜具有清肝利膽、利尿、養胃、鎮痛、抗病毒、健美減肥等功效。

食譜推薦

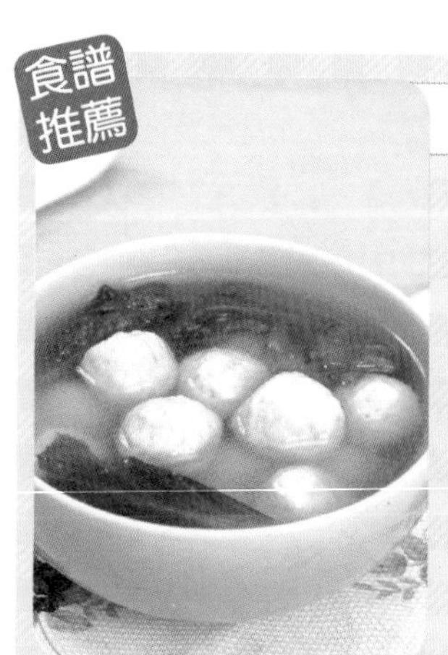

魚丸生菜湯

食量提示：每天100克為宜

原料

魚丸150克，生菜200克，鹽5克，雞精少許。

做法

1.將魚丸放入開水鍋中，待浮起。

2.放入生菜，鍋燒開後放入鹽、雞精調味即可。

功效

降脂、降糖，抗癌，延緩人體衰老。

蔬菜類

菠菜

養血潤燥，
降低血糖

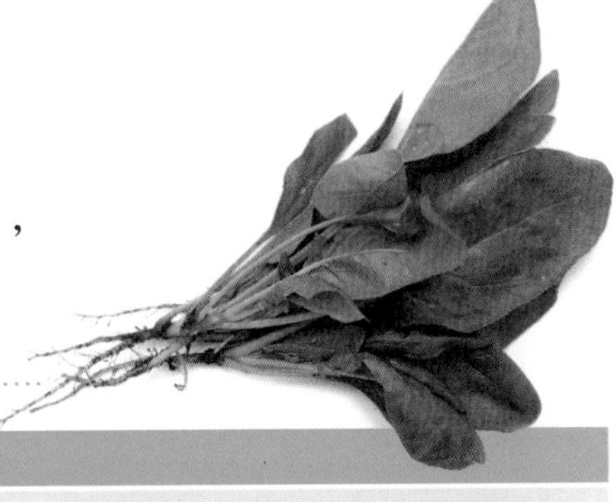

有益於防治痛風的營養成分

菠菜含有豐富的蛋白質、纖維素及各種維生素、酶類物質，其中的類胰島素樣物質，作用與胰島素非常相似，可降低血糖，對防治痛風合併糖尿病有一定的輔助療效。

食法要略

- 食用菠菜時應先用沸水焯一下，因為菠菜含有較多草酸，有礙人體對鈣的吸收，用水焯後可去掉一部分草酸。
- 痛風患者食用菠菜應限量，吃菠菜時要同時吃些鹼性食物，如蔬菜、水果、海帶等，以促進草酸鈣溶解排出，防止結石。
- 吃菠菜最好連根一起吃，因為大部分營養都在根部。

食療功效

中醫認為，菠菜性甘涼，具有養血止血、斂陰潤燥等功效，有抗衰老、促進細胞增殖、降低視網膜退化等作用，適用於貧血、夜盲症、口角炎、老年癡呆、便血、維生素C缺乏症、大小便不暢、痔瘡等病症的輔助治療。

食譜推薦

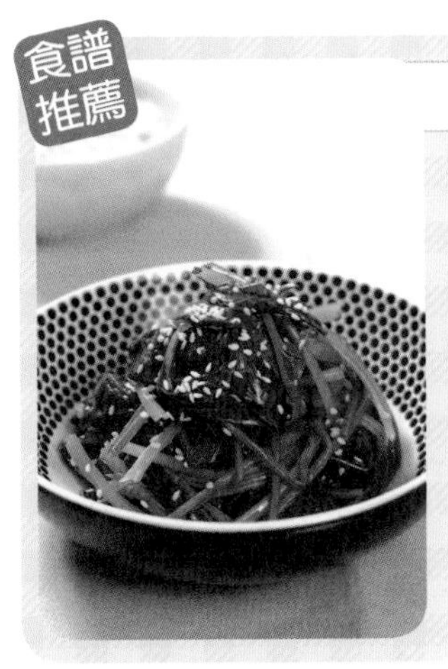

食量提示
每天50～100克為宜

芝麻菠菜

原料

菠菜200克，芝麻10克，鹽3克，芝麻油3克，雞精適量。

做法

1.菠菜洗淨切段，入鍋焯一下撈出。
2.將菠菜瀝乾水分，攤開放在盤中，加入雞精、鹽、芝麻、芝麻油拌勻即可。

功效

養血止血，滋陰潤燥，通利腸胃。

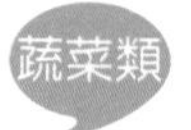

茼蒿

調節體內
尿液代謝

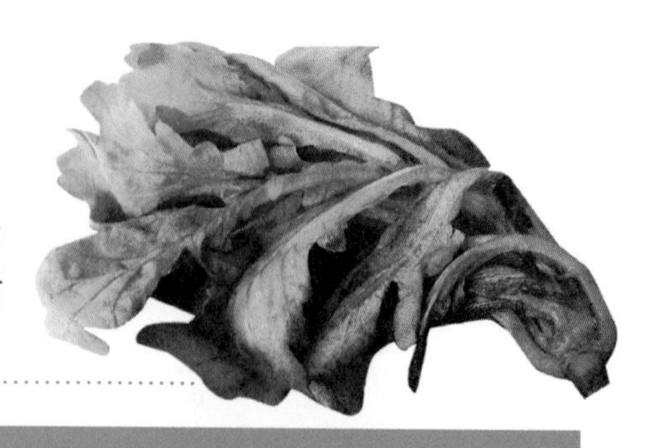

有益於防治痛風的營養成分

茼蒿含有豐富的膳食纖維、維生素、鉀及氨基酸，能調節體內尿液代謝，促進尿酸排泄。經常食用茼蒿可有效防治痛風合併腎炎之水腫。

食法要略

- 茼蒿食用方法很多，涼拌、炒、涮等。
- 茼蒿與肉、蛋搭配，可提高維生素A的利用率。
- 茼蒿烹炒時應急火快炒，以免其中的芳香精油揮發掉。
- 食用茼蒿一定要洗淨，尤其涼拌時更要用淡鹽水清洗乾淨，以免殘留農藥影響健康。

食療功效

中醫認為，茼蒿具有寬中理氣、消食開胃、清熱利尿、養心安神等功效。

食譜推薦

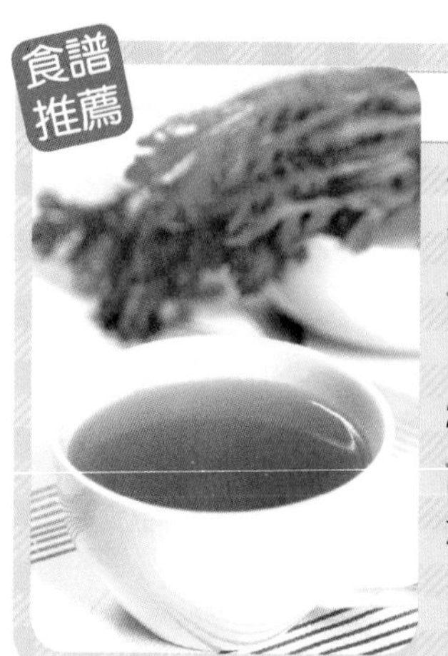

茼蒿蜂蜜飲

食量提示
每天50克為宜

原料

茼蒿100克，蜂蜜20克。

做法

1.將茼蒿入鍋、加水熬煮至熟，取汁。
2.加入蜂蜜，攪勻即可。

功效

清肺胃熱，化痰止咳，潤腸通便。

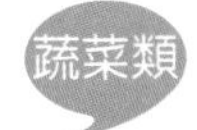

綠花椰

清潔血液，
改變酸性
體質

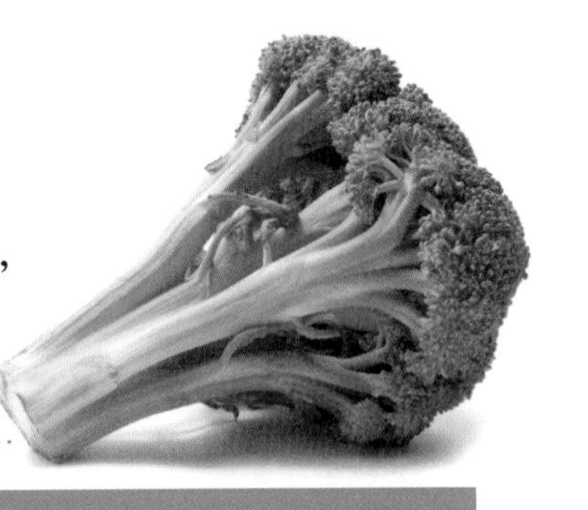

有益於防治痛風的營養成分

綠花椰含有豐富的鈣、鎂、鉀及食物纖維素，能有效改變酸性體質，促進體內廢物及尿酸排出體外。綠花椰中還含有豐富的鉻，可改善糖尿病糖耐量，有助於調節血糖，適宜痛風合併糖尿病患者食用。

食法要略

- 綠花椰素炒、葷炒、涼拌均可。
- 綠花椰不宜煮得過軟，以保持其營養成分。
- 洗綠花椰時最好放點鹽，以去除殘留農藥。
- 綠花椰含有一定量普林，應限量食用。

食療功效

中醫認為，綠花椰具有潤肺止咳、開音爽喉等功效。綠花椰是最好的「血液清潔劑」，能降低血脂，防止血小板凝結、增強肝臟解毒力、提高免疫力，還可預防感冒和維生素C缺乏症的發生。

食譜推薦

食量提示
每天70克為宜

番茄炒雙花

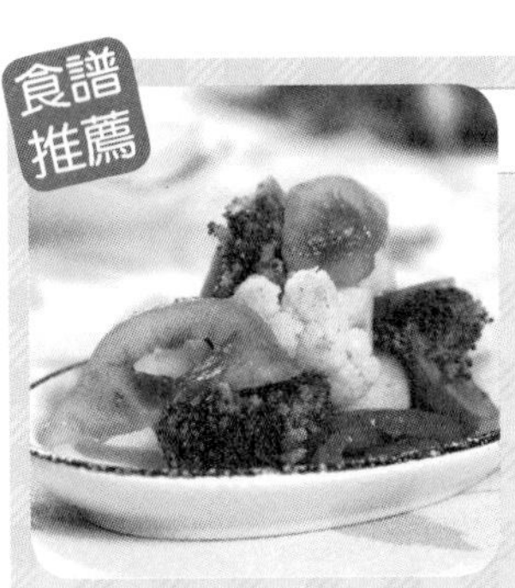

原料

花菜140克，綠花椰140克，番茄150克，植物油8克，鹽5克，蒜片、雞精各適量。

做法

1. 將花菜、綠花椰用鹽水浸泡後，沖洗，放入沸水中焯一下撈出。
2. 番茄洗淨切片，和蒜片一起放入油鍋中翻炒。
3. 放綠花椰、花菜煸炒片刻，放鹽、雞精調味即可。

功效

抗輻射，強健骨骼，解毒。

蔬菜類

茄子

保護血管，
清熱利尿

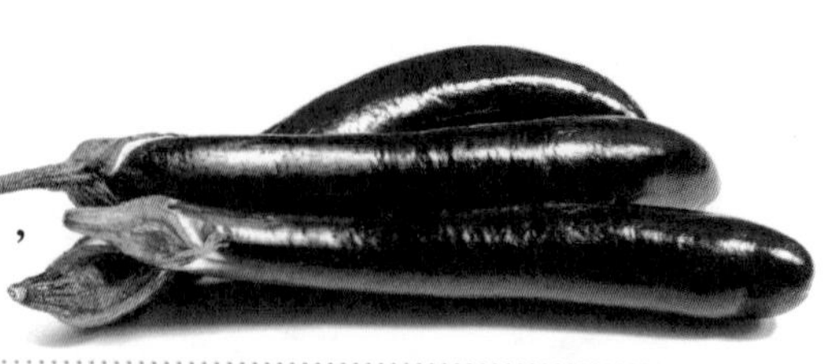

有益於防治痛風的營養成分

茄子含有豐富的維生素P、皂苷、龍葵素，能夠軟化血管，對微細血管有很強的保護作用，具有降低膽固醇的功效。且茄子是一種鹼性食物，普林含量很低，有一定的利尿功效，適宜痛風患者經常食用。

食法要略

- 吃油炸茄子時最好掛上漿，可減少營養素的流失。
- 製作茄子時儘量不要削去紫皮，以保存其營養。
- 茄子切開後容易發黑，如放在鹽水中浸泡一會兒就不會發黑了。
- 購買茄子時，宜選鮮嫩有光澤、根部有尖刺、表皮無皺縮，用手觸摸比較柔軟的為佳。

食療功效

中醫認為，茄子具有清熱活血、消腫止痛等功效，還對紫癜、咯血、維生素C缺乏症、高血壓病、肥胖症有一定的食療功效。

食譜推薦

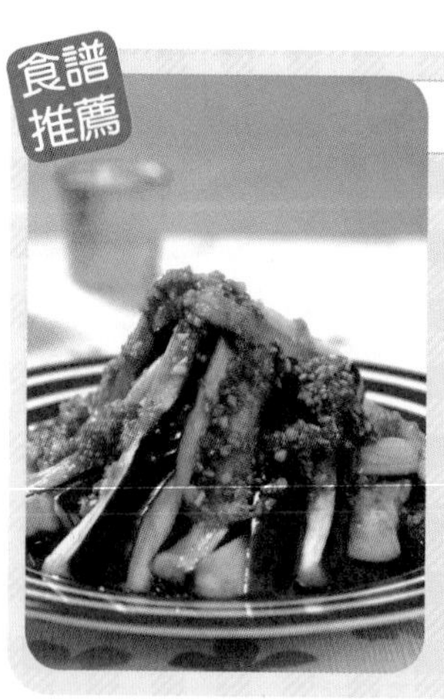

蒜茸茄子

食量提示
每天70克為宜

原料
茄子140克，大蒜3瓣，芝麻油4克，鹽3克。

做法
1.將大蒜拍成茸。
2.茄子去皮、切片，入蒸籠蒸熟，搗成糊狀。
3.將大蒜茸、鹽放入，拌勻即可。

功效
清熱活血，消腫止痛，殺菌解毒。

蔬菜類

小黃瓜

富含維生素C，
利於尿酸排出

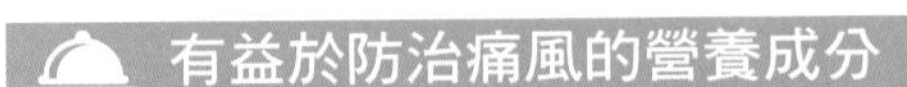

有益於防治痛風的營養成分

小黃瓜是一種鹼性食物，普林含量較低，並含有豐富的維生素C、鉀及大量的水分，有利於尿酸排出，對防治痛風合併腎病非常有利。小黃瓜頂部苦味部分還含有葫蘆素C，有抗癌作用。

食法要略

- 因小黃瓜所含維生素較少，食用時最好搭配其他果蔬，這樣營養就比較全面。
- 吃小黃瓜最好不要削皮去子，因為小黃瓜皮中含有豐富的胡蘿蔔素，小黃瓜子中含有大量維生素E，營養價值很高。
- 小黃瓜不宜與番茄搭配，因為小黃瓜中含有一種分解酶，會影響人體對維生素C的吸收。
- 脾胃虛寒、腹痛腹瀉者不宜食用小黃瓜。

食療功效

中醫認為，小黃瓜有除胸熱、解煩渴等功效，能加速血液新陳代謝，排除體內多餘鹽分，對腎炎、膀胱炎有一定輔助療效；小黃瓜還能美容養顏，防止色素沉著。

雙耳拌黃瓜

食量提示
每天100克為宜

原料

泡發木耳、銀耳各20克，小黃瓜200克，鹽3克，芝麻油5克，蒜末、生抽、醋、雞精各適量。

功效

降糖降脂，排毒減肥。

做法

1.將水發木耳、銀耳擇洗乾淨，入沸水鍋汆熟。
2.小黃瓜洗淨、切片，與銀耳、木耳一起放在盤中。
3.將蒜末、鹽、生抽、醋、芝麻油、雞精在碗中調成汁，倒在食物上拌勻即可。

蔬菜類

冬瓜

高鉀低鈉食物，可促進尿酸排泄

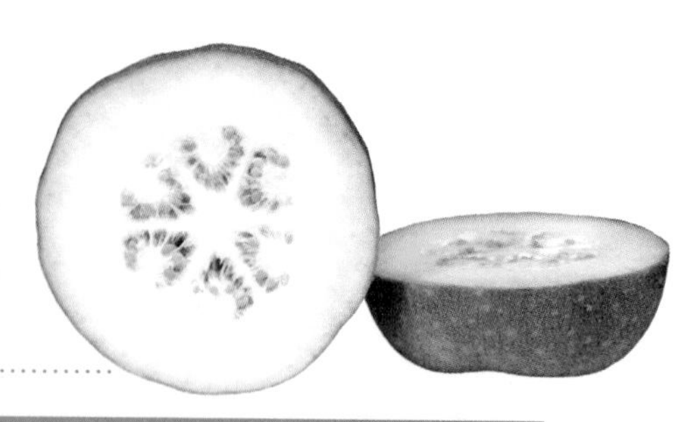

有益於防治痛風的營養成分

冬瓜是名副其實的高鉀低鈉食品，普林含量微乎其微；此外還可降血脂，促進尿酸排泄，對痛風患者有益。

食法要略

- 冬瓜適於熬湯、燒、扒等，還可做成蜜餞。連皮煮湯清熱利尿效果更好。
- 冬瓜性偏寒，久病體虛及陰虛火旺者不宜多食。
- 冬瓜宜與蝦搭配，可強化人體對鈣的吸收。
- 冬瓜不宜與豬肝、鯽魚搭配。

食療功效

中醫認為，冬瓜有養胃生津、清熱解毒、利尿消腫、減肥美容等功效，可調節人體代謝平衡，對腎炎水腫、孕婦水腫、營養不良性水腫均有較好的輔助療效。

食譜推薦

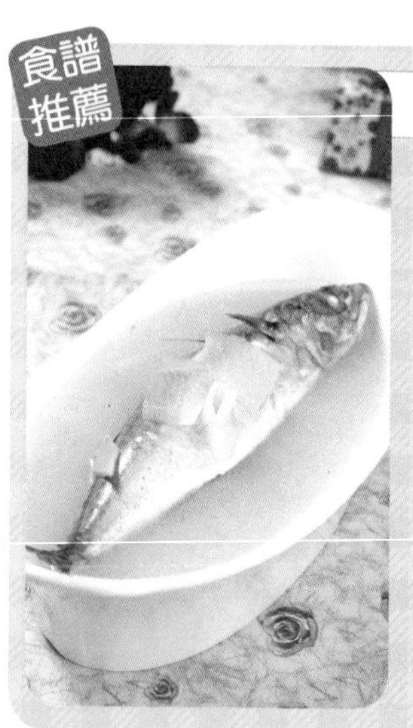

食量提示

每天200克為宜

冬瓜青魚湯

原料

冬瓜200克，青魚300克，植物油8克，鹽4克，蔥段、薑片各適量。

做法

1.冬瓜削皮、切片。
2.青魚洗淨，用油煎。
3.加水、冬瓜、蔥段、薑片、鹽，燉煮至熟即可。

功效

降糖降壓，清熱利水，解毒生津。

蔬菜類

絲瓜

解毒通便，
防治痛風
併發症

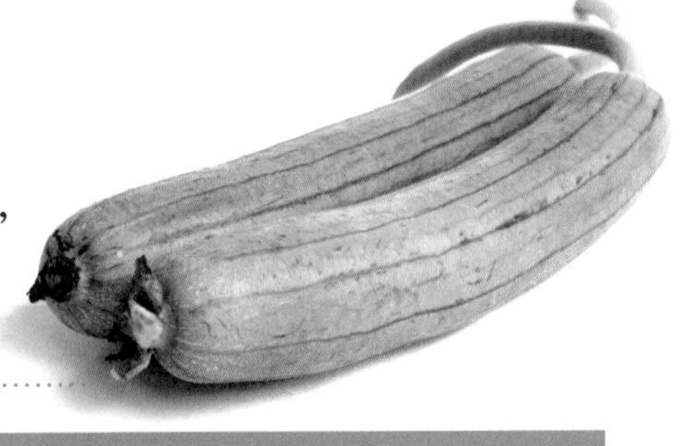

有益於防治痛風的營養成分

絲瓜富含鈣、磷、鉀、皂苷類物質，是低熱量、低脂肪、低糖食品，能促進尿酸排泄，對痛風合併糖尿病、高血壓病、心臟病有輔助治療作用。

食法要略

- 絲瓜渾身是寶，皮、瓤、絡等都具有很高的藥用價值。
- 絲瓜汁水豐盈，宜現切現做，以免流失營養。
- 絲瓜宜與雞蛋搭配。
- 絲瓜過量食用會損陽氣。
- 購買時應選瓜體柔韌有彈性、外形細小、稜邊較軟、有光澤的絲瓜。

食療功效

中醫認為，冬瓜有養胃生津、清熱解毒、利尿消腫、減肥美容等功效，可調節人體代謝平衡，對腎炎水腫、孕婦水腫、營養不良性水腫均有較好的輔助療效。

食譜推薦

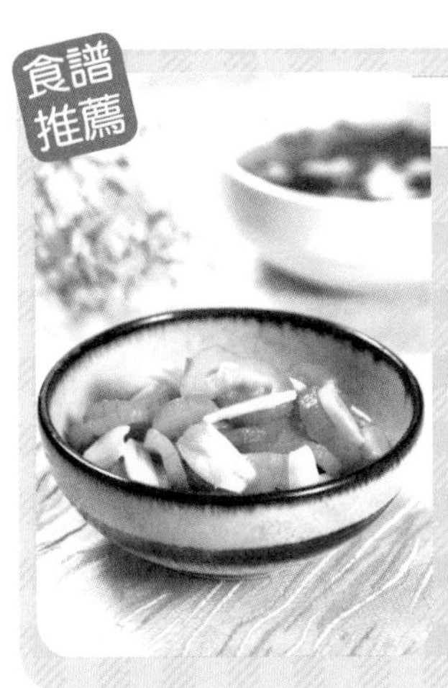

食量提示

每天80克為宜

蒜炒絲瓜

原料

大蒜3瓣，絲瓜160克，鹽3克，植物油6克，雞精適量。

做法

1.將大蒜切片，絲瓜切片。

2.鍋中放油燒熱，放入大蒜煸香。

3.放入絲瓜快速煸炒片刻，放鹽、雞精調味即可。

功效

祛風化痰，清暑涼血，解毒通便。

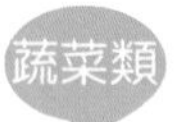

南瓜

防治痛風
合併肥胖、
糖尿病

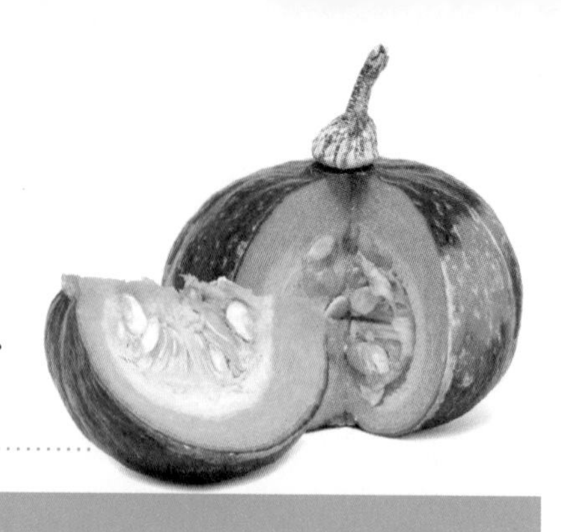

有益於防治痛風的營養成分

南瓜是一種鹼性食物，熱量低，含鉀較多，能夠促進尿酸排泄，對防治痛風合併肥胖症、糖尿病有一定的輔助療效。

食法要略

- 食用南瓜最好不要削皮，因為南瓜皮中含有豐富的胡蘿蔔素和維生素。
- 南瓜只要沒有外傷，相貌醜陋一點沒有關係，所謂「歪瓜」更好吃。購買南瓜時可用手掂一掂，瓜小而分量重的較好。
- 南瓜不宜與醋搭配，不利於消化。
- 南瓜不宜與羊肉同食，易發生胸悶氣脹。
- 南瓜不宜與蝦同食，易引起痢疾。
- 有腳氣或黃疸者忌食南瓜。
- 胃熱熾盛者慎食南瓜。

食療功效

中醫認為，南瓜具有溫中益氣、利尿消腫、解毒殺蟲等功效。

食譜推薦

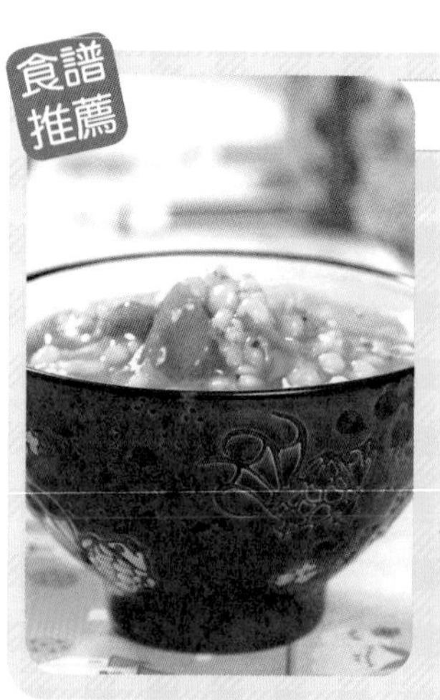

食量提示
每天100克為宜

南瓜粥

原料

南瓜150克，大米80克。

做法

1.南瓜切塊，大米淘洗淨。
2.大米入鍋，加水燒沸。
3.放入南瓜同煮成粥即可。

功效

養陰生津，補中益氣，利尿通便，尤其適用於肥胖者及中老年人便秘者。

蔬菜類

苦瓜

含類胰島素，
防治痛風
合併糖尿病

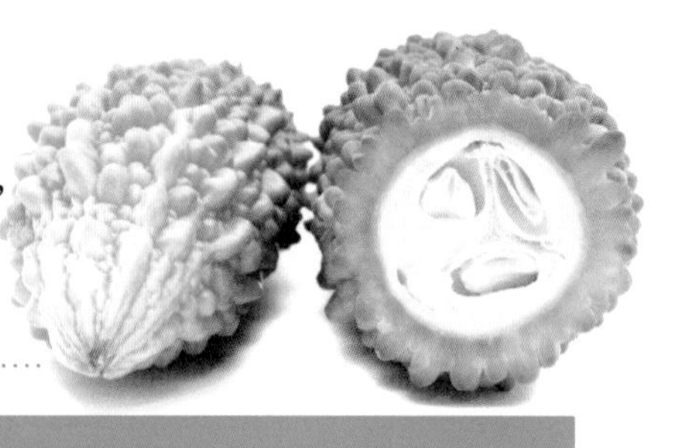

有益於防治痛風的營養成分

苦瓜含有豐富的鉀，屬於鹼性低熱量、低脂肪、低普林食物。苦瓜中還含有一種類胰島素樣物質，有降糖、降脂的作用，對痛風合併糖尿病有輔助治療的作用。

食法要略

- 苦瓜中含有草酸，妨礙食物對鈣的吸收，製作時先用沸水焯一下，就可去除草酸了。
- 苦瓜性涼，脾胃虛寒者不宜食用苦瓜。
- 苦瓜不宜與牡蠣搭配，這樣會降低其營養價值。

食療功效

中醫認為，苦瓜具有清熱消暑、養血益氣、補腎健脾、滋肝明目、解勞乏、利尿涼血等功效，增進食欲，提高人體免疫力、防治動脈粥樣硬化的作用。

食譜推薦

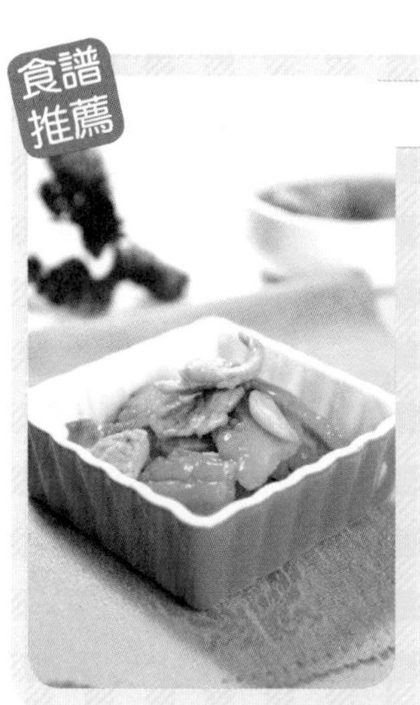

食量提示
每天80克為宜

肉炒苦瓜

原料

苦瓜160克，豬瘦肉80克，雞蛋清少許，植物油5克，鹽4克，蒜片、薑絲、生抽、雞精各適量。

做法

1.苦瓜去瓤，切片，入水焯一下。
2.豬瘦肉切片，放雞蛋清抓勻，入油鍋滑散。
3.鍋中留底油，爆香蒜片、薑絲，放肉片、苦瓜片、生抽、鹽煸炒；加入雞精調味即可。

功效

祛熱、解暑，清腸胃、減肥輕身。

蔬菜類

胡蘿蔔

治療痛風
合併糖尿病、
高血壓病

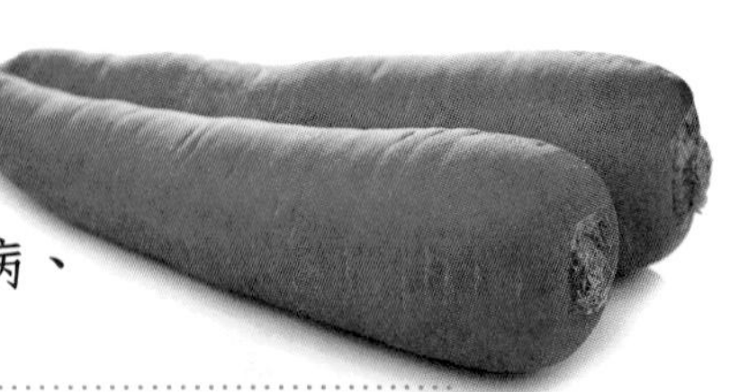

有益於防治痛風的營養成分

胡蘿蔔含有琥珀酸鉀、豐富的胡蘿蔔素、膳食纖維等營養成分，能降低血脂、血糖，促進尿酸排泄，對防治痛風合併糖尿病、高血壓病有一定的輔助效果。

食法要略

- 胡蘿蔔是脂溶性食物，與肉或油搭配，營養成分才易被人體吸收。
- 食用過多會使皮膚黃染。
- 胡蘿蔔不宜做下酒菜，因為酒與胡蘿蔔素會在肝臟內產生一種毒素。
- 空腹時不宜食用胡蘿蔔，以免引起胃部不適。

食療功效

中醫認為，胡蘿蔔具有下氣補中、養腸胃、安五臟、利胸膈等功效。

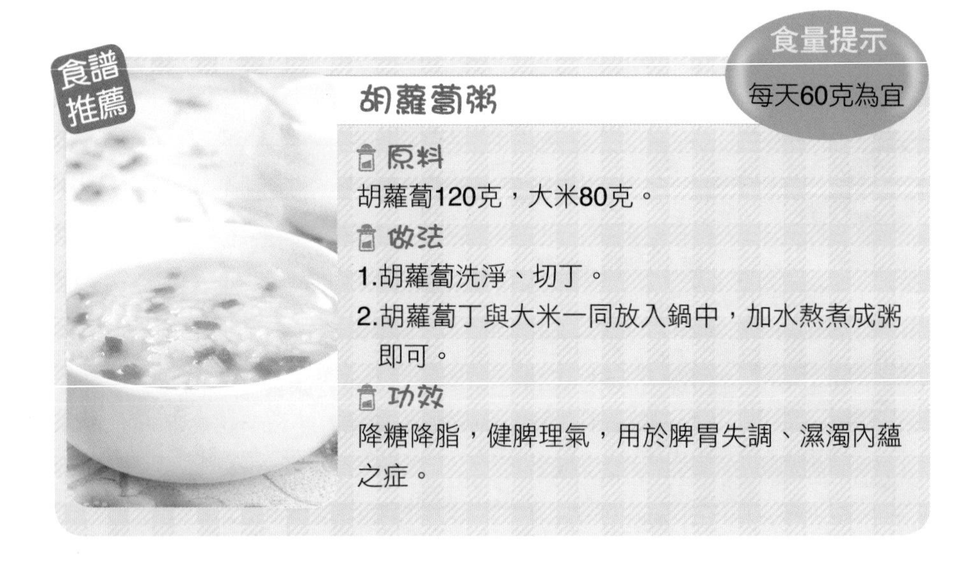

食譜推薦

食量提示

每天60克為宜

胡蘿蔔粥

原料

胡蘿蔔120克，大米80克。

做法

1.胡蘿蔔洗淨、切丁。

2.胡蘿蔔丁與大米一同放入鍋中，加水熬煮成粥即可。

功效

降糖降脂，健脾理氣，用於脾胃失調、濕濁內蘊之症。

白蘿蔔

輔助治療
痛風
併發症

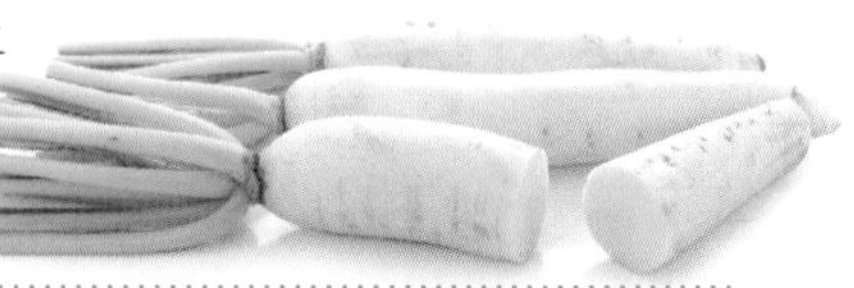

有益於防治痛風的營養成分

白蘿蔔富含鉀及水分，熱量低、普林低，且白蘿蔔所含的鋅、鈣等元素都具有穩定血糖、防治骨質疏鬆的作用。經常食用白蘿蔔，有輔助治療痛風合併糖尿病、肥胖症、高血壓病等作用。

食法要略

- 吃白蘿蔔時最好不要削皮，因為鈣在白蘿蔔皮中含量最多。
- 白蘿蔔吃時有點辣，用水焯一下可消除辣味。
- 白蘿蔔不宜與胡蘿蔔一塊吃。
- 白蘿蔔不宜與人參搭配，否則會食積氣滯。
- 白蘿蔔性寒，大便溏稀、脾胃虛寒者應少吃或不吃。

食療功效

中醫認為，白蘿蔔具有消積滯、化痰清熱、下氣寬中、解毒散瘀、利尿止渴、補虛等功效，有加快腸道蠕動、促進消化，防治冠心病、動脈硬化、膽石症等作用。

食譜推薦

食量提示
每天50～100克為宜

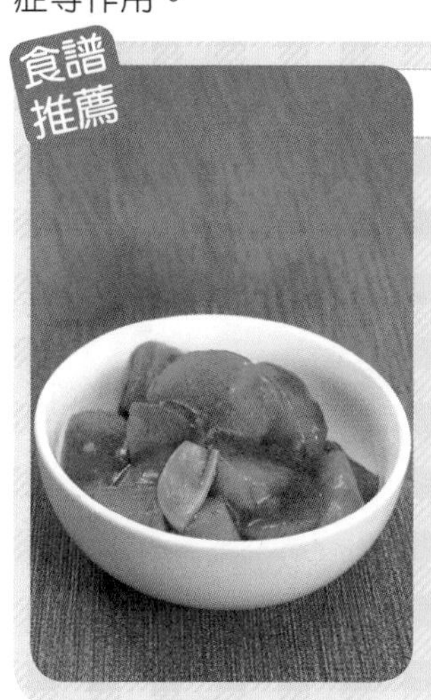

番茄蘿蔔雞

原料

白蘿蔔200克，雞胸肉100克，植物油6克，鹽4克，蒜片、番茄醬、料酒、澱粉、生抽各適量。

做法

1. 蘿蔔削皮、切滾刀塊；雞胸肉切片，用料酒、澱粉、生抽醃製20分鐘。
2. 雞胸肉入油鍋滑散，放入蒜片、蘿蔔、鹽、番茄醬翻炒；加水，煮至蘿蔔熟透即可。

功效

消食下氣，寬中解毒，健美減肥。

蔬菜類

茭白筍

祛熱利尿，
排出尿酸

有益於防治痛風的營養成分

茭白筍含有豐富的糖類及鉀，能促進尿酸排泄，可緩解痛風症狀。

食法要略

- 茭白筍適宜與肉搭配。
- 春夏兩季的茭白筍，不但味道好，營養也較為豐富。
- 患有腎病、尿路結石者，不宜多食。

食療功效

中醫認為，茭白具有祛熱、止咳、利尿等功效，對黃疸型肝炎、水腫、乳少均有一定的輔助療效。

食譜推薦

食量提示
每天50克為宜

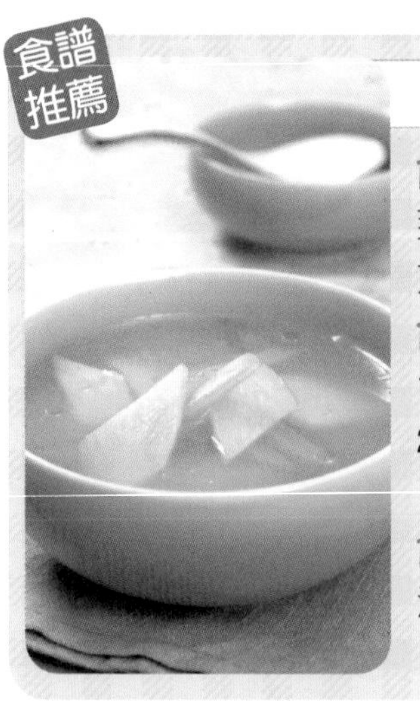

茭白筍芹菜湯

原料

茭白筍100克，芹菜100克，芝麻油3克，鹽5克，雞精適量。

做法

1. 茭白筍切片，芹菜洗淨、切段。
2. 將茭白筍、芹菜放入鍋中加水煮熟；放鹽、芝麻油、雞精調味即可。

功效

清熱止渴，適用於大便秘結者。

蔬菜類

竹筍

利尿通便，
解渴除煩

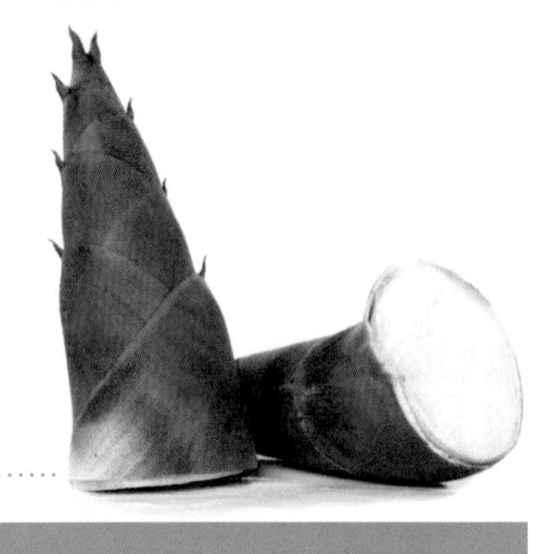

有益於防治痛風的營養成分

竹筍含有豐富的膳食纖維和鉀，可促進尿酸排出。但竹筍含有一定量的普林，痛風患者需限量食用。

食法要略

- 竹筍食用前需用開水焯一下，以去除其中的草酸。
- 切竹筍時，靠近筍尖的地方宜順切，下部宜橫切，這樣既容易煮熟又可入味。
- 兒童及有尿路結石者不宜吃竹筍，會影響對鈣的吸收。

食療功效

中醫認為，竹筍有滋陰涼血、清熱化痰、利尿通便、養肝明目、解渴除煩等功效。

食譜推薦

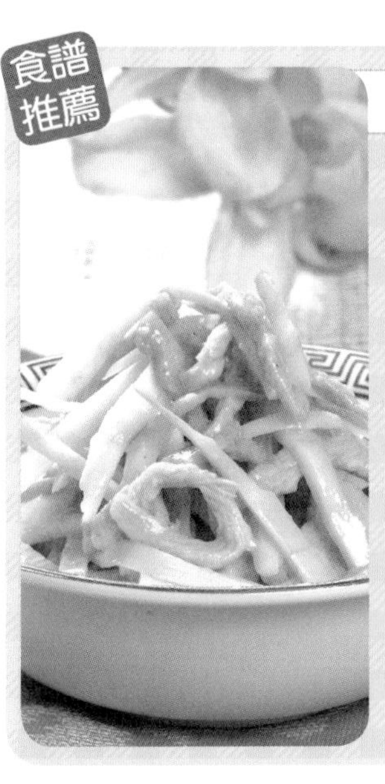

食量提示

每天25克為宜

竹筍炒雞絲

原料

竹筍50克，雞肉200克，蛋清30克，植物油6克，鹽4克，芝麻油2克，料酒、澱粉、蒜片、薑絲各適量。

做法

1.竹筍去皮切絲，入沸水中焯一下。
2.雞肉切絲，用蛋清、料酒、澱粉醃製20分鐘。
3.將雞肉絲入油鍋滑散，放入蒜片、薑絲爆香。
4.將筍絲放入鍋中快速煸炒片刻，加鹽、芝麻油調味即可出鍋。

功效

利尿通便、解渴除煩，增加人體免疫力。

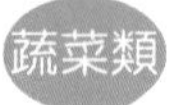

萵筍

利於水、電解質平衡，
促進尿酸排泄

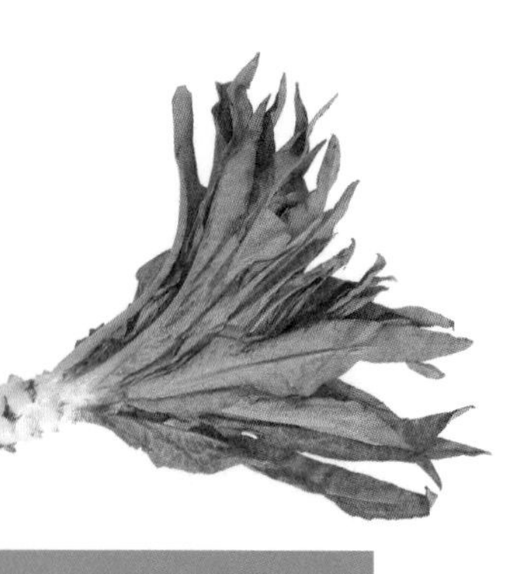

有益於防治痛風的營養成分

萵筍富含鉀，有利於體內水、電解質平衡，促進尿酸排泄。萵筍還含有較多的煙酸，煙酸是胰島素的啟動劑，可有降低血糖、尿糖等作用。常吃萵筍對痛風合併糖尿病有較好的輔助作用。

食法要略

- 萵筍可涼拌、烹炒。
- 吃萵筍時不要丟棄葉子，因為葉子中含有豐富的營養成分。
- 購買萵筍宜選莖部乾挺直，切口處白中透綠，葉嫩綠，無黃葉、黑斑的為好。
- 萵筍不宜存放，應現買現吃。

食療功效

中醫認為，萵筍具有清熱解毒、通淋、鎮靜安神等功效，能促進消化、改善肝臟功能、消除緊張情緒、幫助睡眠、參與牙與骨骼的生長。適用於神經症、心律不齊、產後缺乳、尿血、水腫、風濕性疾病、痛風及肝癌、胃癌等病症的輔助治療。

食譜推薦

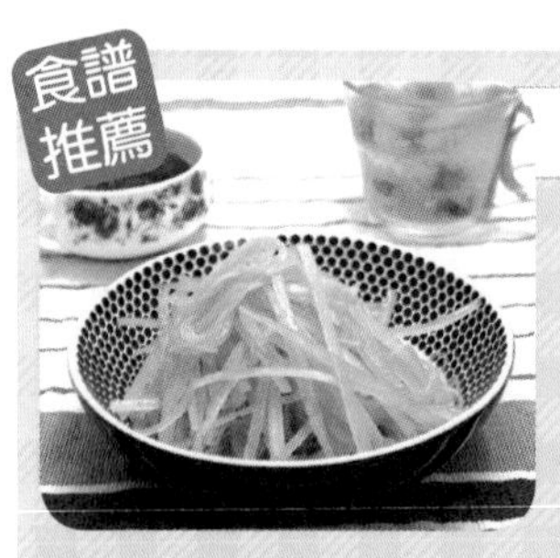

涼拌萵筍

食量提示
每天50克為宜

原料

萵筍100克，粉絲150克，鹽4克，芝麻油3克，醋、芥末油、雞精各適量。

做法

1. 將粉絲煮軟。萵筍削皮、切絲，放鹽拌勻，醃製3分鐘，瀝去水。
2. 放粉絲、芝麻油、醋、雞精、芥末油拌勻即可。

功效

清胃熱、通經脈、健脾利尿、健美減肥。

蔬菜類

藕

治療痛風
合併症

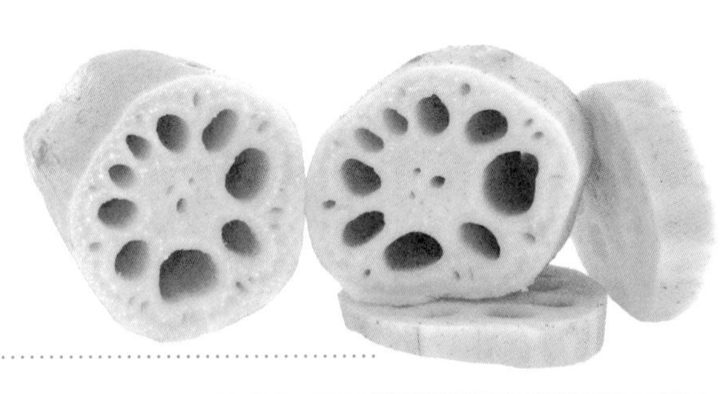

有益於防治痛風的營養成分

藕富含膳食纖維及鉀，能增強人體免疫力，降低血脂，促進尿酸排出，對痛風合併糖尿病、高血壓病有一定的輔助治療作用。

食法要略

- 藕既可涼拌，也可炒、燉、蒸食用。
- 藕搭配雪梨可生津潤喉。
- 藕性寒，脾胃功能虛弱者不宜多吃。
- 產婦不宜過早食用藕，最好滿月後再食用，有止血祛瘀作用。

食療功效

中醫認為，藕具有解渴生津、消瘀清熱、止血健胃、益氣醒酒等功效，對鼻出血、便秘、肝病等有輔助治療作用。

食譜推薦

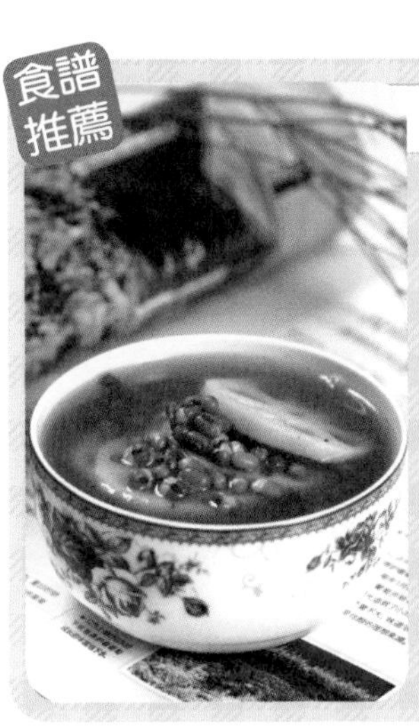

食量提示
每天100克為宜

綠豆藕湯

原料

綠豆50克，藕100克，冰糖適量。

做法

1.藕去皮、切片。
2.把藕、綠豆放入沙鍋中，加水適量熬煮至熟，加入冰糖至其溶化即可。

功效

清熱解毒涼血，利水消腫。

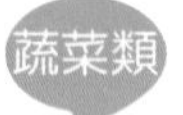

甘薯

有助於減肥，
改善酸性體質

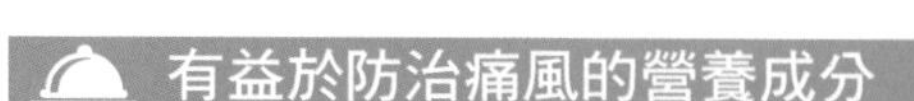

甘薯含有膳食纖維、鉀、果膠及豐富的維生素C，能夠降低血脂，有助於維持人體電解質平衡，促進尿酸排泄，對防治痛風合併肥胖症有一定的輔助療效。

食法要略

- 甘薯適合蒸、煮、烤、做地瓜乾、加工成粉條食用。
- 購買甘薯宜選大小適中，瓤發紅，外皮乾淨不沾泥，沒有斑點的。
- 帶有黑斑的爛甘薯不能吃，以免中毒。
- 不宜吃涼甘薯，容易導致胃腸不適。
- 甘薯不宜吃多，以免吐酸水或「燒心」。
- 甘薯不宜與柿子同食，易產生結石。
- 胃潰瘍、胃酸、過敏體質的人不宜吃甘薯，以免加重病情。

食療功效

中醫認為，甘薯具有補中和血、益氣生津、寬腸胃、通便等功效。

食譜推薦

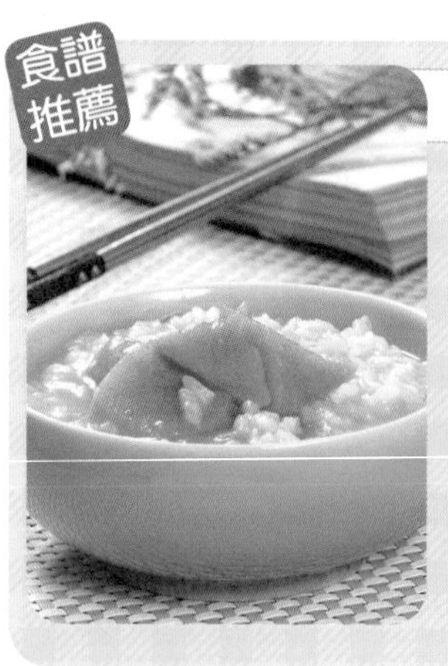

甘薯大米粥

食量提示：每天100克為宜

原料

甘薯100克，大米80克。

做法

1.將大米淘淨，甘薯去皮、洗淨、切塊。

2.將甘薯、大米同放入沙鍋中，加入清水，熬煮成粥即可。

功效

養陰生津，通便，加快人體新陳代謝。

蔬菜類

芋頭

通便解毒，
化痰祛瘀，
排出尿酸

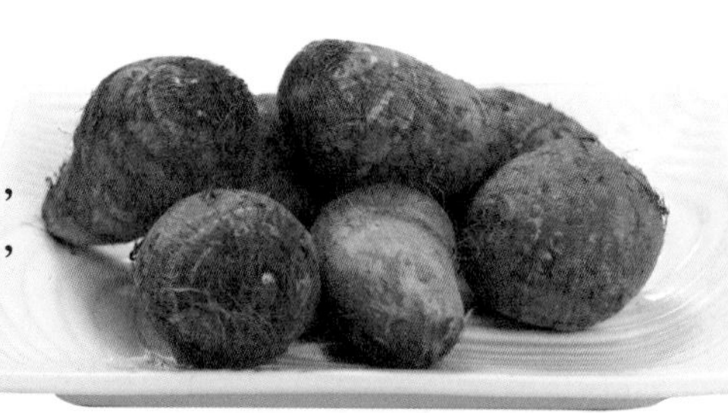

有益於防治痛風的營養成分

芋頭含有豐富的鉀及膳食纖維，是一種熱量低、普林低的鹼性食物。經常食用，能夠有效促進尿酸排泄，對防治痛風非常有益。

食法要略

- 芋頭吃法很多，蒸、煮、炒，做成泥、粉和小點心均可。
- 製作芋頭時一定要戴上手套，以免黏液對皮膚有刺激作用。

食療功效

中醫認為，芋頭具有通便解毒、益胃寬腸、益肝補腎、散結調中、化痰祛瘀等功效，能夠增強人體免疫力、潔牙護齒，特別是對乳腺癌、甲狀腺癌、淋巴癌等癌症有很好的輔助治療作用。

食譜推薦

芋頭排骨

食量提示
每天50克為宜

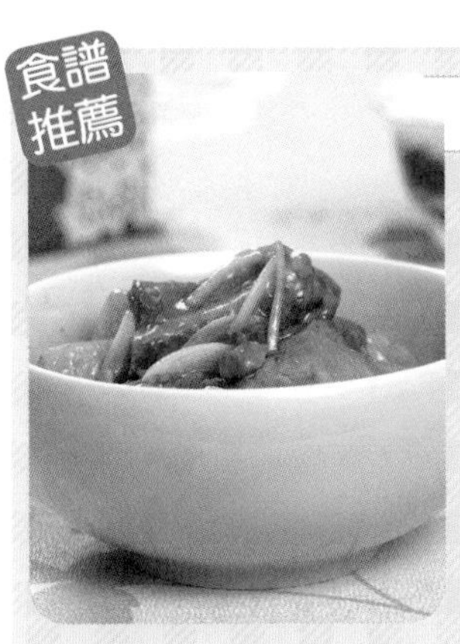

功效

通便解毒，益胃寬腸，益氣健體。

原料

芋頭100克，排骨200克，鹽5克，植物油、蒜片、薑絲、老抽、料酒、雞精各適量。

做法

1. 將芋頭去皮、清洗乾淨後切小塊，入油鍋炸至金黃色撈出。
2. 排骨洗淨後用調味料醃10分鐘，再油炸上色。
3. 鍋留底油，將蒜片、薑絲爆香後，放入排骨、芋頭、適量水、鹽、老抽、料酒燉煮20分鐘後，加雞精收汁出鍋即可。

蔬菜類

山藥

固腎益精，
促進尿酸排出

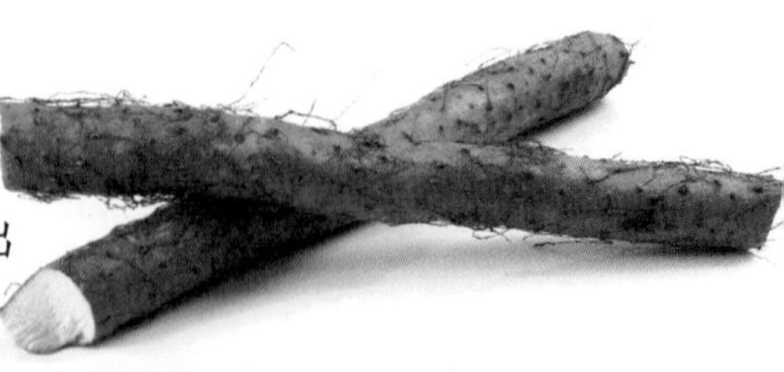

有益於防治痛風的營養成分

山藥含有豐富的鉀及維生素，能夠增強體質，促進尿酸排泄。山藥所含脂肪較少，幾乎為零；且山藥中的黏蛋白能預防心血管系統的脂肪沉積，防止動脈硬化，經常食用可緩解痛風症狀和預防心血管疾病。

食法要略

- 山藥可蒸、炸、燉、炒， 做成泥、山藥粉和小點心均可。
- 給山藥去皮時必須帶上手套，以免引起皮膚過敏。
- 烹飪山藥時忌用銅器或鐵器。
- 購買山藥時宜選粗細均勻、表皮斑點較硬、外表無傷、切口有黏液的。
- 山藥有收斂作用，便秘者不宜食用。

食療功效

中醫認為，山藥具有健脾補肺、固腎益精、聰耳明目、強筋骨、助五臟等功效。

食譜推薦

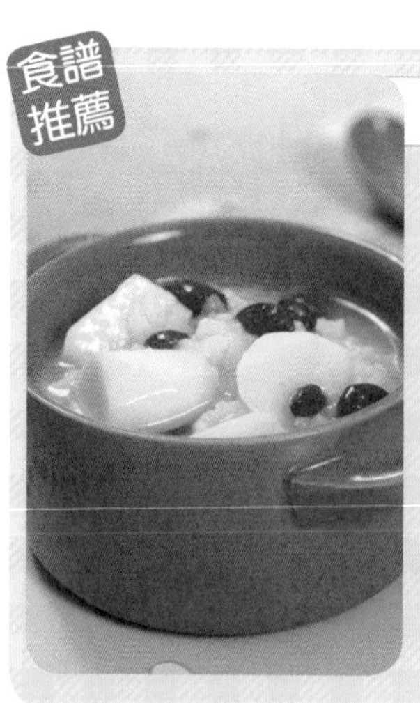

食量提示

每天60克為宜

大米山藥粥

原料

大米50克，山藥60克，枸杞10克。

做法

1.將大米淘淨，山藥去皮、切丁，備用。

2.大米放入沙鍋，加水熬煮將熟，放入山藥和枸杞繼續煮至米爛粥稠即可。

功效

降糖降脂，滋陰潤燥，健脾補肺，固腎益精，聰耳明目。

蔬菜類

馬鈴薯

低熱量、低普林，利於減肥

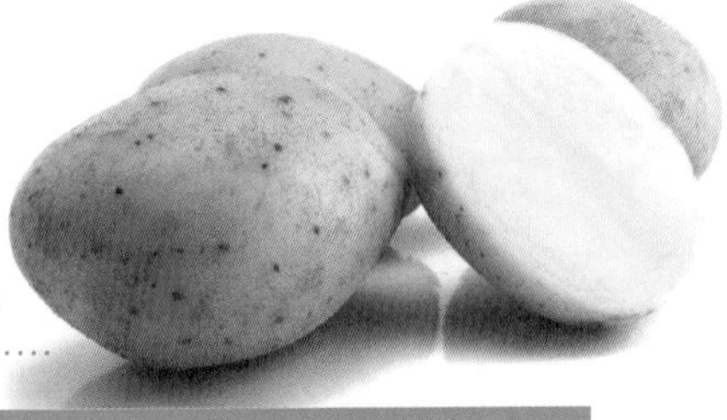

有益於防治痛風的營養成分

馬鈴薯含有豐富的維生素C和鉀，屬於低熱量、高蛋白的鹼性食物，普林含量較低。痛風患者經常食用，有益於緩解症狀。

食法要略

- 煮食馬鈴薯時應去皮、去芽眼，以免中毒。
- 切好的馬鈴薯片或絲不要在水裡長時間浸泡，以免損失營養成分。切開的馬鈴薯容易發黑，這是氧化現象，不影響食用。
- 發青、發芽或陳年的馬鈴薯不能吃，以免中毒。

食療功效

中醫認為，馬鈴薯具有益氣健脾、和胃調中、活血消腫、益腎、消炎等功效，能潤腸通便，有利於減肥，對心腦血管疾病、胃病、便秘、腮腺炎、關節炎、皮膚濕疹等病症有輔助治療作用。

食譜推薦

食量提示
每天80克為宜

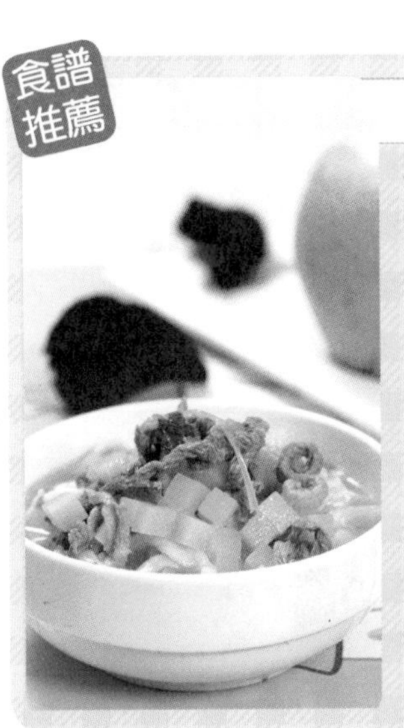

羊肉臊子麵

原料

熟羊肉100克，馬鈴薯160克，麵條200克，鹽5克，蔥絲、薑絲、香菜末、雞精各適量。

做法

1. 將羊肉切絲，馬鈴薯切丁。
2. 將馬鈴薯丁入鍋，加入清水燒沸，放蔥絲、薑絲熬煮至將熟。
3. 放入羊肉絲、鹽，調入香菜末、雞精。
4. 另起鍋將麵條煮熟，澆上羊肉馬鈴薯即可食用。

功效

補腎壯骨，健脾益氣，和胃調中，溫中暖下。

蔬菜類

荸薺

化濕祛痰，
涼血解毒，
緩解痛風症狀

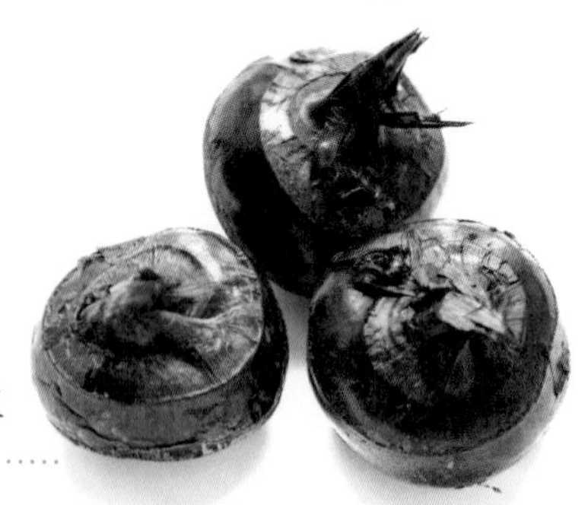

有益於防治痛風的營養成分

荸薺中含有豐富的糖類和鉀，可有效補充身體的糖分，促進尿酸排泄，緩解痛風症狀。

食法要略

- 荸薺雖脆嫩爽口，但最好不要生吃，以免寄生蟲、細菌危害身體。
- 購買時宜選皮色發亮，沒有破損的。
- 荸薺屬於生冷食物，脾胃虛寒及血虛者忌食。

食療功效

中醫認為，荸薺具有涼血解毒、清熱生津、利尿通便、化濕祛痰、開胃消食、利咽明目等輔助功效。

食譜推薦

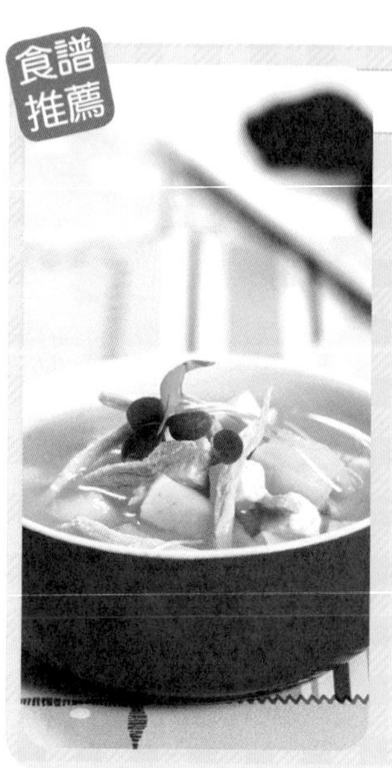

食量提示
每天5～6個為宜

荸薺豆腐肉湯

原料

荸薺5個，豆腐80克，豬肉50克，雞蛋1個，植物油6克，鹽5克，蔥、雞精、生抽各適量。

做法

1. 荸薺去皮、切丁，豆腐切丁，豬肉切絲，用雞蛋、生抽醃製後，用油滑散。
2. 鍋留底油，熗蔥絲，放入豬肉絲、荸薺、豆腐、鹽、水熬煮20分鐘，加入雞精即可。

功效

清熱解毒、化濕祛痰、清肺胃熱、消食除脹。

蔬菜類

金針

消炎、清熱，
改變酸性體質

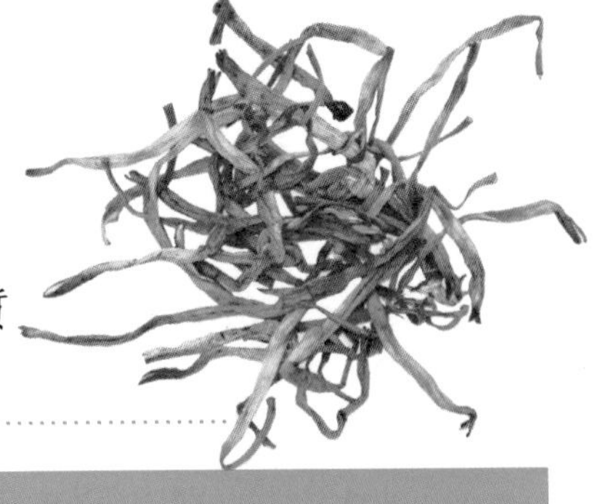

有益於防治痛風的營養成分

金針含有豐富的鈣、磷、鎂、鉀和蛋白質、18種人體必需氨基酸，能有效補充痛風性腎病患者流失的鈣、磷和蛋白質，改變酸性體質，促進尿酸排泄，對緩解痛風症狀非常有益。

食法要略

- 購買金針時宜選顏色黃白、乾爽、整齊的為佳。
- 宜吃乾品金針，用水泡開後可搭配其他食物炒食或做湯。
- 鮮金針有毒不能吃，而金針乾品在曬製過程中毒性已散發，可放心食用。
- 有皮膚瘙癢、支氣管哮喘者忌食金針。

食療功效

中醫認為，金針具有消炎、清熱、止血等功效。

食譜推薦

食量提示
每天15克為宜（乾）

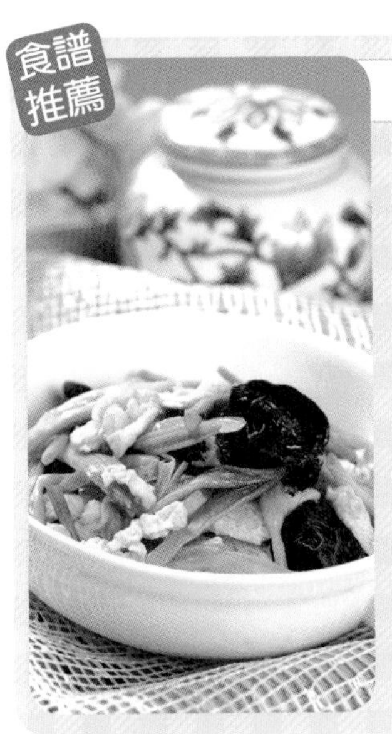

木須炒金針

原料

水發金針、木耳各20克，雞蛋2個，植物油8克，鹽4克，蔥絲適量。

做法

1.金針洗淨、切段。
2.雞蛋打散，炒好盛出備用。
3.鍋留底油，熗蔥絲，放金針、木耳煸炒至將熟。
4.放雞蛋、鹽，炒勻即可。

功效

滋陰養血，健脾和胃，止渴消煩，開胸開膈，滋補強壯。

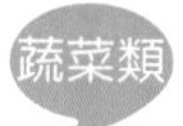

海帶

鹼性食物，
有利尿作用

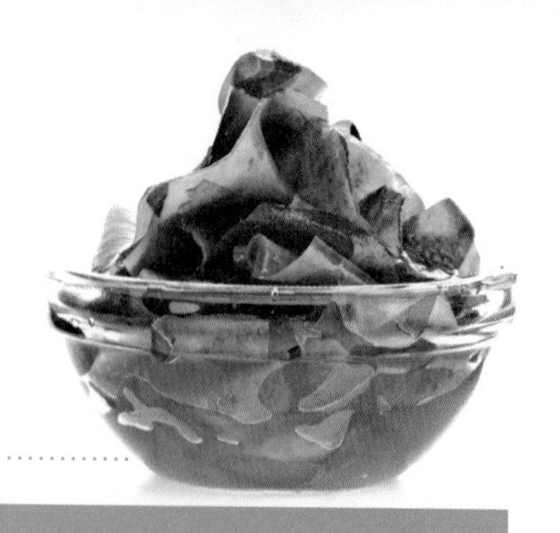

有益於防治痛風的營養成分

海帶含有豐富的鉀、膳食纖維，能夠改變酸性體質，促進尿酸排出，且海帶是鹼性食物，對緩解痛風有一定輔助作用。

食法要略

- 乾海帶食用前應在水中浸泡1～2小時，以去除海帶中的有毒物質——砷。浸泡時間不要超過5小時，以免水溶性營養物質流失過多。
- 患有甲狀腺功能亢進的人不宜吃海帶。
- 孕婦不宜多食海帶，以免碘隨血液循環進入胎兒體內，引起甲狀腺功能障礙。

食療功效

中醫認為，海帶具有抗菌、抗病毒、抗腫瘤、抗氧化、抗輻射、降壓、降脂等功效，有糾正內分泌失調、抑制紅血球和血小板聚集，改善微循環等作用。

食譜推薦

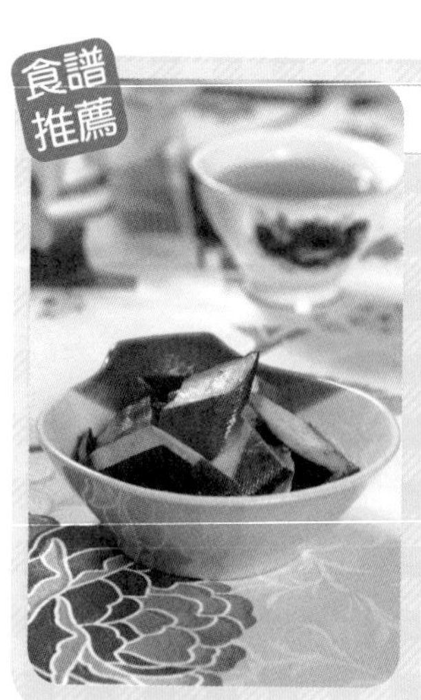

涼拌海帶豆腐乾

食量提示
每天15克為宜（乾）

原料

豆腐乾100克，水發海帶50克，鹽3克，芝麻油3克，生抽、香醋、雞精各適量。

做法

1. 海帶洗淨切段，豆腐乾切片。
2. 豆腐乾，海帶段裝盤，放芝麻油、鹽、生抽、香醋、雞精拌勻即可食用。

功效

降低膽固醇，預防骨質疏鬆。

蔬菜類

蒟蒻

黏液蛋白含量高，利於排出體內廢物

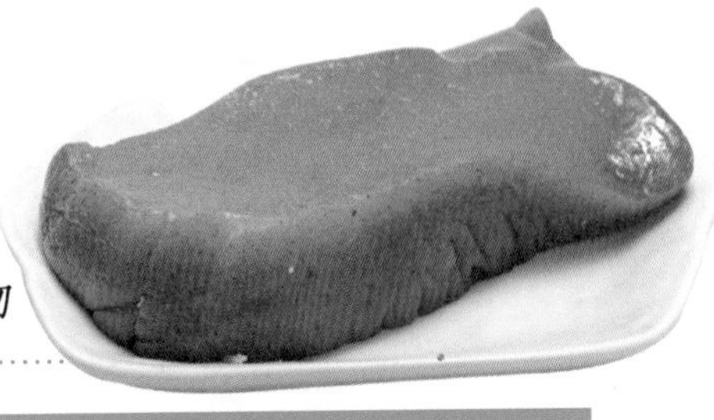

有益於防治痛風的營養成分

蒟蒻富含膳食纖維、水分及多種維生素，且熱量低，是一種鹼性食物，有助於鹼化尿液、排出尿酸。蒟蒻所含的黏蛋白能減少體內膽固醇的積累、降低血脂，對痛風合併糖尿病、高脂血症、高血壓病有一定的防治作用。

食法要略

- 製作蒟蒻前先用清水浸泡2小時，換2次水，然後再汆燙3分鐘就可去除異味。
- 生蒟蒻有毒，吃時必須用水煮3小時以上。可在超市購買加工過的蒟蒻。

食療功效

中醫認為，蒟蒻具有潤腸通便、平衡水分、整腸、排毒等功效，有提高人體免疫力，抗癌抑菌、減肥等作用。

食譜推薦

食量提示：每天50克為宜

爆炒蒟蒻絲

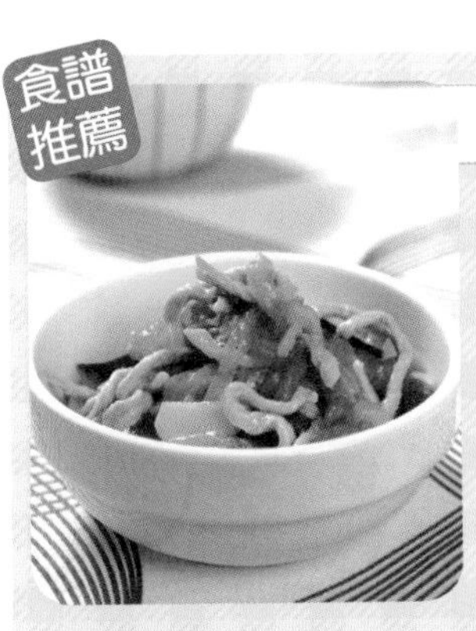

原料

豬肉絲100克，蒟蒻100克，小黃瓜200克，植物油6克，鹽5克，蒜片、雞精各適量。

做法

1. 將豬瘦肉切絲，用料酒、老抽和乾澱粉裹勻，醃製一會。
2. 將蒟蒻蒸熟，切成細絲；小黃瓜切片。
3. 油鍋燒至七成熱時放入醃好的豬肉絲，滑散。
4. 放蒜片爆香，再放小黃瓜片、蒟蒻絲、鹽，溜炒3分鐘，放雞精調味即可。

功效

潤腸通便，平衡水分，排毒。

蔬菜類

木耳

促進尿酸排泄，
對緩解痛風
有輔助作用

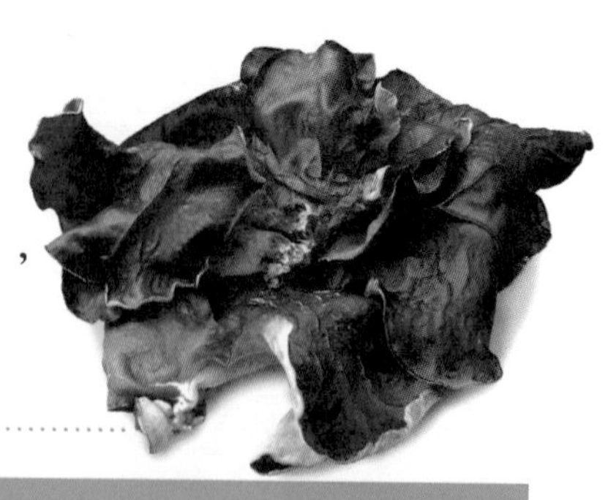

有益於防治痛風的營養成分

木耳中的膠質有清胃滌腸的作用，對膽結石、腎結石等內源性異物也有顯著的代謝功能。木耳還含有豐富的糖類、膳食纖維、鉀及各種維生素，可降低血脂，促進尿酸排泄，對緩解痛風症狀有輔助作用。

食法要略

- 木耳適宜與肉炒、燉食用。
- 鮮木耳有毒素，不可食用。
- 木耳有活血、抗凝作用，有出血性疾病的人不宜食用。

食療功效

中醫認為，木耳具有滋陰潤燥、養血益胃、抗衰老等功效，能防止發生血栓，對腦細胞和神經細胞有保護作用。

食譜推薦

食量提示
每天50克為宜

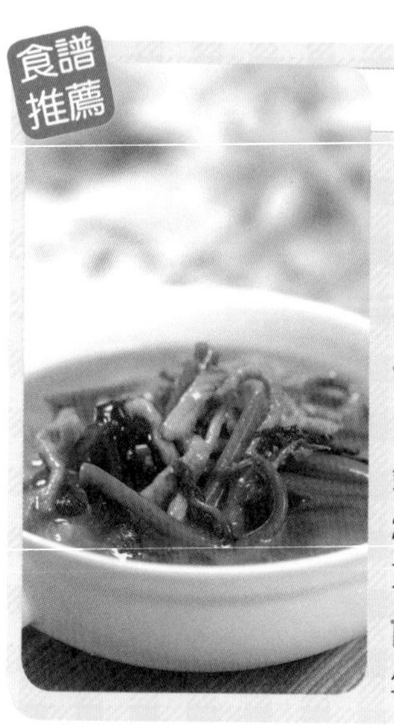

蕨菜木耳瘦肉湯

原料

蕨菜30克，木耳20克（水發），豬瘦肉80克，植物油6克，鹽4克，蔥絲、薑絲、澱粉、料酒、生抽、雞精各適量。

做法

1.將豬肉切絲，用澱粉、料酒、生抽醃製20分鐘，入油鍋滑散。

2.鍋中留油，熗蔥絲、薑絲，放豬肉、蕨菜、木耳、鹽、水，熬煮20分鐘；放雞精調味即可。

功效

生津潤燥、滑腸通便、補血養血。

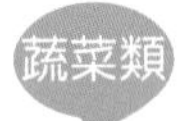

金針菇

減少尿酸沉積，
防治痛風合併
高血壓病

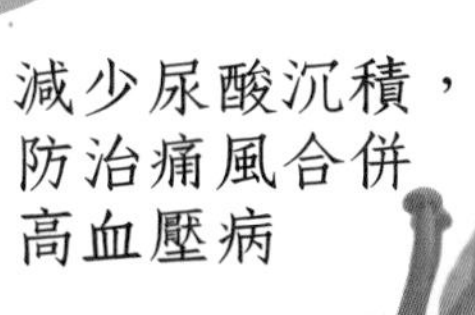

有益於防治痛風的營養成分

金針菇含有豐富的糖類、膳食纖維及鉀，能有效補充身體的糖分，減少尿酸沉積，有利於將尿酸及廢物排出體外，對防治痛風合併高血壓病有一定的輔助作用。

食法要略

- 金針菇含有一定量普林，應限量食用。
- 金針菇性寒涼，脾胃虛寒、肢冷畏寒、大便溏稀者慎食。
- 金針菇一定要熟透才可以吃，以免中毒。

食療功效

中醫認為，金針菇具有抗菌消炎、益智安神、抗疲勞、抗腫瘤等功效，有健腦、增強記憶、強機體的生物活性，以及促進人體新陳代謝的作用。

食譜推薦

食量提示
每天20克為宜

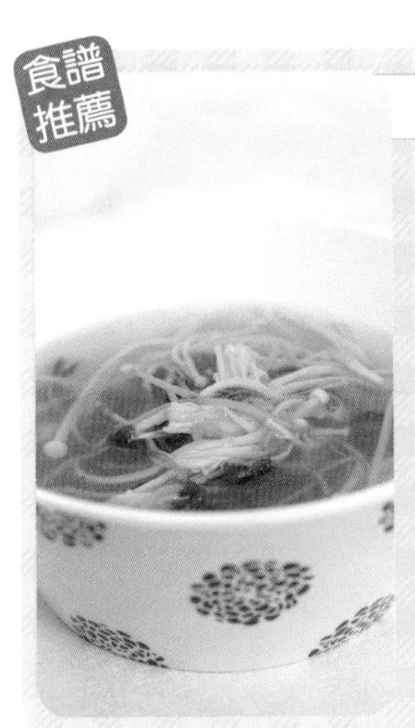

金針菇豆苗湯

原料

金針菇40克，豌豆苗80克，植物油8克，鹽5克，蔥花、雞精各適量。

做法

1.豌豆苗擇洗淨，金針菇沸水焯透。
2.油鍋燒熱，爆香蔥花，加水燒沸。
3.放入金針菇、豌豆苗煮3～4分鐘，放鹽、雞精調味即可。

功效

降糖降壓，益智安神，理中益氣，補腎健脾。

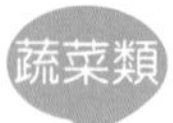

豆腐

抗體內酸化，
降低血脂

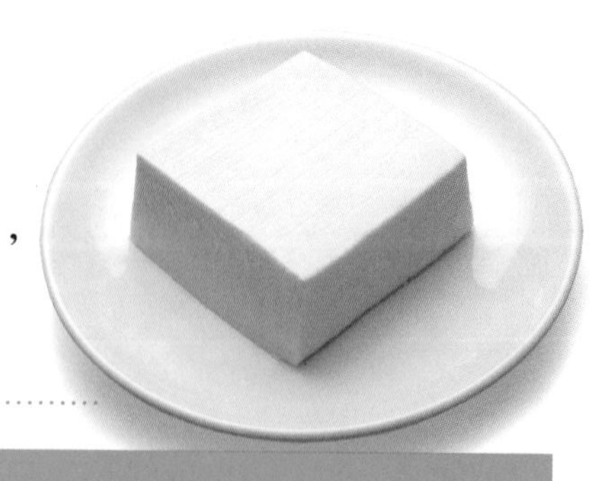

有益於防治痛風的營養成分

豆腐含有豐富的蛋白質、維生素E及鉀，有較強的抗體內酸化作用，降低血脂、促進尿酸排泄，對防治痛風有一定的輔助療效。

食法要略

- 將黃豆做成豆腐，普林含量就會大大減少，痛風患者可以吃，但要限量。
- 豆腐宜與肉、蛋搭配，可提高蛋白質的利用。
- 豆腐不宜與菠菜、蔥搭配，易形成結石。

食療功效

中醫認為，豆腐具有清肺熱、調五臟、生津液、止咳喘等功效，有防治骨質疏鬆、降低血脂、健腦、護膚美容、抗癌等輔助功效。

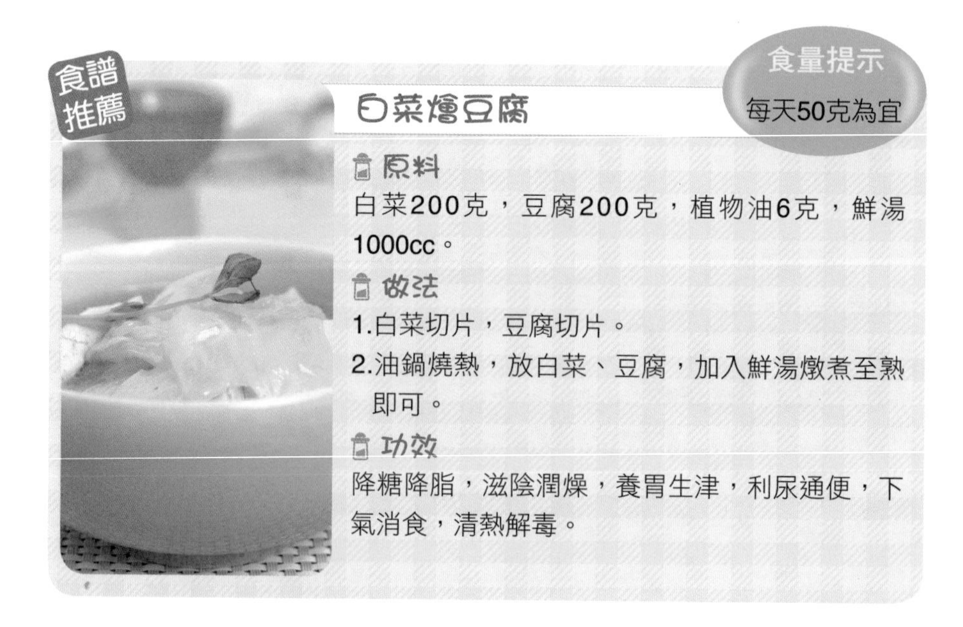

食譜推薦

白菜燴豆腐

食量提示
每天50克為宜

原料

白菜200克，豆腐200克，植物油6克，鮮湯1000cc。

做法

1.白菜切片，豆腐切片。
2.油鍋燒熱，放白菜、豆腐，加入鮮湯燉煮至熟即可。

功效

降糖降脂，滋陰潤燥，養胃生津，利尿通便，下氣消食，清熱解毒。

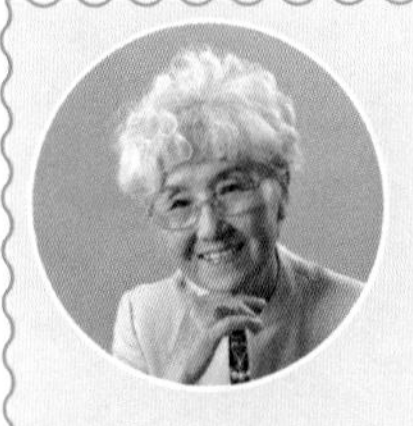

專家答疑

問：我是一名近10年的痛風患者，我知道豆類及豆製品普林含量高不能吃，所以多年來我對豆類及豆製品，特別是我愛吃的豆腐敬而遠之，可最近有朋友告訴我，豆腐是可以吃的，這究竟是怎麼回事？

答：對於痛風患者來說，黃豆、扁豆是禁止食用的高普林食物，但對於用黃豆做成的豆腐，稍有例外。我們知道，普林是親水物質，黃豆在加工成豆腐時，在水中經過了脫皮、打磨、漂洗等幾道程序，普林會隨水流失，所以，痛風患者可以限量吃些豆腐、豆腐乾等豆製品。

問：我是一名生活在沿海的痛風患者，雖然那裡海產品豐富，但我卻不敢動一筷子，因為人們都說，痛風患者不能吃海產品。可在一次同學聚會上，我看到一個與我一樣得痛風的老同學毫無顧忌地吃海帶，就好心地勸他不要吃，他卻說：「沒關係，痛風患者可以吃海帶。」真把我搞糊塗了，這海帶究竟能不能吃？請專家給我一個明確的答覆。

答：據測算，海帶普林含量在50～75毫克，也就是說它屬於普林含量少的食品，痛風患者可以吃海帶。我們知道，人要想健康長壽需要體液偏鹼的內環境，而以海帶為代表的海藻類食品就是其中的佼佼者。

海帶富含的鉀、膳食纖維、鎂，能夠改變酸性體質，促進尿酸排出。

問：我3年前得了痛風，最近又查出有糖尿病，平時的飲食中，我最愛吃馬鈴薯，可以說幾乎頓頓離不開馬鈴薯，就是在我痛風發作的急性期，馬鈴薯也沒斷過，聽大夫說:「馬鈴薯完全可以作為痛風發作期間的主要食物。」得了糖尿病後，聽說糖尿病患者不能吃馬鈴薯，但馬鈴薯對我的痛風卻很有益處，請問專家，這個問題該怎麼解決？

答：像你這種情況還是少吃或不吃馬鈴薯為好。因為儘管馬鈴薯是一種鹼性食物，對痛風有益，但馬鈴薯卻含有大量的澱粉，對糖尿病不利，如果你不管不顧照吃不誤，血糖值就會升高，導致病情加重，這樣也會極大地影響病情的穩定。因為在你身上存在的這兩種疾病，任何一種加重都會對身體造成極大的影響和破壞，為了健康，你還是注意飲食調整吧。

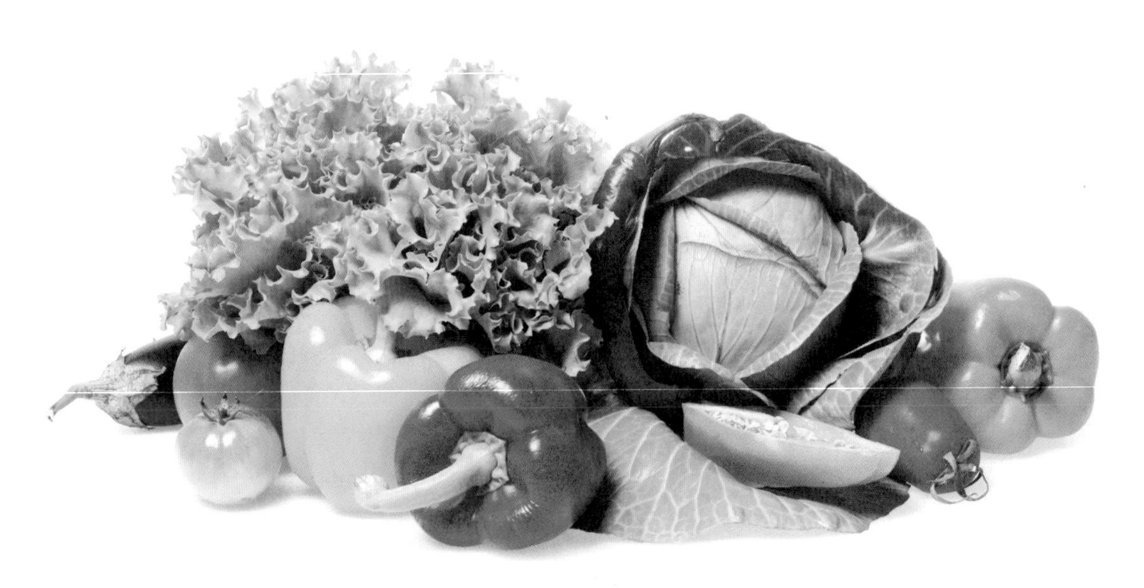

水果類

水果對緩解痛風有什麼益處

大部分水果富含水分、維生素、膳食纖維、糖類（主要是果糖、葡萄糖和蔗糖）及少量礦物質與蛋白質，這些物質對痛風患者非常有益。如維生素，它是人體不可缺少的一種營養素，雖然在人體內含量很小，但生理作用卻很大，因為它參與人體物質與熱量代謝，可廣泛地調節生理與生化過程。

如果痛風患者體內長期缺乏各種維生素，特別是維生素E，就會影響體內尿酸向尿素充分轉化；還有膳食纖維，其作用更是不可低估，它能將痛風患者體內的廢物以及尿酸排出體外，對緩解痛風症狀非常有利；至於礦物質，雖然它在人體中僅占3.5%，但它所起的作用是相當大的，並參與人體組織構成和功能形成，對痛風患者來說，與食物的酸鹼性有密切關係的礦物質就有7～8種，特別是含鉀、鈉、鈣、鎂等較多的食物，在體內最終的代謝產物常呈鹼性。

食用水果會對人體產生不同的影響：一是愉悅心情，據國外科學家研究證實，心情愉快、心境平和有助於血壓保持正常水準；二是使人體內的營養豐富、均衡，如能每天吃2～3種水果，既能減少各種病症的發生率，又可增進食欲，還有利於維持人體酸鹼度平衡。由此可見，痛風患者經常吃水果對病情的控制是很有利的，但痛風合併糖尿病患者

應有選擇地限量食用。

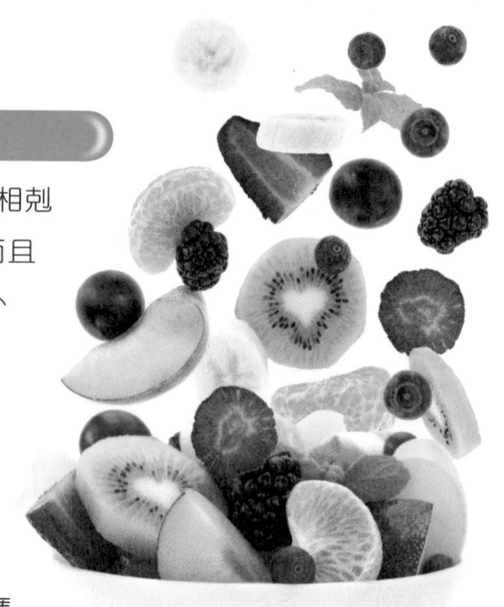

水果吃多少為宜

吃水果的原則是，量少、種類多（相剋水果除外），即一次不要吃得過多，而且要換著種類吃，這樣才能保證營養均衡、不傷身體。沒有不好的食物，只有不合理的吃法，如橘子，吃得過多不但會導致上火，引發口腔炎、牙周炎等症狀，而且會引發「橘子病」，出現皮膚黃染現象。

痛風患者吃水果，一般來說，一天應吃200～300克，而且要做到品種多樣化，才能營養均衡。

哪些水果儘量不吃，哪些水果可適量少吃

絕大多數水果普林含量極低，痛風患者都可以吃，但不可多吃加工的果汁或加糖的果味飲料，避免肥胖或血糖升高，不利於痛風病的治療。

痛風合併糖尿病患者少吃或不吃含糖量高的水果，如柿子、葡萄、甘蔗、龍眼、椰子等。

水果什麼時候吃合適

痛風患者飯前半小時吃水果最好，也可在上午10點左右或下午4點左右吃，或是在晚上睡覺前1小時吃。但注意不要飯後馬上吃水果，因為這樣既有利於身體的消化吸收，又可避免同時間碳水化合物攝入量太多，加重腸道負擔。

吃水果應該注意什麼問題

吃水果最好瞭解水果的鹼性與寒熱屬性，這樣才對身體有益。屬於寒性的鹼性水果一般有：奇異果、柿子、桑葚、無花果、甘蔗、香蕉等；屬於涼性的鹼性水果有：芒果、柳丁、梨、枇杷、蘋果等；屬於平性的鹼性水果有：橘子、龍眼、石榴、葡萄、木瓜、檸檬、荔枝等；屬於熱性的鹼性水果有：櫻桃、桃子等。

水果一次不要吃太多，特別是柑橘類水果。

大寒、大熱性味的水果最好不要同時吃，以免脾胃受到刺激。

柑橘、柿子、山楂等水果不宜空腹食用。

痛風合併糖尿病患者要掌握好吃水果的時機和種類。當血糖控制得較理想時，可選擇含糖量相對較低及升高血糖速度較慢的水果，如奇異果、橘子、蘋果、梨等。

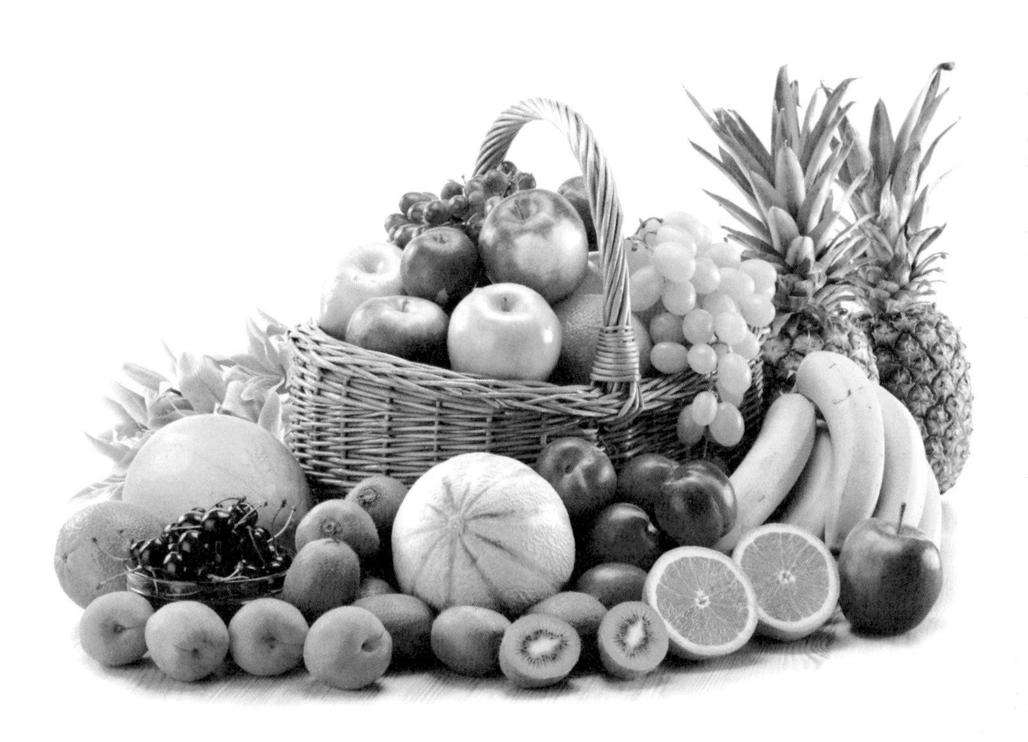

奇異果

調節血糖，
防治痛風
合併糖尿病

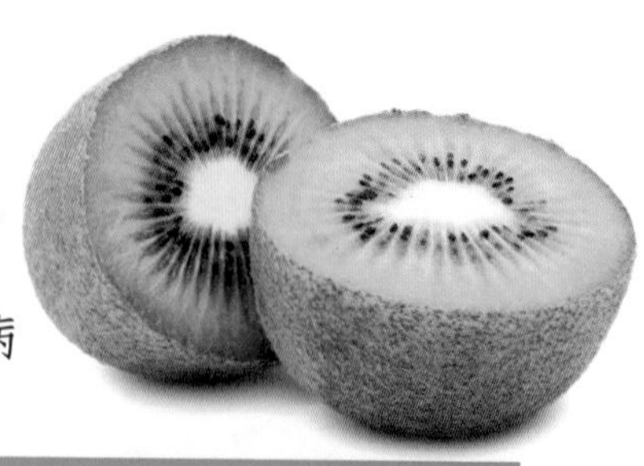

有益於防治痛風的營養成分

奇異果含有豐富的天然糖純類物質——肌醇，能夠有效地調節糖代謝，降低血糖。奇異果還富含膳食纖維、鉀及維生素C，可促進體內廢物及尿酸排出體外，對痛風合併糖尿病有輔助治療作用。

食法要略

- 奇異果既可直接吃，也可榨汁、做成果醬、果脯和高級營養品濃縮顆粒，也可釀製奇異果酒。
- 吃燒烤、情緒低落、便秘者適宜吃奇異果。
- 食用乳製品後不宜馬上吃奇異果，以免出現腹脹、腹痛、腹瀉等消化系統不適等症狀。
- 奇異果性涼，脾胃虛寒者不宜多食。

食療功效

中醫認為，奇異果具有生津解熱、調中下氣、止渴利尿、補身強體等功效，有助消化，防便秘、防癌、抗衰老、美容養顏、調節不良情緒等作用。

食譜推薦

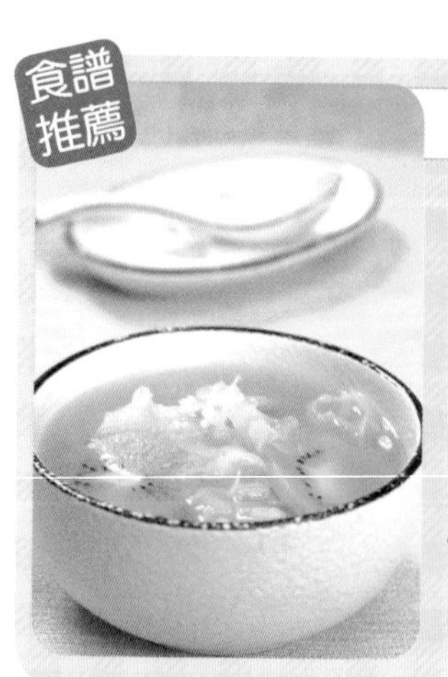

奇異果銀耳羹

食量提示
每天1個為宜（200克）

原料

奇異果1個，銀耳15克（水發）。

做法

1.將奇異果去皮、切片。
2.銀耳洗淨，入鍋，加水適量熬煮片刻。
3.放入奇異果，小火煮至黏稠即可。

功效

減少體內脂肪堆積，預防脂肪肝。

水果類

楊桃

補充人體水分，排出體內熱毒及尿酸

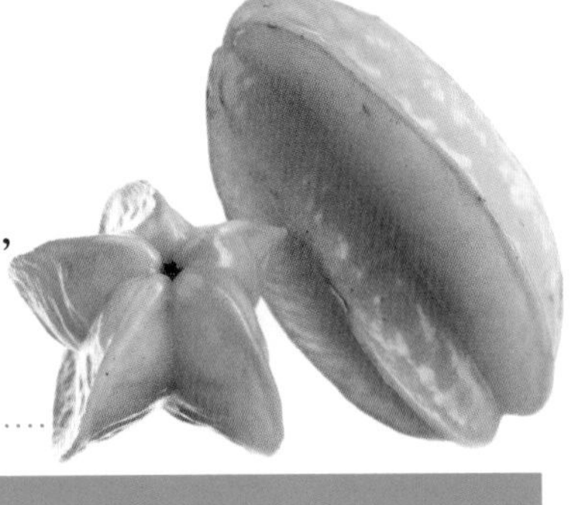

有益於防治痛風的營養成分

楊桃含有豐富的維生素C、蔗糖、果膠、葡萄糖、蛋白質及各種有機酸，對人體有滋養、助消化等作用，還能迅速補充人體水分，減少人體對脂肪的吸收，起到降低血糖、血脂等療效，並能促進尿酸及體內熱毒排出體外，對防治痛風合併糖尿病有輔助作用。

食法要略

- 楊桃可直接食用，也可榨汁、做冷盤，或與其他食物搭配製成菜肴食用。
- 楊桃性寒，脾胃虛寒或腹瀉者慎食。
- 楊桃含有一定普林，痛風患者應適量食用。
- 購買楊桃宜選果皮呈蠟質、光滑鮮豔、果肉黃亮、無外傷的好。

食療功效

中醫認為，楊桃具有生津止咳、下氣和中等功效，有促進消化、降低血脂、保護肝臟、消除咽喉炎症等作用。

食譜推薦

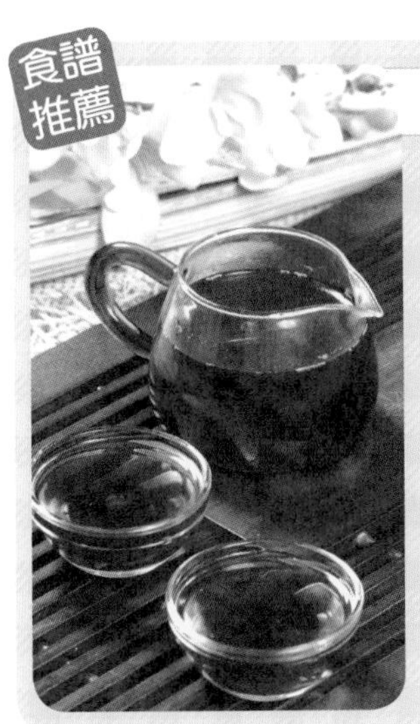

楊桃紅茶水

食量提示：每天1～2個為宜

原料

楊桃2個，白砂糖20克，紅茶適量。

做法

1.楊桃削去稜角邊緣，切成五稜花狀薄片備用。
2.將切好的楊桃加砂糖醃製，醃製後密封一星期即可。
3.醃過的楊桃片，原汁加水煮沸，晾乾備用。
4.紅茶泡水，加入楊桃片4～5片即可。

功效

養陰潤肺、清心去煩燥、補腎養心、改善神經衰弱。

櫻桃

促進血液循環，緩解痛風合併糖尿病

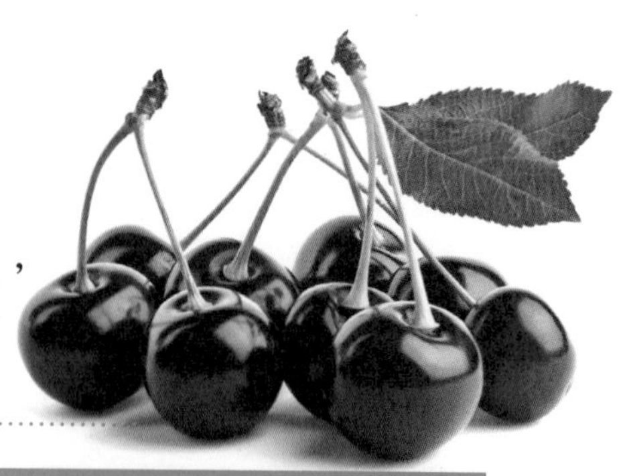

有益於防治痛風的營養成分

櫻桃含有豐富的鉀、維生素及多種生物素，可促進血液循環，有助於尿酸排出，有效緩解痛風症狀。櫻桃中的花色素苷，可使胰島素的含量增加50%，因而有降低血糖、尿糖的作用。

食法要略

- 櫻桃可直接吃，也可做成水果沙拉、罐頭或配菜食用。
- 因為櫻桃含鐵較多，還含有一定量的氰苷，如食用過多會引起鐵中毒或氫氧化物中毒。如有不適可用甘蔗汁解毒。
- 痛風患者應限量食用。
- 櫻桃性溫熱，有熱性病者忌食。

食療功效

中醫認為，櫻桃具有調中益氣、健脾和胃、祛風濕等功效，能增強體質、增強記憶力、防治缺鐵性貧血等作用，還能祛斑消腫、美容養顏。

食譜推薦

食量提示：每天15顆為宜

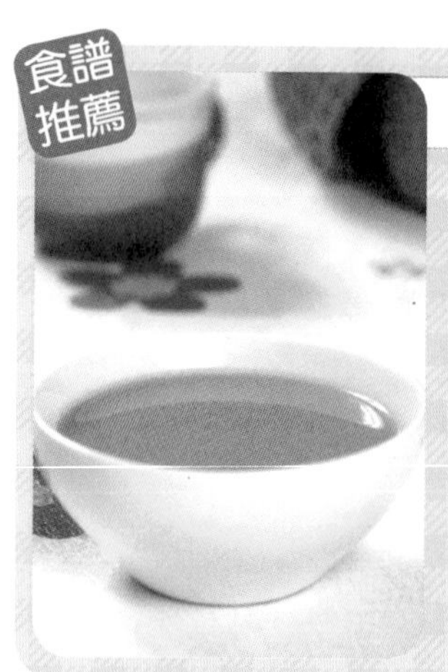

櫻桃奶

原料

櫻桃30個，牛奶500cc。

做法

1.櫻桃洗淨、去核、榨汁，備用。
2.將櫻桃汁兑入牛奶即可飲用。

功效

補益氣血，止渴生津，健脾開胃，祛風除濕。

桃子

防止尿酸沉積，
防治痛風

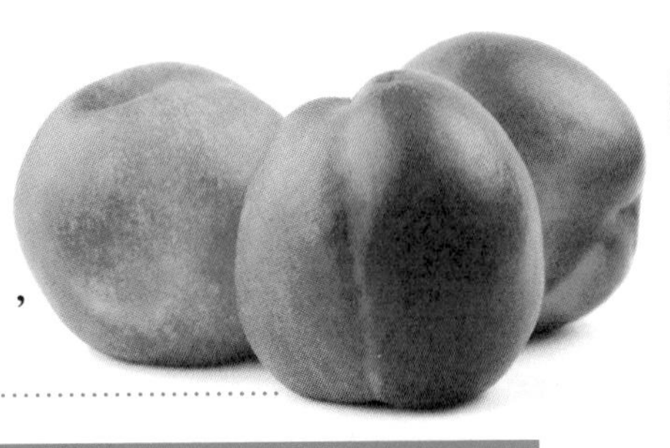

有益於防治痛風的營養成分

桃子富含果膠、多種維生素及鈣等，屬於高鉀低鈉水果，能防止尿酸沉積，促進尿酸排出體外。桃子還含有一種抗凝血物質，能使血壓降低，對防治痛風和高血壓病有一定輔助作用。

食法要略

- 桃子可直接吃，也可做成罐頭、蜜餞、果脯等，但桃子還是吃鮮的好。
- 未成熟的桃子不要吃，否則會引起便秘。
- 痛風合併糖尿病患者慎食桃子。
- 桃子性熱，胃腸功能虛弱者及小孩不宜多吃。
- 桃子只有放在室溫中，其香味、甜味才能夠充分發揮出來，因此，不宜把桃子放在冰箱，以免影響其口味和香味。

食療功效

中醫認為，桃子具有活血行血、養陰生津、解渴潤腸等功效，適用於水腫病、缺鐵性貧血、便秘、高血壓病、肥胖症、糖尿病等病症的輔助治療。

食譜推薦

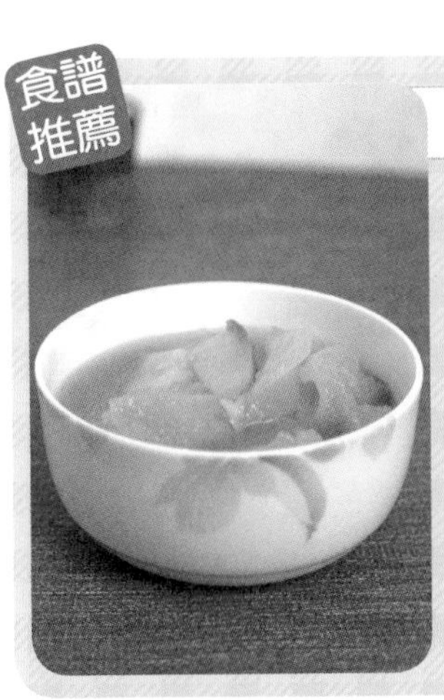

蹄筋桃肉

食量提示
每天1個為宜（200克）

原料

熟牛蹄筋150克，桃子200克。

做法

1.桃子去核、切塊，牛蹄筋切塊。

2.鍋燒熱後放入牛蹄筋、桃子和水燉煮10分鐘即可。

功效

益氣補虛，溫中暖中，養陰生津，解渴潤腸。

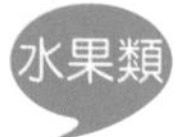

葡萄

通利小便，
緩解痛風症狀

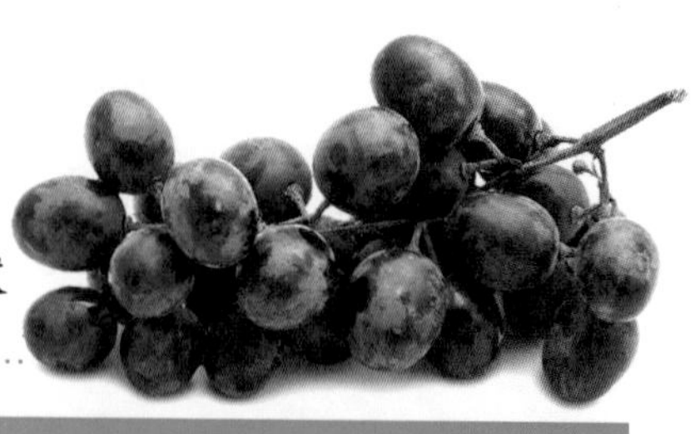

有益於防治痛風的營養成分

葡萄是一種鹼性水果，富含鉀及較多的果汁水分，且普林含量微乎其微，能夠促進尿酸排泄；葡萄中所含的白藜蘆醇能有效阻止血栓形成，降低人體血清中的膽固醇，降低血小板的凝聚力，具有保護心血管系統的功效，經常食用可緩解痛風合併高脂血症症狀。

食法要略

- 葡萄可直接吃，也可釀葡萄酒、做果汁、曬葡萄乾等。
- 吃葡萄最好連皮一塊吃，因為皮中營養成分非常豐富，就連葡萄汁也遜色於葡萄皮。
- 由於葡萄含糖量較高，痛風合併糖尿病患者應慎食葡萄。
- 葡萄不宜與水產品同時吃，應間隔4個小時再食用。

食療功效

中醫認為，葡萄具有補益氣血、通利小便、滋肝腎、生津液、強筋骨等功效，可防止血栓形成，降低血小板凝聚力，並具有抗衰老、防止癌細胞擴散、幫助消化、防治水腫等作用，還能緩解低血糖、貧血等症狀。

食譜推薦

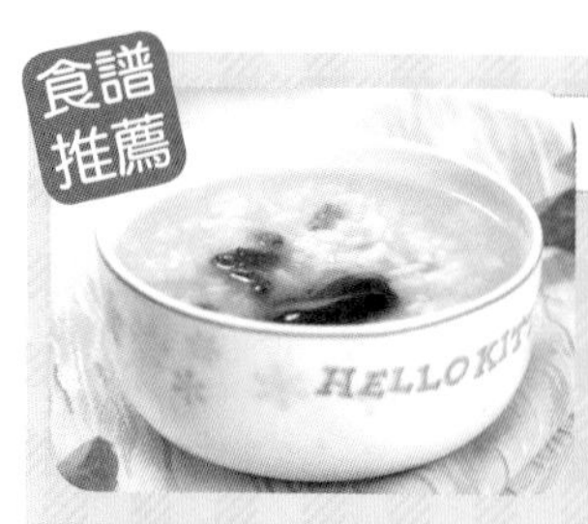

葡萄棗杞糯米粥

食量提示
每天80克為宜

原料

葡萄乾10克，枸杞10克，紅棗10顆，糯米80克，冰糖20克。

做法

1. 紅棗去核。
2. 將糯米入鍋，加水燒開後，放入葡萄乾、紅棗、枸杞、冰糖，用小火熬煮成粥。

功效

補益氣血，健脾養胃，生津除煩，養心安神。

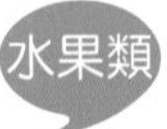

西瓜

利尿，
有利於尿酸排出

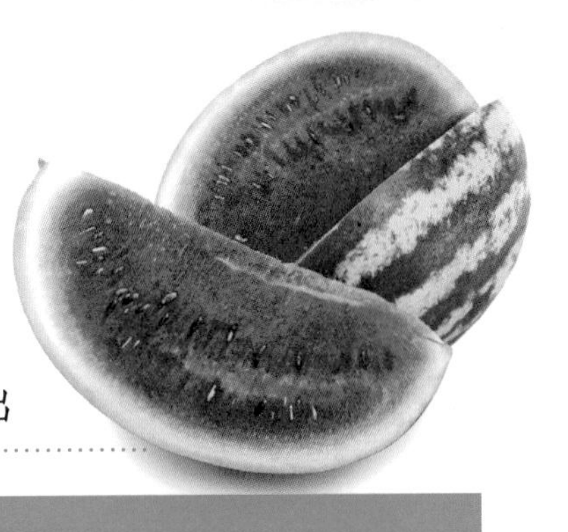

有益於防治痛風的營養成分

西瓜含有豐富的水分、鉀及各種維生素，幾乎不含普林，能夠促進人體新陳代謝，軟化和擴張血管，平衡血壓，且有助於尿酸排出體外，非常適宜痛風急性期和高血壓病患者食用。

食法要略

- 西瓜皮營養價值很高，可作菜肴，也可用來擦臉，有美容功效。
- 西瓜含糖量高，痛風合併糖尿病患者不宜吃西瓜。
- 吃西瓜要遵循季節規律，冬季不宜多吃。
- 患有腎臟疾病、口腔潰瘍、感冒、脾胃虛寒、消化不良者忌食西瓜。
- 西瓜與羊肉不宜同時吃，以免傷元氣。

食療功效

中醫認為，西瓜具有利尿消腫、清熱解暑、除煩止渴、降壓美容等功效，對各種熱症、腎炎、膀胱炎、口瘡、喉炎等有輔助治療作用。西瓜還能軟化及擴張血管，平衡血壓，調節心臟功能、降低膽固醇。

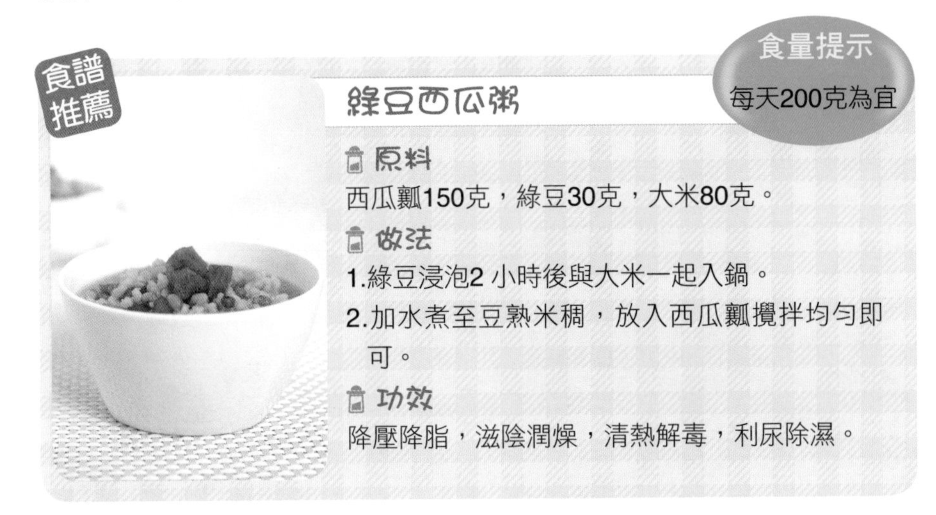

食譜推薦

食量提示
每天200克為宜

綠豆西瓜粥

原料

西瓜瓤150克，綠豆30克，大米80克。

做法

1. 綠豆浸泡2 小時後與大米一起入鍋。
2. 加水煮至豆熟米稠，放入西瓜瓤攪拌均勻即可。

功效

降壓降脂，滋陰潤燥，清熱解毒，利尿除濕。

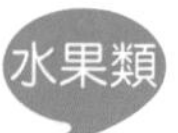

蘋果

溶解結晶尿酸，有利尿酸排出

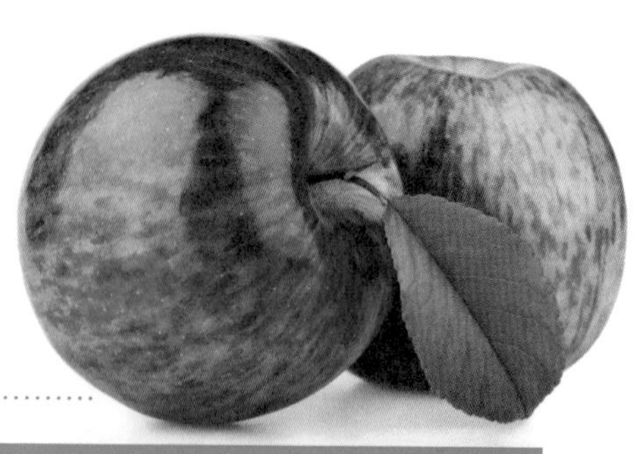

有益於防治痛風的營養成分

蘋果屬於鹼性食物，含有多種維生素，食用後能迅速中和體內的酸性物質，使結晶的尿酸溶解，變為鹼性尿液排出體外，對緩解痛風症狀非常有益。

食法要略

- 吃蘋果要細嚼慢嚥，這樣既利於消化，又能發揮其療效。
- 患有痛風合併糖尿病者慎食。
- 蘋果不宜與胡蘿蔔同食，以免降低其營養價值。
- 購買蘋果宜選色澤鮮豔、果皮光潔、無蟲眼、無傷、肉質細密、氣味芬芳的。

食療功效

中醫認為，蘋果具有生津止渴、健脾益胃、潤肺止咳、養心益氣、清熱化痰、解暑、止瀉潤腸等功效，能夠降壓、降脂、滋養皮膚，保持大便暢通；蘋果還能夠改善呼吸系統功能和肺功能。

食譜推薦

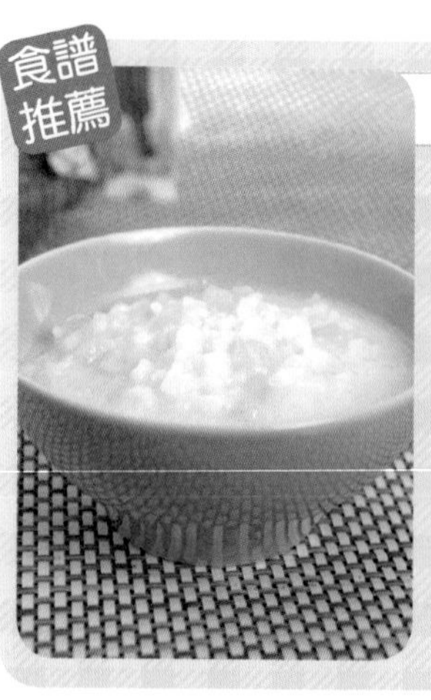

食量提示
每天200克為宜

蘋果牛奶粥

原料

蘋果1個（200克），牛奶500cc，大米80克。

做法

1.蘋果切丁；鍋中放入大米，加水熬煮成粥。
2.把牛奶、蘋果丁放入，燒沸即可。

功效

降糖降壓，生津止渴，健脾益胃，潤肺止咳，養心益氣。

水果類

芒果

降血脂，增強身體免疫力，防治痛風合併高血壓病

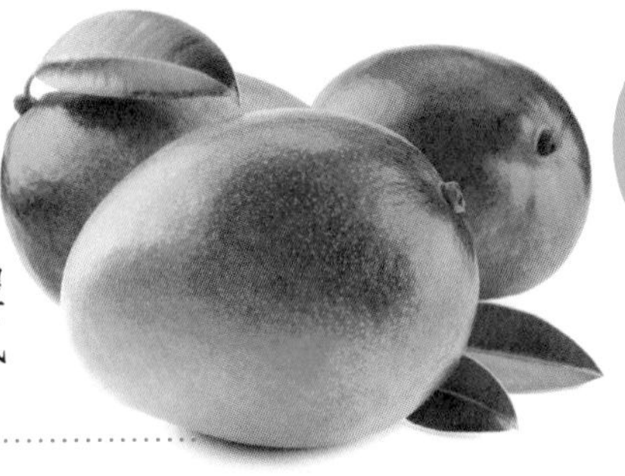

有益於防治痛風的營養成分

芒果含有豐富的維生素C及鉀，能夠降低血脂和膽固醇，提高身體免疫力，促進尿酸排泄，對痛風合併高血壓病有防治作用。

食法要略

- 吃完芒果要及時洗掉口唇周圍的汁液，以免發生過敏反應。
- 芒果不宜多吃，否則皮膚會發黃，對腎臟也有損害。如吃後有失聲之感，用淡鹽水漱口可馬上化解。
- 芒果含糖量較高，痛風合併糖尿病者慎食。
- 有過敏體質者慎食芒果。
- 腫瘤患者、皮膚病患者忌食芒果。
- 避免與大蒜等辛辣食物同時吃，以免皮膚發黃。

食療功效

中醫認為，芒果具有生津止渴、益胃止嘔、利尿止暈等功效；能延緩細胞衰老、提高腦功能，對痰多氣喘、噁心嘔吐、心腦血管病等均有輔助治療作用；芒果還能養顏護膚。

食譜推薦

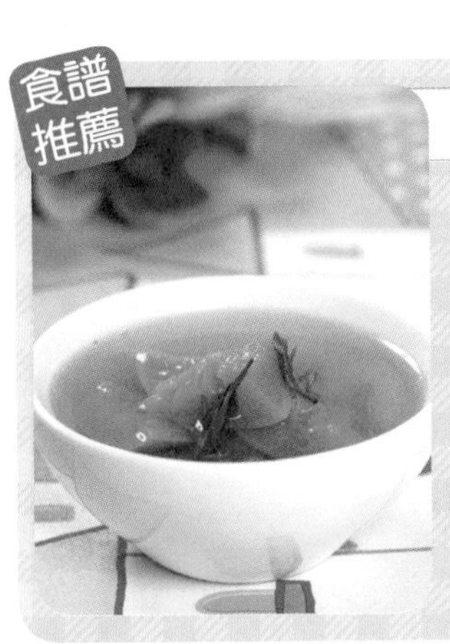

芒果茶

食量提示：每天200克為宜

原料

芒果100克，綠茶2克，冰糖20克。

做法

1.將芒果去核留皮肉，加水放入鍋中。

2.煮沸3分鐘，加入綠茶和冰糖即可。

功效

生津止咳，利尿止暈，消渴化痰。

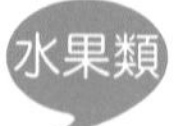

香蕉

緩解痛風合併症

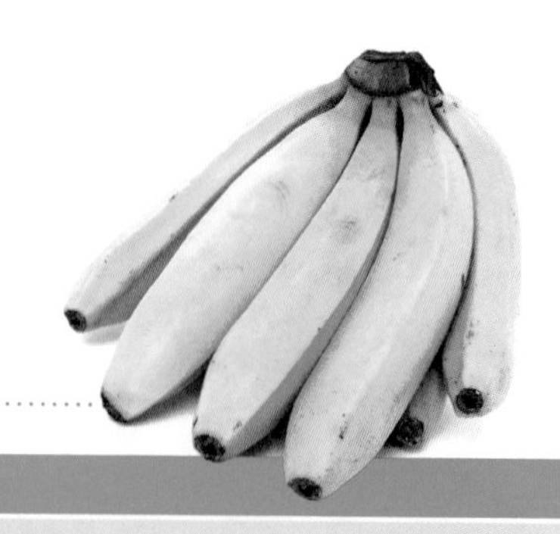

有益於防治痛風的營養成分

香蕉含有非常豐富的糖類及鉀，可補充身體糖分，減少尿酸沉積，促進尿酸排出體外，對防治痛風合併高血壓病、肥胖症有一定輔助作用。

食法要略

- 香蕉可直接吃，也可製成乾品食用。
- 購買香蕉宜選表皮黃色者，這是成熟香蕉；如果皮色稍青，無斑點，說明還未成熟，肉質較硬；如果表皮黃褐色則說明成熟過度，口味大減。
- 香蕉不宜存放在冰箱，最好現買現吃。
- 痛風性腎病患者慎食香蕉。
- 胃酸、胃痛、消化不良、腹瀉者慎食香蕉。

食療功效

中醫認為，香蕉有潤腸通便、清熱解毒、潤肺止咳、健腦、安神、助消化等功效。

食譜推薦

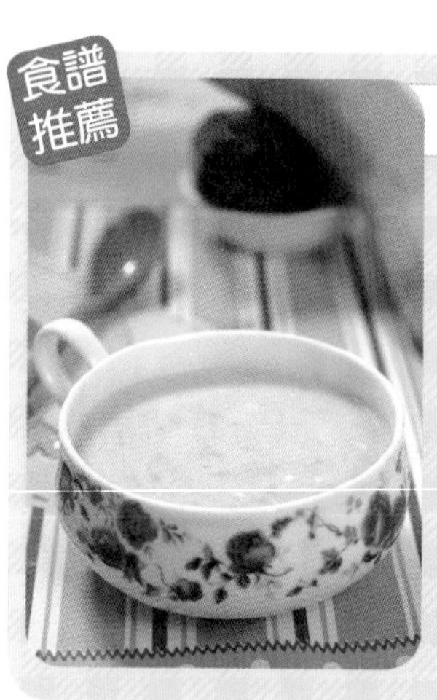

香蕉奶糊

食量提示
每天1～2根為宜

原料

香蕉2根（300克），牛奶500cc。

做法

1.香蕉去皮切成小段。

2.將牛奶、香蕉同放入鍋中，邊熬煮邊用小勺撚開香蕉，煮至起泡即可關火。

功效

寬胸解憂，理氣止痛，補虛安神，生津潤腸。

水果類

椰子

改善人體水、電解質紊亂，排出尿酸

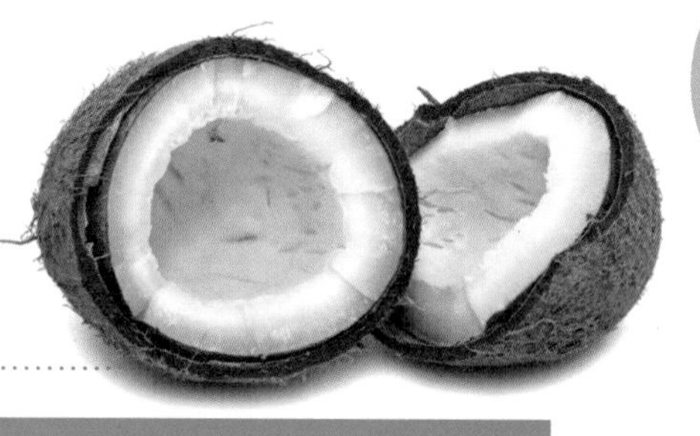

有益於防治痛風的營養成分

椰子含有豐富的糖類、膳食纖維、鎂和鉀等營養素，可改善人體水、電解質紊亂，促進尿酸排泄，對緩解痛風症狀有一定輔助作用。

食法要略

- 椰汁可直接飲用；椰肉可直接食用，也可做成菜肴、蜜餞、椰絲、椰茸食用。
- 椰子應隨吃隨切，因為椰汁離開椰殼會變味；上午倒出的椰汁較甜，下午較淡。
- 購買椰子應以皮色為黑褐色、外形飽滿，呈圓形，手感沉重，搖動能聽到水聲的為好，如皮色灰黑、形狀為三角形或梭子形，搖動時不現水聲者品質就差。
- 睡眠不好、體內熱盛、愛發脾氣之人不宜多吃椰子。

食療功效

中醫認為，椰肉具有清涼消暑、解渴生津、利尿驅蟲、補脾健胃，對心力衰竭引起的水腫有一定療效。還有美容美髮的作用，用椰汁洗頭，能使頭髮黑亮潤澤。

食量提示

每天椰子汁150克為宜，椰肉30克為宜。

食譜推薦

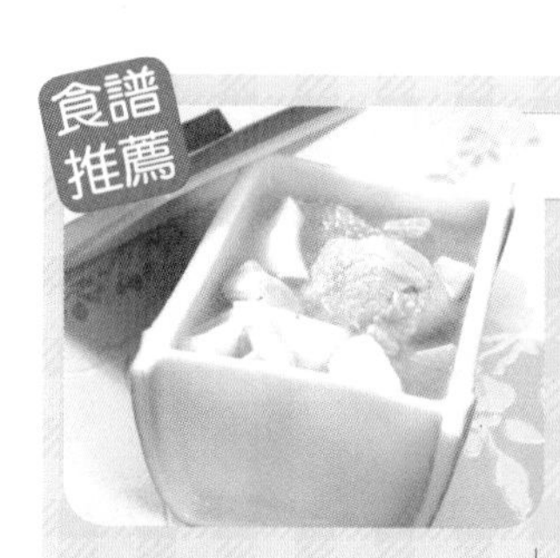

椰肉雞塊

原料

椰肉60克，雞肉200克，鹽3克，蔥段2段。

做法

1. 將椰肉切成塊狀。
2. 雞肉切塊後，放入鍋中，加水、鹽、蔥段燒開後，撇去上層泡沫。
3. 慢火燉至將熟，再放入椰肉燉煮至熟即可。

功效

解渴生津，利尿驅蟲，補脾健胃。

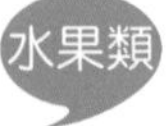

木瓜

補充身體糖分，
防治痛風
合併糖尿病

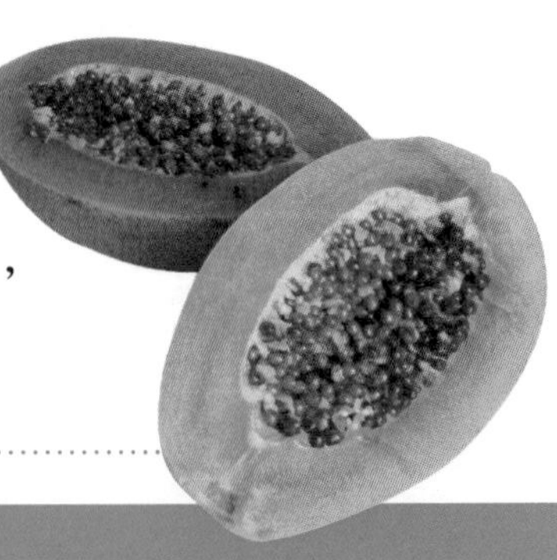

有益於防治痛風的營養成分

木瓜含有豐富的維生素C及糖類，能有效補充身體的糖分，促進尿酸排泄，對痛風患者有益。

食法要略

- 木瓜可直接食用，也可製成飲料、果膠、果脯、果乾等。
- 懷孕時忌吃木瓜，以免引起子宮收縮，但不會影響胎兒。
- 木瓜含有番木瓜鹼，對人體有毒，每次不宜食用過多；過敏體質者慎食。

食療功效

中醫認為，木瓜具有健脾胃、助消化、清心潤肺、解毒消腫、通乳、驅蟲等功效，對過敏、出血、皮膚病、淋巴性白血病、便秘均有一定的輔助治療作用；木瓜還有止痛、催乳作用。

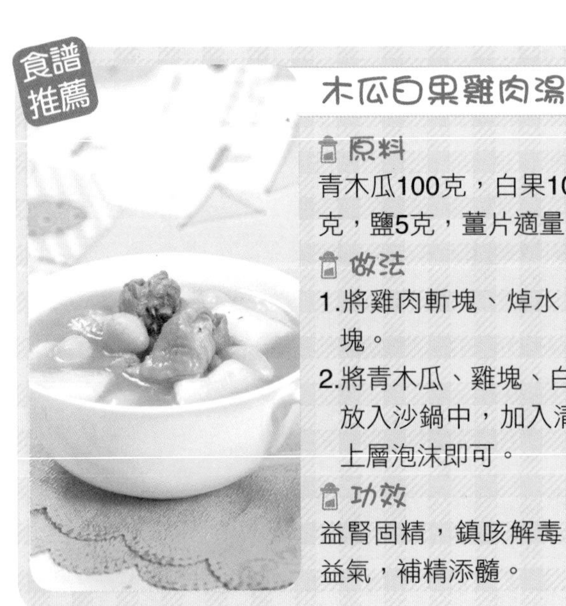

食譜推薦

食量提示

每天100克為宜

木瓜白果雞肉湯

原料

青木瓜100克，白果10克，雞肉100克，枸杞10克，鹽5克，薑片適量。

做法

1.將雞肉斬塊、焯水；青木瓜去皮、去籽、切塊。

2.將青木瓜、雞塊、白果、枸杞、薑片、鹽一同放入沙鍋中，加入清水，燉煮3小時後，撇出上層泡沫即可。

功效

益腎固精，鎮咳解毒，健脾胃，助消化，溫中益氣，補精添髓。

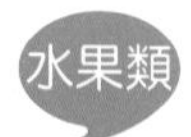

鳳梨

改善局部血液循環，防治痛風合併高血壓病

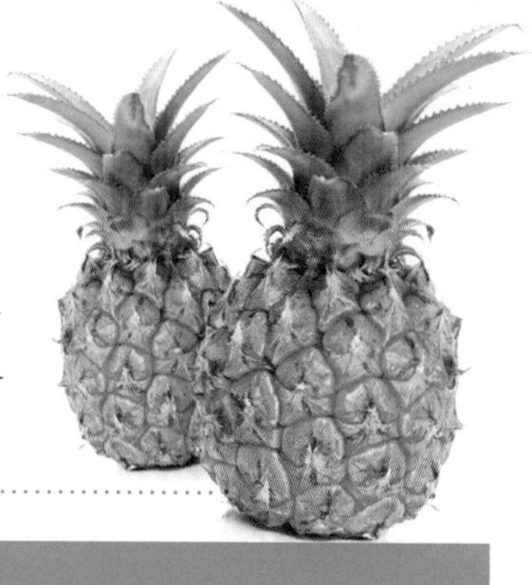

有益於防治痛風的營養成分

鳳梨富含糖類、維生素C、鉀，能促進尿酸排泄；所含的鳳梨朊酶有溶解纖維蛋白和血凝塊的作用，能改善局部血液循環，消除炎症和水腫，對防治痛風合併高血壓病有一定輔助作用。

食法要略

- 鳳梨可直接吃，還可榨汁、做成罐頭、菜肴等。
- 鳳梨直接吃很酸澀，如果把削好的鳳梨切成片浸泡在淡鹽水中就可去除酸澀味，也不會發生過敏現象了。
- 不要空腹吃鳳梨，以免刺激腸胃。
- 患有潰瘍病及凝血功能障礙者忌食鳳梨。

食療功效

中醫認為，鳳梨具有清熱解渴、健胃消食、補脾止瀉、消腫祛濕等功效，對神疲乏力、腰膝酸軟有一定輔助療效；飯後吃鳳梨，能開胃順氣、解油膩、助消化。

食譜推薦

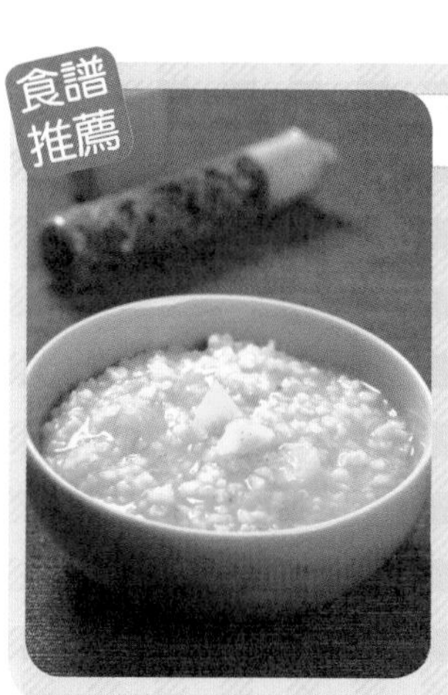

鳳梨粥

食量提示：每天100克為宜

原料

鳳梨肉100克，大米80克。

做法

1.鳳梨去皮、切丁。

2.大米入鍋，加水熬煮成粥。

3.放入鳳梨丁，攪拌均勻即可。

功效

清熱解渴，健胃消食，補脾止瀉，消腫祛濕。

水果類

山楂

活血散瘀、
擴張血管，
排出尿酸

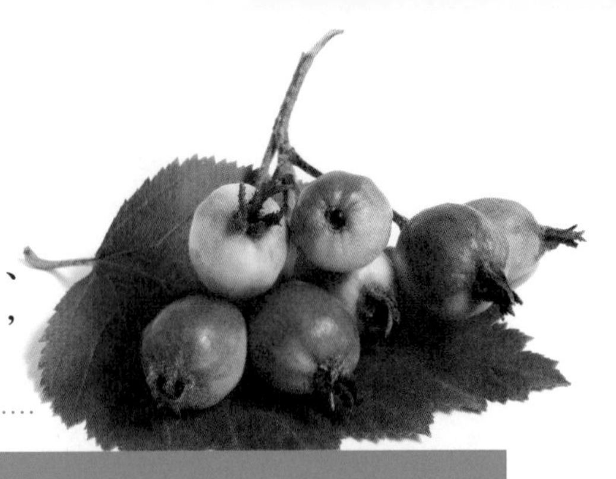

有益於防治痛風的營養成分

山楂含有豐富的糖類、膳食纖維和鉀，能有效補充人體的糖分，促進體內廢物及尿酸排出體外，對防治痛風併發症有一定輔助作用。

食法要略

- 山楂可做成蜜餞、山楂罐頭、山楂醬，還可製作成山楂丸。
- 山楂加熱後會變得更酸，如果搗成糊狀與其他食物混合就會沖淡其酸性。

食療功效

中醫認為，山楂有開胃消食、化滯消積、活血散瘀、化痰行氣等功效，能增加人體的免疫力，具有擴張血管，增加冠脈血流量、改善心功能、降低血壓和膽固醇的作用，對跌打損傷、促進產後子宮復原、老年性心臟病等有一定的輔助療效。

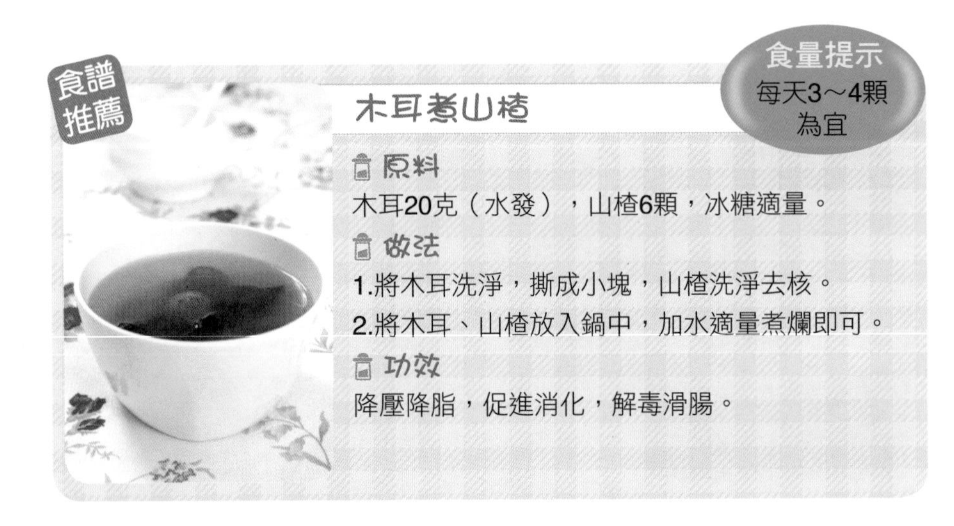

食譜推薦

食量提示
每天3～4顆為宜

木耳煮山楂

原料

木耳20克（水發），山楂6顆，冰糖適量。

做法

1.將木耳洗淨，撕成小塊，山楂洗淨去核。
2.將木耳、山楂放入鍋中，加水適量煮爛即可。

功效

降壓降脂，促進消化，解毒滑腸。

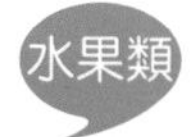

桑葚

促使尿酸轉化成尿素，緩解痛風症狀

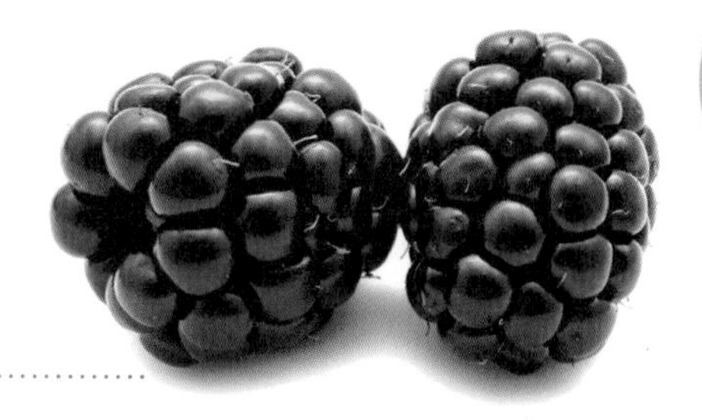

有益於防治痛風的營養成分

桑葚富含維生素E、膳食纖維、鉀及脂肪酸，有很強的抗體內酸化作用，能使尿酸轉化成尿素，促進體內廢物排出體外，對緩解痛風、舒利關節有一定輔助作用。

食法要略

- 桑葚既可生吃，也可煲湯、熬製桑葚膏。
- 因桑葚含糖量高，痛風合併糖尿病患者慎食。
- 未成熟的桑葚不能食用。
- 熬桑葚膏時忌用鐵器。
- 不可過量食用桑葚以免出現溶血性腸炎。
- 兒童不宜過量食用桑葚，以免影響人體對鈣、鐵、鋅等物質的吸收。

食療功效

中醫認為，桑葚具有生津止渴、補肝益腎、潤腸通便、烏髮明目等功效，能延緩衰老，防止動脈及關節硬化、降低血脂、促進新陳代謝，對防治心腦血管疾病、神經衰弱有輔助療效。

食譜推薦

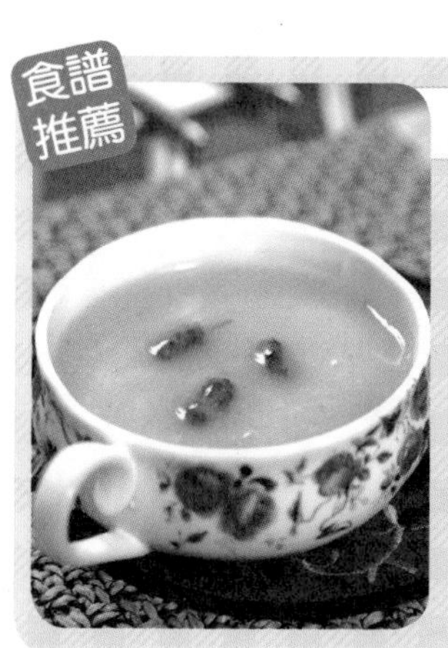

桑葚藕粉糊

食量提示
每天3～4顆為宜

原料

桑葚100克，藕粉50克，白糖適量。

做法

1.將桑葚洗淨。
2.藕粉沖泡成糊，放入桑葚、白糖，攪拌均勻即可。

功效

養血明目，滋補肝腎，促進消化。

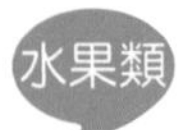

桂圓

溶解尿酸鹽，
緩解尿酸

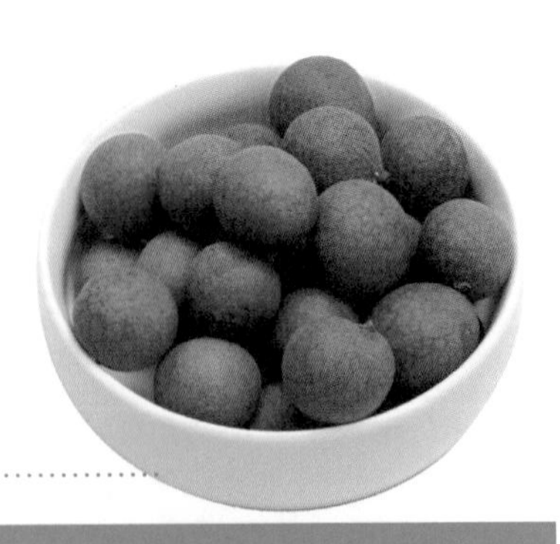

有益於防治痛風的營養成分

桂圓含有豐富的糖類、維生素C和鉀，能夠將體內的尿酸鹽溶解，並將尿酸排出體外，對緩解痛風症狀有利。

食法要略

- 桂圓宜鮮食。
- 痛風合併糖尿病患者慎食。
- 桂圓性溫熱，多食易上火、滯氣，有炎症者不宜食用。
- 購買桂圓宜選顆粒大、色黃、有鱗斑狀、殼薄脆，搖動時裡面不響的。

食療功效

中醫認為，桂圓具有養血益氣、健腦益智、補養心脾等功效，對神經衰弱、記憶力減退、失眠、貧血、心悸、身體虛弱有一定的輔助治療作用；桂圓是不可多得的抗衰老食品。

食譜推薦

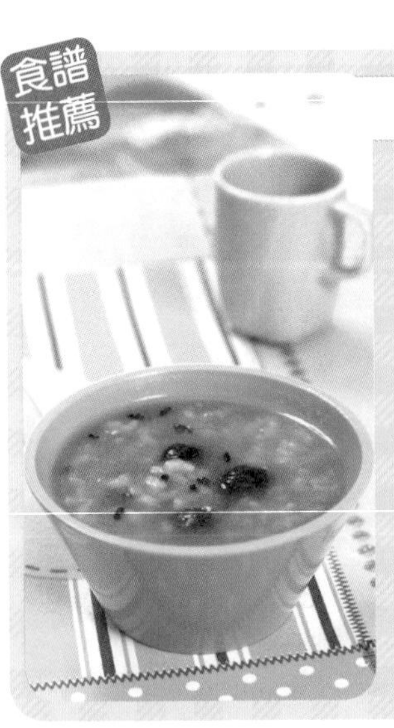

二米桂圓粥

食量提示
每天5枚為宜

原料

大米80克，黑米60克，桂圓肉15克，白糖20克。

做法

1. 將黑米提前浸泡3小時，撈出。
2. 將大米、黑米、桂圓肉、加入清水熬至米爛稠，調入白糖即可。

功效

滋陰補腎，健脾開胃，補肝明目，益氣安神，降壓降脂。

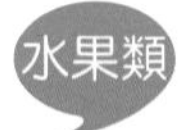

柳丁

防治痛風合併高血壓病、高脂血症

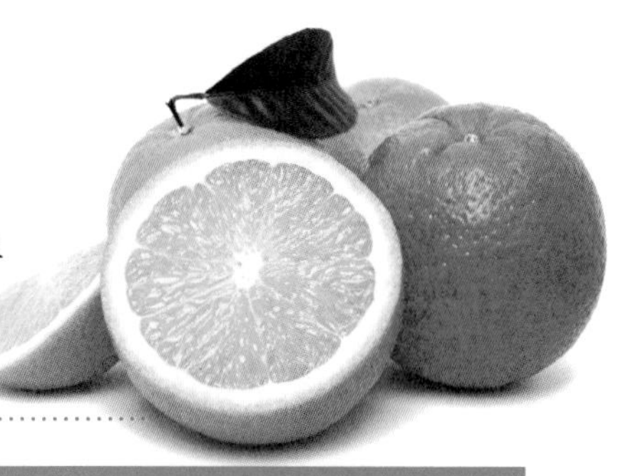

有益於防治痛風的營養成分

柳丁含有豐富的糖類、維生素C及鉀，能降低血脂，促進尿酸排泄，對防治痛風合併高血壓病、高脂血症有一定輔助作用。

食法要略

- 柳丁可直接吃，也可榨汁或與其他食物搭配製作成菜肴食用。
- 不宜過多食用柑橘類水果，以免皮膚黃染，甚至出現噁心、嘔吐等現象。
- 吃柳丁前後1小時不宜喝牛奶，否則會影響消化功能。
- 空腹或患胃腸疾病者忌吃柳丁。

食療功效

中醫認為，柳丁具有理氣寬腸、開胃止嘔、消食、止痛、止咳等功效，能增加體內高密度脂蛋白含量，運送低密度脂蛋白到體外，還可緩解心理壓力，預防膽石症、膽囊炎；柳丁還可清潔皮膚，有護膚作用。

食譜推薦

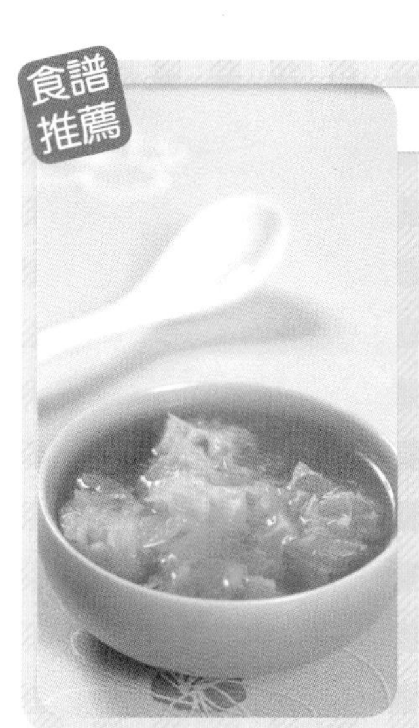

柳丁銀耳湯

食量提示：每天200克為宜

原料

柳丁2個（400克），銀耳（水發）20克，冰糖適量。

做法

1. 將銀耳入沸水中汆燙一下撈出，過涼。
2. 柳丁榨成汁。
3. 將橙汁、銀耳放入器皿中，加入冰糖溶化，攪拌均勻即可飲用。

功效

降低血壓和血脂，排出體內廢物和尿酸。

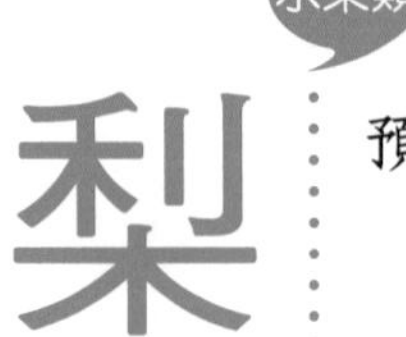

梨

預防痛風

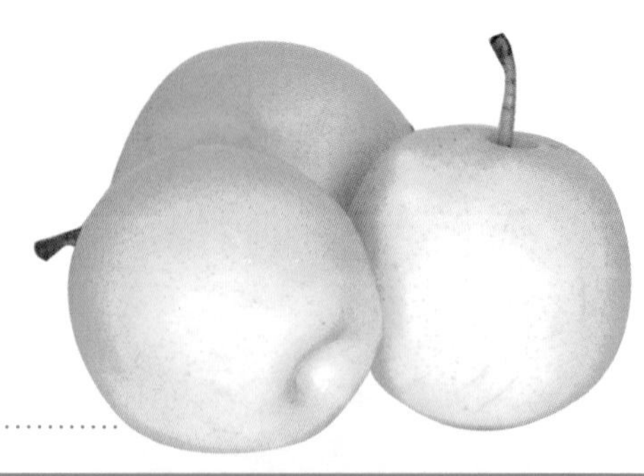

有益於防治痛風的營養成分

梨富含水分、纖維素、果膠及鉀，可潤腸、促消化，有利於體內廢物及尿酸排出體外，對防治痛風、風濕病和關節炎有一定的輔助療效。

食法要略

- 梨可直接吃，也可榨成汁，或與其他食物搭配做成菜肴食用。
- 梨的糖分比較高，痛風合併糖尿病患者慎食。
- 梨不宜與蟹同食，容易傷腸胃。
- 生吃梨時不宜喝開水，容易引起腹瀉。

食療功效

中醫認為，梨具有養陰清熱、止咳潤肺、利尿通便、醒酒解毒等功效，對心胸煩悶、咳嗽失音、目赤煩渴、大便不通等有一定的輔助療效。

食譜推薦

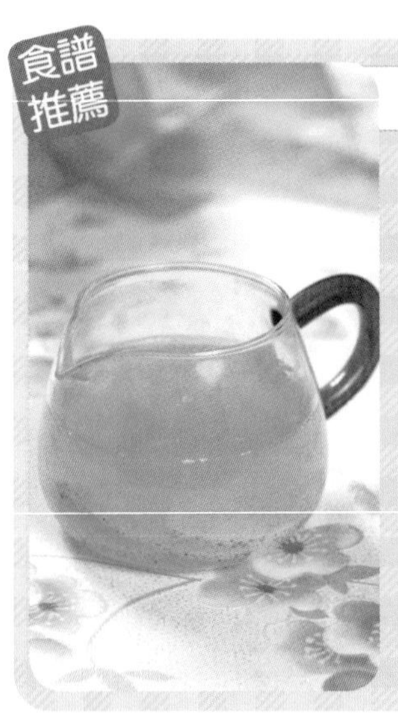

蜂蜜梨汁

食量提示

每天200克為宜

原料

梨2個（400克），蜂蜜適量。

做法

1. 將梨洗淨切片，放在不鏽鋼鍋加水適量熬煮20分鐘。
2. 放入蜂蜜攪勻，即可飲用。

功效

潤肺止咳，利尿通便。

杏

通利小便，
促進尿酸排出體外

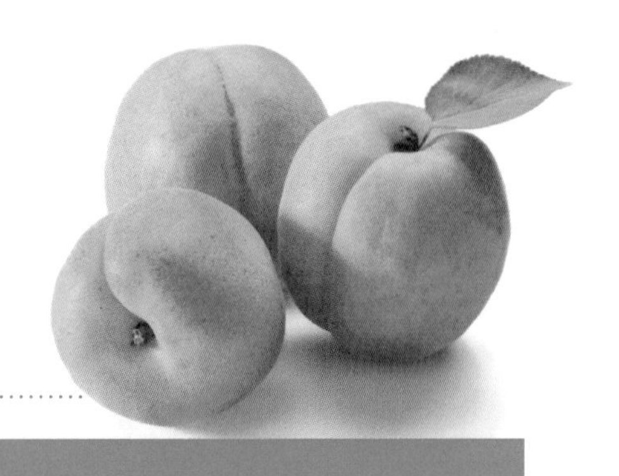

有益於防治痛風的營養成分

杏富含維生素C、糖類和鉀，能降低膽固醇含量、通利小便，促進尿酸排出體外，對痛風患者非常有益。

食法要略

- 杏可直接吃，也可製成杏脯、杏乾、罐頭等。
- 產婦、幼兒、痛風合併糖尿病患者不宜吃杏或杏製品。
- 未成熟的杏不可吃。
- 杏仁不可多吃，因為裡面含有苦杏仁苷，會抑制中樞，導致呼吸麻痹，甚至死亡，但杏加工成杏乾、杏脯，有害物質就揮發掉了，可放心食用。

食療功效

中醫認為，杏具有生津止渴、溫肺定喘、潤腸通便等功效，能降低心臟病及許多慢性病，如肺病、咳嗽、氣喘的發生率，有很強的抗癌、防癌功效；杏的美容作用也很強，能促進皮膚微循環，使面色紅潤光潔。

食譜推薦

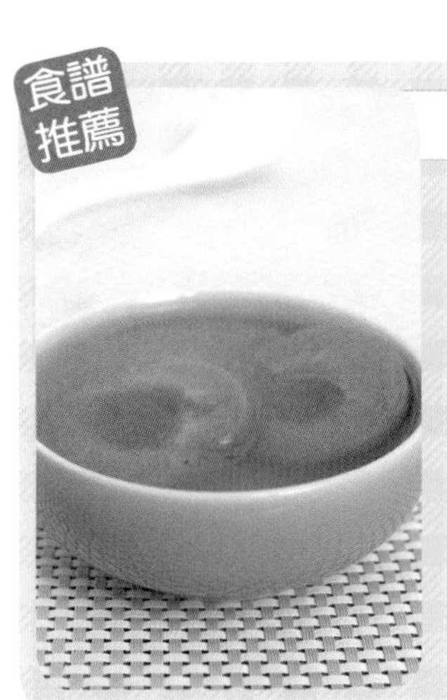

杏水飲

食量提示：每天3枚為宜

原料

杏6枚，冰糖適量。

做法

1.杏洗淨，放入鍋中。

2.水煎熟，加入冰糖溶化即可。

功效

潤腸通便，生津止渴，美容養顏。

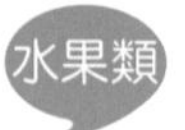

柿子

促進代謝，
利於尿酸排出，
防治痛風合併症

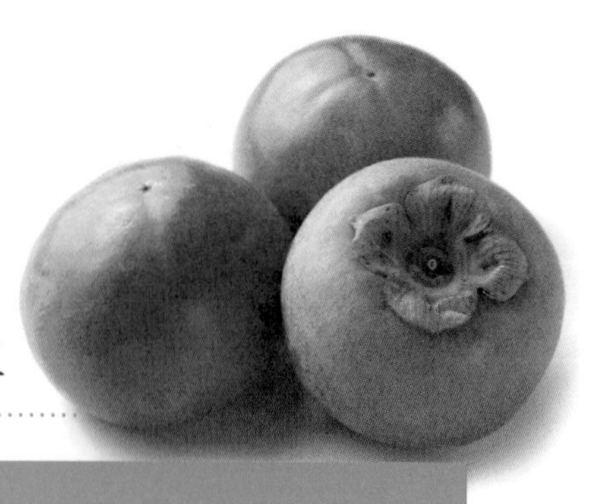

有益於防治痛風的營養成分

柿子是一種鹼性低普林水果，富含果膠、糖類，有利於體內廢物及尿酸排出體外，對防治痛風合併高血壓病有一定的輔助療效。

食法要略

- 柿子可生吃，也可加工成柿餅、柿膏，還可用來釀酒等。
- 柿子宜在飯後1小時吃，但不宜吃多，對口腔不利。
- 不要吃柿子皮，對身體不利。
- 柿子忌與酸性食物同吃，容易形成「胃柿結石」，嚴重者可導致胃穿孔。
- 柿子不宜與螃蟹、海產品、甘薯、山藥同食。

食療功效

中醫認為，柿子具有潤肺化痰、養胃和中、清熱去燥、止渴生津、健脾止痢等功效，可增進食欲，促進消化，緩解大便乾結，對痔瘡出血、慢性支氣管炎、動脈硬化有一定輔助治療作用。

食譜推薦

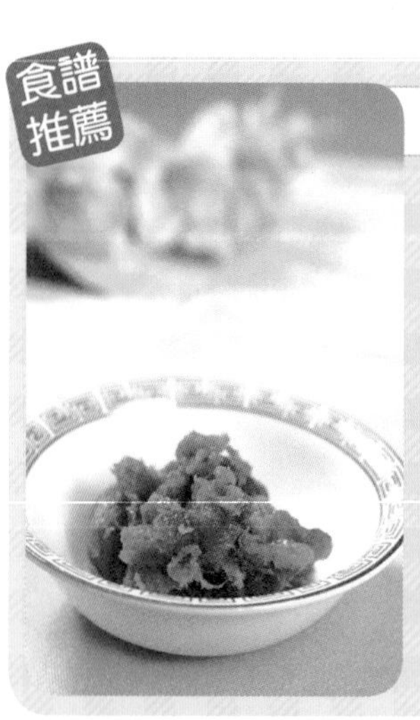

柿子泥

食量提示：每天100～200克為宜

原料

柿餅2個（300克）。

做法

1.將柿餅搗成泥狀。

2.放鍋蒸蒸熟即可。

功效

可治反胃、嘔吐，適合脾胃消化功能正常的人食用。

水果類

柚子

降脂、降壓、
降血糖，
促進尿酸排泄

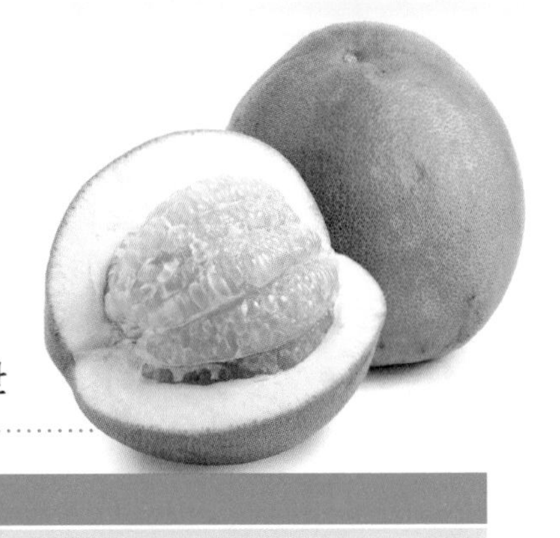

有益於防治痛風的營養成分

柚子富含維生素C、果膠、鉀和類胰島素等成分，可降低血脂、血糖，促進尿酸排泄，對防治痛風合併糖尿病有輔助作用。

食法要略

- 柚子可直接吃，也可榨汁或製作菜肴。
- 買柚子要挑上尖下寬、色澤呈淡綠或淡黃，皮質薄、光滑，著色均勻，同樣大小的柚子越重越好；還要用手按，看它是否下陷，下陷沒彈性的柚子品質較差。
- 太苦的柚子不宜吃。
- 柚子若要馬上食用，最好挑顏色較黃的；若要放置一段時間再吃，最好選擇果皮黃綠的。
- 服藥期間不宜吃柚子或飲柚子汁。
- 柚子性寒，身體虛寒者不宜食用。

食療功效

中醫認為，柚子有寬中理氣、健胃消食、化痰止咳、消腫止痛等功效。

食譜推薦

食量提示
每天50～100克為宜

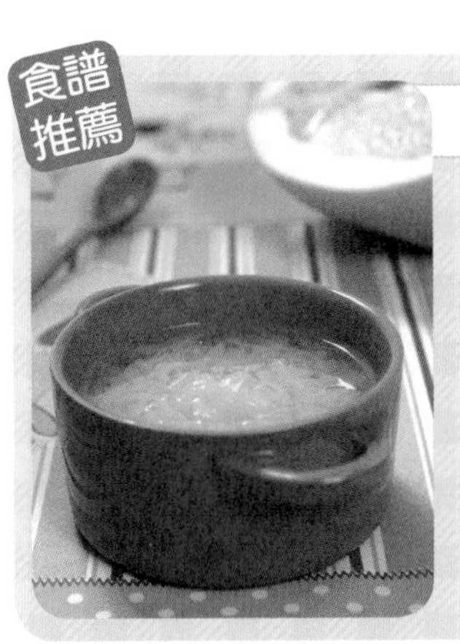

黃芪柚子湯

原料

黃芪15克，柚子4瓣（200克），冰糖適量。

做法

1.將柚子肉、黃芪放入沙鍋中，加水燉煮40分鐘。

2.揀出黃芪，放入冰糖稍煮即可。

功效

補脾益氣，利水消腫，化痰理氣，止咳止痛。

水果類

橘子

行氣散結，
緩解痛風
合併症

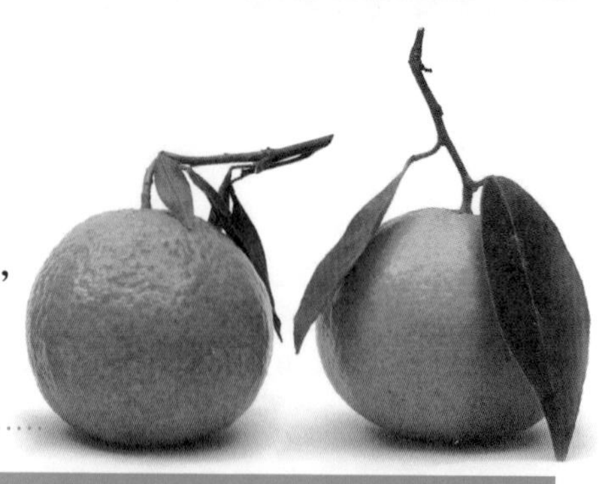

有益於防治痛風的營養成分

橘子富含維生素C、檸檬酸、果膠、蘆丁和鉀，且普林含量極低，可預防動脈粥樣硬化，促進體內廢物及尿酸排出體外，對防治痛風合併肥胖症、心腦血管病有一定的輔助作用。

食法要略

- 橘子可直接吃，也可做成蜜餞、罐頭、橘汁。
- 吃橘子不要把橘絡去掉，因為橘絡有生津止渴、祛痰止咳的功效。
- 把橘皮曬乾就是一味中藥——陳皮。用陳皮泡水代茶飲，具有清熱止咳等作用。
- 橘子吃多會出現皮膚變黃、口腔炎、牙周炎，或發生「胃糞石」等症狀。
- 飯前或空腹時不要吃橘子，對身體不利。

食療功效

中醫認為，橘子具有行氣散結、通絡化痰、開胃理氣、止咳潤肺等功效，可促進消化，防治便秘，對乳腺炎、肺熱痰多、急性喉炎、腰痛、胸痛、疝氣痛等病症有一定的輔助療效，還有抗癌作用。

橘子山楂粥

食量提示
每天1～3個為宜

原料

大米80克，橘子2個，山楂6顆，白糖20克。

功效

生津止渴，降低血脂，祛斑養顏。

做法

1. 橘子剝皮，撕去筋絡，逐瓣分開，用竹簽去掉橘子核，切成小三角塊。
2. 山楂洗淨後一切為二，去掉子。
3. 鍋內置冷水，加入大米、橘子塊，山楂塊，用旺火燒開，轉小火熬成粥，最後加入白糖調勻，即可食用。

水果類

檸檬

防治腎結石，減少痛風困擾

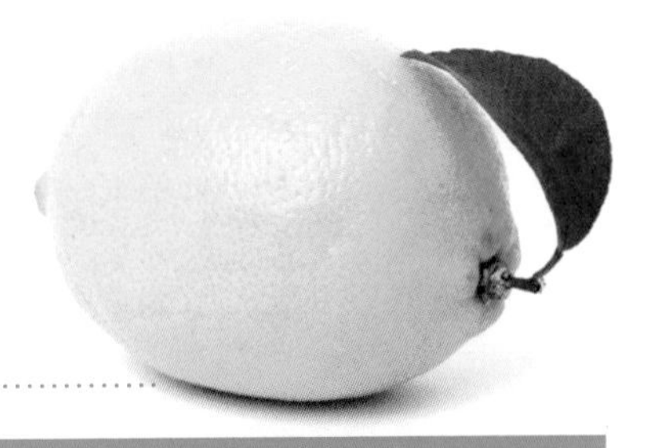

有益於防治痛風的營養成分

檸檬含有豐富的維生素C、鉀、鈣等營養素，可增強造血功能、預防腎結石、促進尿酸排泄，對防治痛風合併糖尿病、肥胖症有一定的輔助療效。

食法要略

- 檸檬適宜配菜、榨汁，因為太酸不宜鮮食。
- 吃檸檬過多容易傷筋損齒，有胃及十二指腸潰瘍患者忌食檸檬。
- 購買檸檬一定要選手感硬實，表皮看起來緊繃繃、很亮麗，拈起來分量較重的。
- 一次吃不完的檸檬，可切片放在蜂蜜中醃漬，日後拿出來泡水喝；也可切片放在冰糖或白糖中醃漬用來泡水喝。

食療功效

中醫認為，檸檬具有生津祛暑、化痰止咳、健脾消食等功效，檸檬還能促進胃腸蠕動，幫助消化，預防心腦血管疾病、抗菌消炎等作用。

食譜推薦

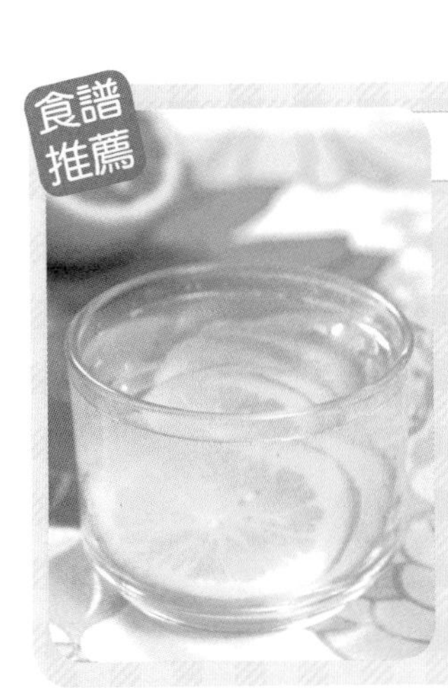

檸檬蜜汁水

食量提示：每天1～2瓣為宜

原料

檸檬半個，蜂蜜、鹽各適量。

做法

1. 檸檬表面抹一層鹽，搓洗表面，用水洗淨。
2. 將檸檬切成薄片，放在涼開水中，再放入蜂蜜沖調即可。

功效

促進胃液分泌，幫助消化，防輻射。。

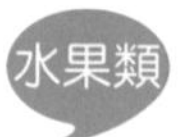

楊梅

防治痛風合併肥胖及關節炎、風濕病

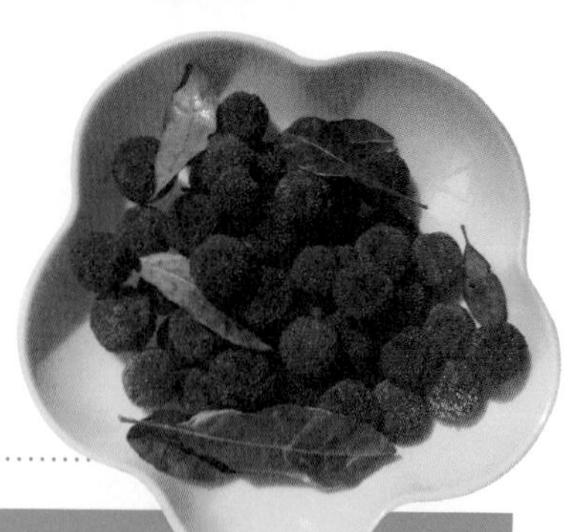

有益於防治痛風的營養成分

楊梅富含維生素C、鉀、果膠，可降低血脂、益腎利尿，促進尿酸排泄，對痛風合併肥胖症及關節炎、風濕病，均有一定的防治作用。

食法要略

- 楊梅可直接吃，也可做成罐頭或製成楊梅湯、楊梅酒。
- 楊梅性溫熱，痛風合併糖尿病、牙痛及潰瘍病患者不宜食用。
- 楊梅不可多食，否則會損齒傷津、令人發熱、生瘡、生痰。
- 楊梅是一種不帶皮的水果，容易受蚊蟲、蠅子叮咬而染上病菌，食用前一定要用淡鹽水洗淨。

食療功效

中醫認為，楊梅具有生津解渴、和胃消食、止嘔止痢、止血等功效，能消除體內自由基，改善微循環、增強毛細血管的通透性，抑制大腸桿菌、痢疾桿菌，治療痢疾腹痛，還對癌細胞有抑制作用。

食譜推薦

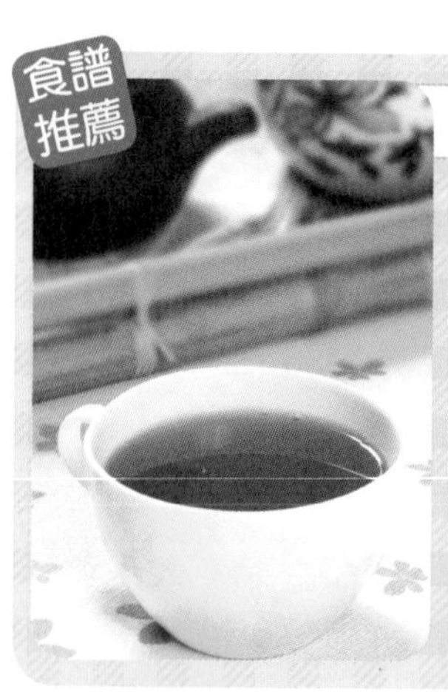

楊梅蜜汁

食量提示：每天5個為宜

原料

楊梅10個，蜂蜜、淡鹽水各適量。

做法

1.楊梅用淡鹽水泡3分鐘，之後用水洗淨。

2.將楊梅搗爛取汁，加水放入沙鍋中煮沸。

3.將楊梅汁放涼，再放入蜂蜜沖調即可。

功效

生津解渴，和胃消食。

水果類

榴蓮

減少尿酸沉澱，
防治痛風

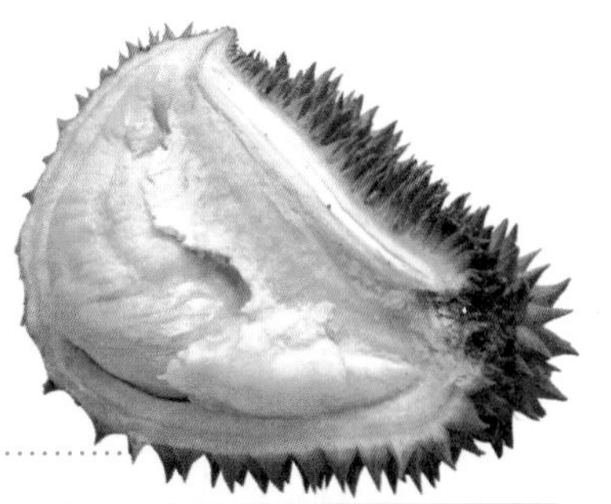

有益於防治痛風的營養成分

榴槤含有豐富的維生素C和鉀，具有減少尿酸沉澱，並促進尿酸排出體外的作用，很適宜痛風患者食用。

食法要略

- 榴槤味道獨特，給人以不同的感受，有的認為香氣濃郁，有的認為臭味難忍。榴蓮一般以鮮食為主，也可製成糖果、糕點等。在泰國，當地人還將榴槤與糯米飯拌在一起吃，別有風味。
- 榴槤有著尖刺的外表，食用時可用螺絲刀或尖刀沿著兩個丘陵低凹處，從上至下慢慢撬開即可食用。
- 榴槤含糖量較高，痛風合併糖尿病、肥胖症、高血壓病患者忌食。
- 榴槤性味熱，多食容易上火、便秘。

食療功效

中醫認為，榴槤具有健脾補氣、補腎壯陽、活血散寒、開胃等功效，能夠緩解痛經，改善腹部寒涼，促進體溫上升。

食譜推薦

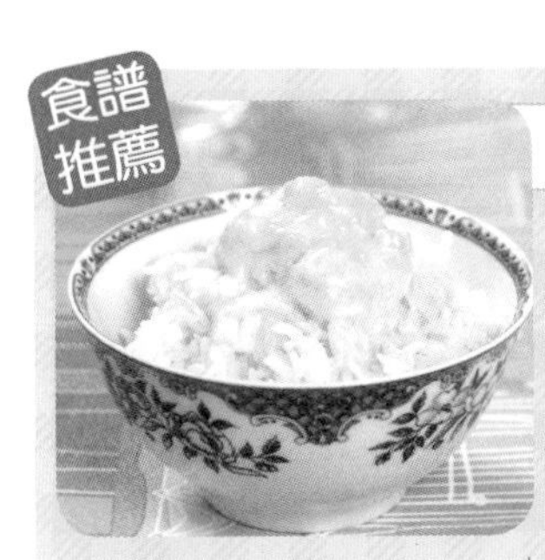

榴槤糯米飯

食量提示
每天100克為宜

原料

糯米100克，榴槤150克，椰奶200cc，白糖20克。

做法

1.糯米用水浸泡4～5個小時，蒸熟。
2.將椰奶、白糖攪勻待用。
3.將榴槤肉切碎，放入加糖的椰奶中。
4.將拌好的榴槤肉澆在糯米上面即可。

功效

健脾補氣，活血散寒，增強體力。

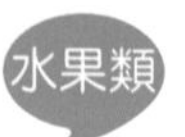

無花果

提高人體代謝，緩解痛風症狀

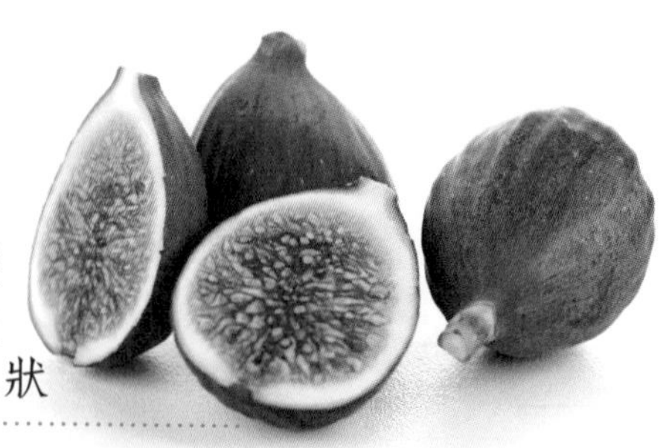

有益於防治痛風的營養成分

無花果富含食物纖維，其中的果膠和半纖維素吸水膨脹後能吸附多種化學物質，利於腸道內各種有害物質排出，淨化腸道，可促進有益菌在腸道的繁殖，還有抑制血糖上升，維持正常膽固醇含量，排除致癌物質的作用。其味道雖然很甜，但屬於低糖、高纖維食品，對防治痛風合併糖尿病有一定的輔助作用。

食法要略

- 挑選新鮮無花果時要選個頭較大、果肉飽滿、不開裂的，輕捏較為柔軟，一般紫紅色為成熟果實。
- 無花果既可鮮食，也可製成無花果乾、果脯、果醬、果汁或烹飪菜肴。

食療功效

中醫認為，無花果具有健胃、潤腸、滋陰、催乳、利咽、消腫、抗癌、解毒等功效，適合高血壓病、高脂血症、冠心病、癌症患者食用。

食譜推薦

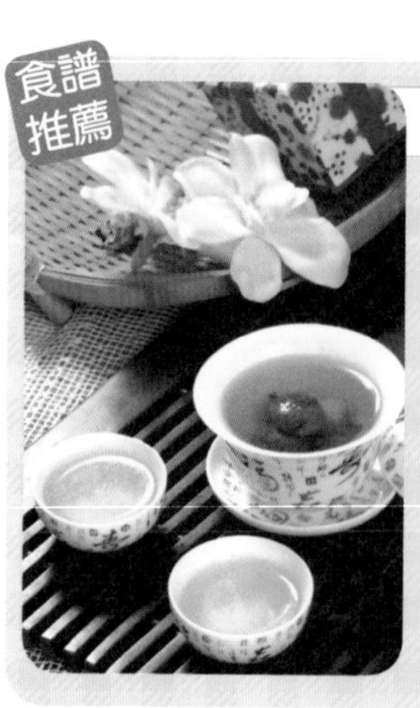

無花果冰糖水

食量提示
每天鮮無花果1個為宜，果乾3個為宜

原料

無花果乾6個，冰糖適量。

做法

1.將無花果乾洗淨。
2.將無花果乾、冰糖放入鍋中，加水煮沸後飲用。

功效

祛痰理氣、潤肺止咳、解毒潤腸、可治肺熱咳嗽。

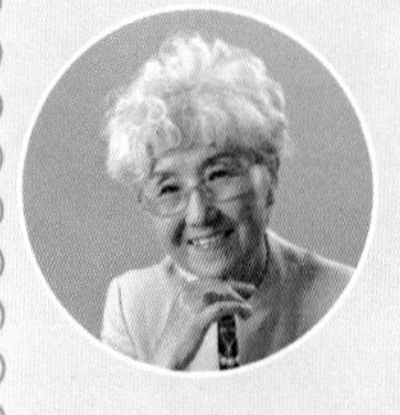

專家答疑

問：我是一名痛風患者，我知道吃水果對痛風的控制和治療有益，正巧我喜歡吃水果，所以我每天基本上吃3種以上水果。可後來有朋友告訴我，經常這樣吃容易得糖尿病，請專家給我建議。

答：我們建議痛風患者吃水果每天要控制在150～200克，因為再好的東西吃多了也會起相反的作用，當然這個相反作用並不是指糖尿病。吃水果容易引起糖尿病，這個觀點不成立，因為得糖尿病的主要原因是人體內部糖代謝出了問題造成的。你可以放心地吃水果，但在享受美味水果的同時，不要忘了控制好攝入量。

問：聽說痛風患者喝果汁比直接吃水果效果要好，是這樣嗎？

答：最終效果是一樣的，因為果汁為水果經過榨汁而來。你可以把喝果汁與直接吃水果交替進行，這樣既品嘗了水果的脆嫩，又享受了喝果汁的暢快，兩全其美。

問：我是一名痛風患者，我知道得了這種病每天需要喝很多水，我想既然果菜汁對身體有好處，我能不能多喝點果汁、菜汁，少喝點水，但每天喝的液體總量是一樣的，請問專家這樣行嗎？

答：大多數水果和蔬菜屬鹼性食物，榨成果汁、菜汁其性質是不變的。大量喝果汁、菜汁會使尿液pH提高而趨於偏鹼性，鹼性環境可使結晶的尿酸溶解而容易由尿中排出，且果菜汁中所含豐富的B族維生素，可緩解和改善痛風症狀。臨床觀察發現，痛風急性發作期，患者如果每天確實飲用3000cc果菜汁，就能有效代謝出更多尿酸。據此建議痛風患者在痛風急性發作期，可把日常所需水分完全由果菜汁、牛奶代替。但要記住，平時果汁、菜汁是不能完全代替水的，該喝多少就喝多少，只有在急性發作期才例外。

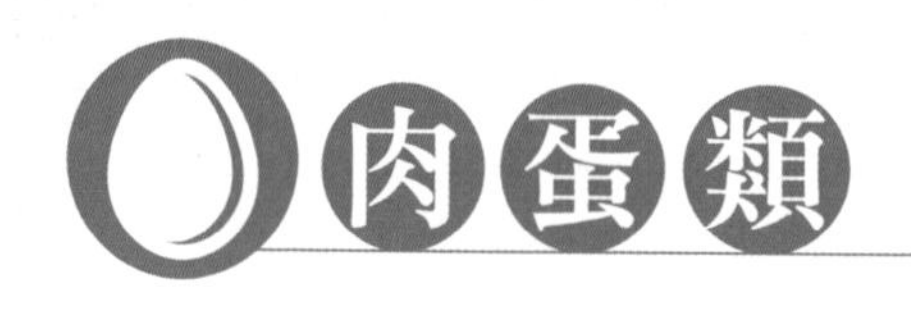

肉蛋類

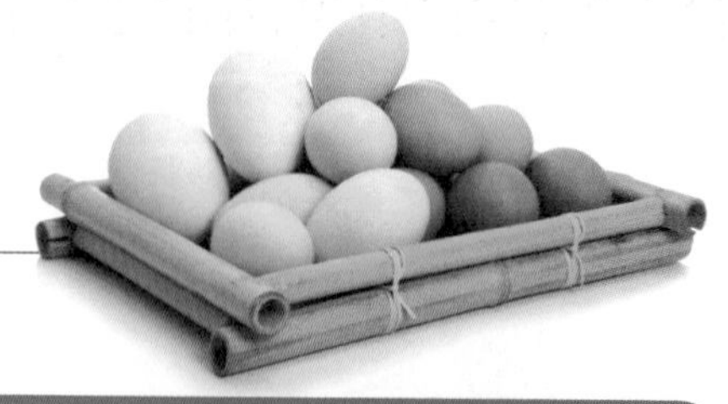

肉蛋類食品對緩解痛風有什麼益處

肉類食品大多數屬於酸性，但肉類食品可供給人體脂肪、蛋白質、氨基酸及礦物質等營養物質，而這些營養物質是其他類食品所沒有的。痛風患者適量吃些魚、禽、蛋、瘦肉，可彌補以穀類為主的膳食賴氨酸不足的缺陷，而且動、植物食物混合食用，還可提高植物蛋白的營養價值，能增加身體抵抗力，對緩解和控制痛風是有利的。

所謂平衡膳食，就是攝入的食物種類盡可能要豐富些，這樣才能滿足人體不同的需求。肉類食品含普林較多的主要是動物肝臟，每100克含普林200～300毫克；其次是動物心臟，每100克含普林100～180毫克；再次是腿肉和里脊肉，每100克約含普林90毫克。無論是牛肉、豬肉，同一部位的普林大致相同。

家禽和飛禽相對來說含普林較少，因此，主張痛風患者吃雞、鴨、鴿、鵪鶉肉等。雖然這些肉類所含普林也不低，但製作方式是關鍵，可先將肉放在水中汆一下，然後再進行烹飪加工，這樣相當一部分普林就會隨水流失掉，但肉類的攝入不可超量，否則極容易引起痛風發作。

各種禽蛋的營養價值基本相同，營養都很豐富，如雞蛋，其蛋清中約含11%的蛋白質和85%的水分，而且蛋清中的氨基酸組成與人體蛋白非常近似，消化吸收率最好；雞蛋蛋黃中含有較多的卵磷脂、膽固醇、礦物質、維生素及較多的鐵，其他如鴨蛋、鵪鶉蛋等基本相同。可以說，蛋類是人體最理想的補益佳品，痛風患者應經常食用。

肉蛋類食品吃多少為宜

痛風患者攝取肉類時，應將肉的各部位進行細分，也就是說，將每餐攝入的普林控制在50毫克以下，換算成肉類的重量就是：動物內臟約40克、腿肉約50克、里脊肉約50克、雞蛋或鵪鶉蛋每天1顆。只有做到心中有數地食用，才能有效避免引發痛風，且飲食中加入肉和蛋，不但營養全面，也會使菜肴更加豐盛可口。

哪些肉蛋類儘量不吃，哪些肉蛋類可適量少吃

動物內臟屬於高普林食物，應減少食用或不食用。禽類含普林中等，可適量食用，但其內臟屬高普林食物，最好不要食用。蛋類營養豐富，且普林含量較低，可適量食用，以補充優質蛋白，增強體質。

肉蛋類食品什麼時候吃合適

一般來說，早晨吃1個雞蛋，搭配饅頭、牛奶、小黃瓜以及香蕉等水果，就可滿足一上午的營養需求；肉類食品應放在中餐和晚餐食用。痛風患者不宜吃香腸、烤肉等食品，將肉做成菜肴食用是很合理的飲食結構。

肉蛋類食品怎樣與其他食物合理搭配

痛風患者吃肉類食品，應該與蔬菜類搭配著吃，如雞肉搭配小黃瓜、木耳、高麗菜、茭白筍等；鴨肉搭配馬鈴薯、胡蘿蔔、葫蘆等；動物血搭配甜椒、白菜、豆腐等；雞蛋搭配韭菜、雪菜、高麗菜、洋蔥、青椒、番茄等，這樣維生素、蛋白質都有了，既能供給必需氨基酸，營養又全面。

吃肉蛋類食品應該注意什麼問題

肉類食品有紅肉、白肉之分，牛肉、羊肉、豬肉等屬紅肉；雞肉、鴨肉、兔肉等屬白肉。血脂高的人宜吃白肉，因為白肉比紅肉脂肪含量少，蛋白質含量多一些。

最好少在外面就餐，可多在家做菜，這樣既衛生又安全。

涮肉後的肉湯不要喝。

肉蛋類

雞肉

補虛損，
活血脈

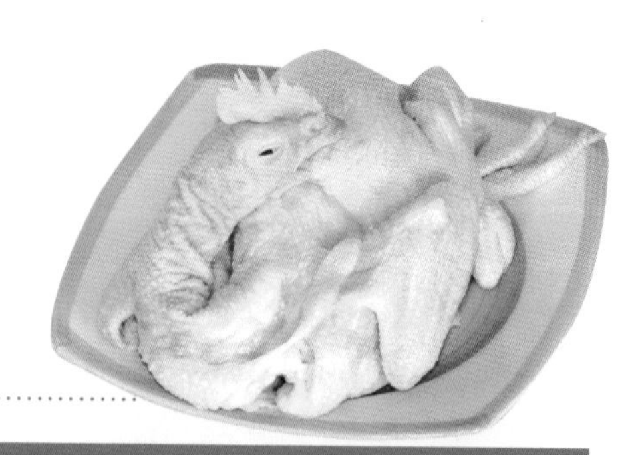

有益於防治痛風的營養成分

雞肉含有豐富的蛋白質、磷脂類和鉀，與畜類相比具有低脂肪、低熱量、高鉀的特點，能夠降低膽固醇，促進尿酸排出體外，預防動脈粥樣硬化，適宜痛風合併高脂血症患者食用。

食法要略

- 冷凍的雞肉有股腥味，要想去腥，先將雞肉解凍，撒上薑末，放入生抽和鹽，醃製20分鐘即可。
- 雞屁股不宜吃，一般病菌、病毒和致癌物都在這裡。
- 痛風患者吃雞肉時要限量，雞肝、內臟不宜吃，因為這裡面含有更多的普林，且不宜喝雞湯。

食療功效

中醫認為，雞肉具有溫中益氣、補精添髓、益五臟、補虛損、活血脈等功效。對營養不良、產後體虛乳少、乏力疲勞、畏寒怕冷、月經不調、貧血及消化不良有較好的作用。

食譜推薦

食量提示
每天100克
為宜

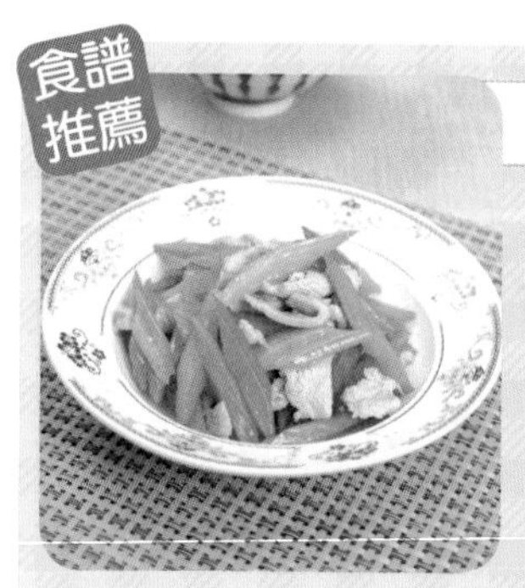

芹菜炒肉

原料

雞肉200克，西芹200克，雞蛋1個，植物油8克，鹽5克，蔥絲、薑絲、生抽、料酒各適量。

做法

1.芹菜切段，雞蛋清磕入碗中。
2.雞肉切片，用料酒、蛋清醃製20分鐘。
2.油鍋燒熱，滑散雞肉片，放蔥、薑絲、芹菜、生抽煸炒片刻，放鹽調味即可。

功效

平肝清熱，降壓降脂。

肉蛋類

鴨肉

健脾利尿，
保護心腦血管

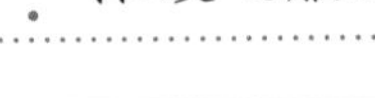

有益於防治痛風的營養成分

鴨肉富含蛋白質、不飽和脂肪酸和鉀，對心腦血管有保護作用，可促進尿酸排泄，對痛風合併糖尿病有一定的輔助治療作用。

食法要略

- 鴨肉營養豐富，特別適宜夏秋季節食用，既能補充過度消耗的營養，又可祛除暑熱給人體帶來的不適。
- 將鴨肉與芡實一起搭配著吃，對痛風合併糖尿病有一定的防治作用。
- 痛風患者吃鴨肉應限量，鴨心、鴨肝不宜吃，因為其中普林的含量更多。
- 胃腹疼痛引起的食欲減退等症患者不宜食用鴨肉。

食療功效

中醫認為鴨肉有滋陰養胃、健脾利尿、清肺解熱、定驚解毒等功效，有抗衰老的作用，對心臟病、神經炎、腳氣病、身體虛弱、食欲減退等均有一定的輔助療效。

食譜推薦

食量提示
每天60克為宜

鴨肉燴山藥

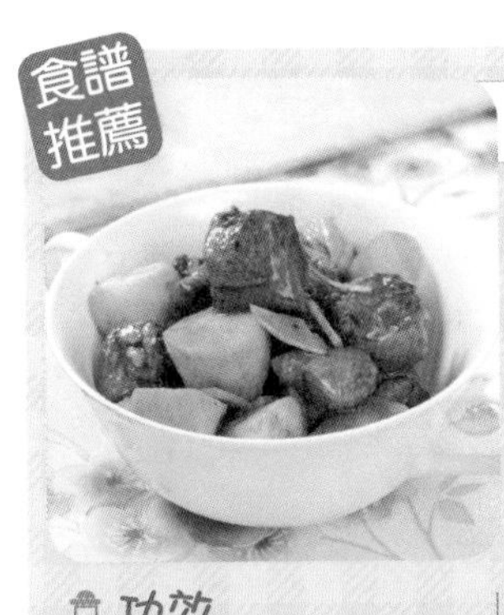

原料

鴨肉120克，山藥120克，植物油8克，鹽5克，蔥絲、薑片、料酒、老抽各適量。

做法

1.山藥削皮、切塊，鴨肉切塊、焯水。
2.油鍋燒熱，放入鴨肉煸炒去水氣。
3.放蔥絲、薑片、料酒、老抽、水，用大火燒開。
4.轉小火燉煮至將熟，放入山藥塊、鹽，燉熟即可。

功效

滋陰補虛，利水消腫，除油膩，減輕體內脂肪堆積。

肉蛋類

豬蹄

改善人體
生理功能，
緩解痛風症狀

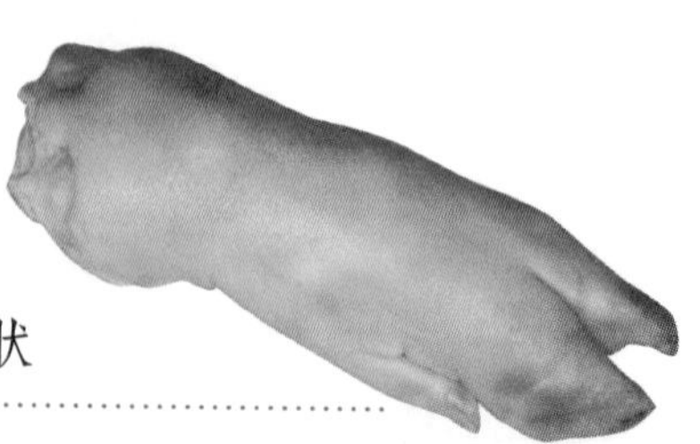

有益於防治痛風的營養成分

豬蹄所含普林量不高，且含有豐富的膠原蛋白，能增強細胞代謝，有效改善人體生理功能，適宜痛風患者食用。

食法要略

- 豬蹄適宜燉著吃，更能使膠原蛋白析出。
- 痛風患者食用豬蹄應限量，痛風合併高脂血症及肝膽疾病者應慎食豬蹄。
- 晚餐不宜吃豬蹄，以免增加血液黏稠度。

食療功效

中醫認為，豬蹄具有壯腰補膝、通乳潤膚等功效，對經常性的四肢疲乏、腿部抽筋、麻木、骨質疏鬆、消化道出血、失血性休克及缺血性腦病、少乳均有一定的輔助療效，特別是豬蹄具有抗衰老、促進兒童生長發育的作用。

食譜推薦

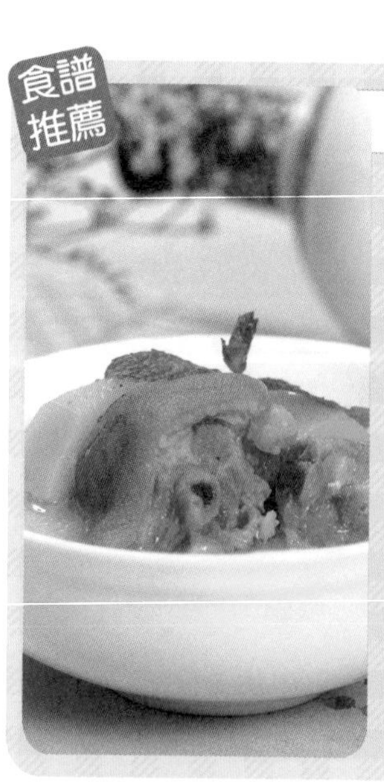

馬鈴薯豬蹄湯

食量提示
每天100克為宜

原料

豬蹄150克，馬鈴薯150克，枸杞、何首烏各10克，鹽5克，料酒、胡椒粉、薑各適量。

做法

1.豬蹄剁成塊，入水中汆燙以去除血水。
2.馬鈴薯去皮切塊。
3.將所有食物放入燉盅，調入薑、鹽、料酒，加入適量清水，燉蒸3小時即可。

功效

補肝益腎、補氣養血、和胃調中、補益腎精，對肝腎陰虧、頭暈目眩有一定療效，還可美膚、健腰腿。

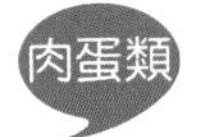

烏雞肉

養血益精，
強筋健骨

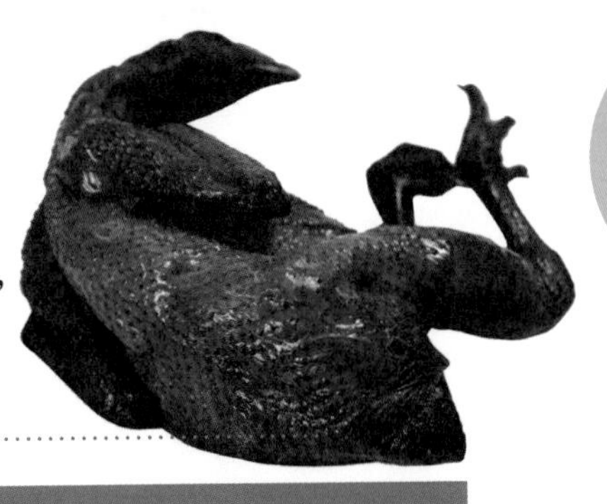

有益於防治痛風的營養成分

烏雞含有十多種氨基酸，其蛋白質、維生素、磷、鉀、鎂的含量也相當豐富，能夠降低血脂，促進尿酸排泄，對痛風合併糖尿病、高脂血症有輔助治療作用。

食法要略

- 烏雞適宜燉、清蒸、煲湯食用，補益效果強。
- 痛風患者不宜吃雞心、雞肝，因其普林含量更多。
- 烏雞不宜多食，容易生痰，故體胖、有嚴重皮膚病、嚴重外感者忌食。

食療功效

中醫認為，烏雞具有養血益精、補益肝腎、強筋健骨等功效，可提高生理功能、延緩衰老、防治骨質疏鬆，對佝僂病、婦女缺鐵性貧血有很好的補益作用。

食譜推薦

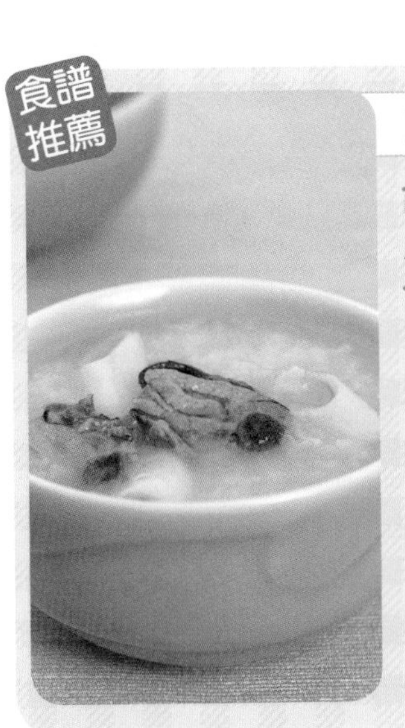

烏雞蔥白粥

食量提示
每天100克為宜

原料

烏雞100克，糯米80克，鹽3克，蔥白絲少許。

做法

1.烏雞切塊，沸水汆燙一下撈出。
2.糯米浸泡2小時。
3.鍋裡加水，放入烏雞用大火燒沸後，改用小火煮20分鐘。
4.放入糯米直至肉熟米爛，再放蔥絲、鹽調味即可。

功效

降糖降脂，補中益氣，養胃健脾，滋養肝腎。

肉蛋類

羊肉

益氣養血，
增強體質

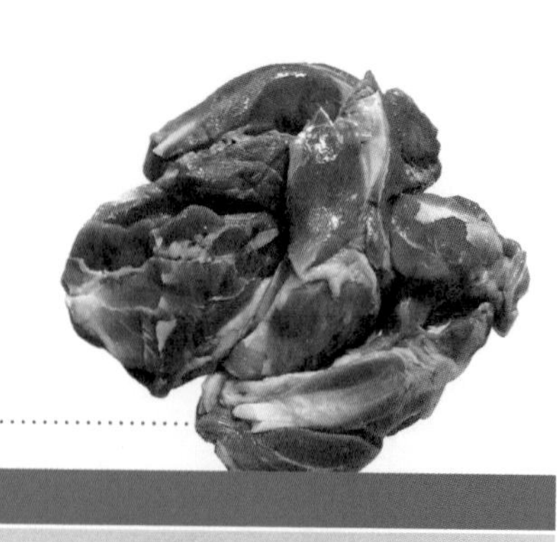

有益於防治痛風的營養成分

羊肉含有豐富的蛋白質、磷和鉀，能夠增強體質，促進尿酸排泄，有益於痛風患者食用。

食法要略

- 羊肉食用方法很多，蒸、煮、烤、涮、煲、炒等。
- 夏秋季不宜作為進補食品，多吃會生熱病。
- 羊肉要趁熱吃，冷了會變硬，而且更腥。
- 羊肉有羶味，特別是山羊，烹飪時放一些蔥、薑、孜然、蘿蔔、山楂等配料，就可去除羶味。
- 痛風患者食用羊肉應限量，且不宜吃內臟，因其中普林含量更多。

食療功效

中醫認為，羊肉具有益氣養血、補腎壯陽、溫中暖下、生肌健力等功效，對肺部疾病，如肺結核、氣管炎、哮喘、貧血、久病體弱、產後氣血兩虛、營養不良、腰膝酸軟等虛寒病症，均有一定的輔助療效。

食譜推薦

食量提示
每天50克
為宜

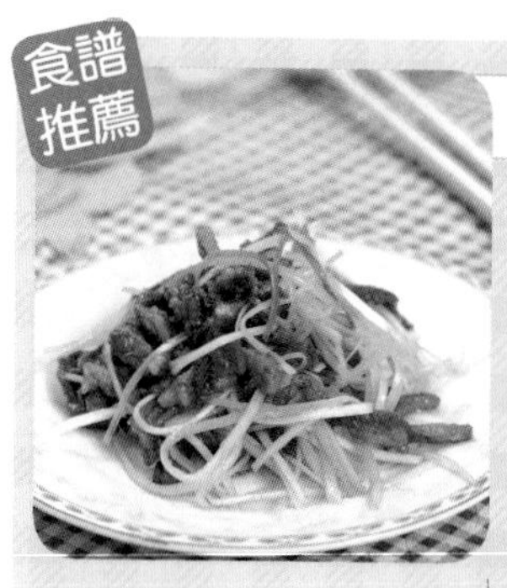

蔥爆羊肉

原料

鮮嫩羊肉100克，鹽3克，植物油6克，大蔥、生抽、雞精各適量。

做法

1. 將蔥、羊肉切絲。
2. 鍋中置油燒熱，放入羊肉絲快速煸炒至肉色發白。
3. 放入大蔥絲、鹽、生抽、雞精，翻炒幾下即可出鍋。

功效

補腎壯陽，益精固髓，發汗解表，通乳止血。

肉蛋類

牛肉

補中益氣，
滋養脾胃

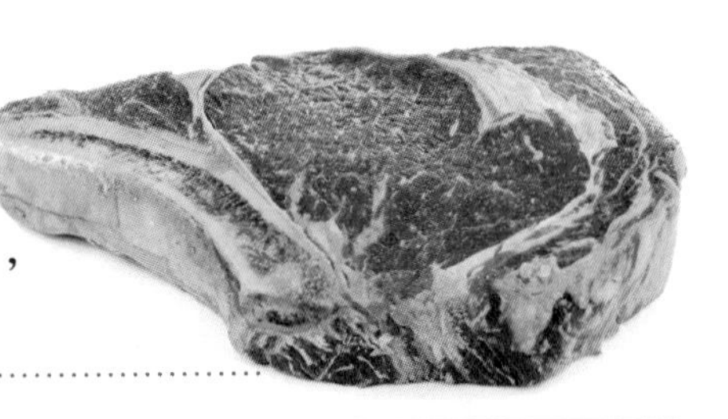

有益於防治痛風的營養成分

牛肉富含蛋白質和鉀，屬於低脂肪、低膽固醇食物，能夠降壓、降糖，促進尿酸排泄，有益於痛風合併高血壓病、糖尿病患者食用。

食法要略

- 牛肉不易爛熟，如果燉煮時加點山楂，或煮食前用捶肉棒敲打幾下，肉就容易爛熟入味了。
- 痛風患者應限量食用牛肉，且牛肚、牛肝不宜吃，因為裡面含有更多的普林。
- 牛肉屬於發物，有過敏、發熱者不宜吃。
- 患肝病、腎病者不宜食用牛肉，以免加重病情。
- 服用氨茶鹼類藥物後不宜吃牛肉，以免藥效下降。

食療功效

中醫認為，牛肉有補中益氣、滋養脾胃、化痰熄風、止咳等功效，對身體虛弱、四肢怕冷、腰膝酸軟、神疲乏力、久病貧血、面黃目陷等病症有一定的輔助療效。

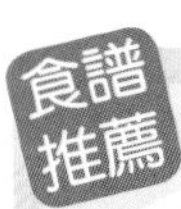

食量提示
每天80克為宜

番茄牛肉湯

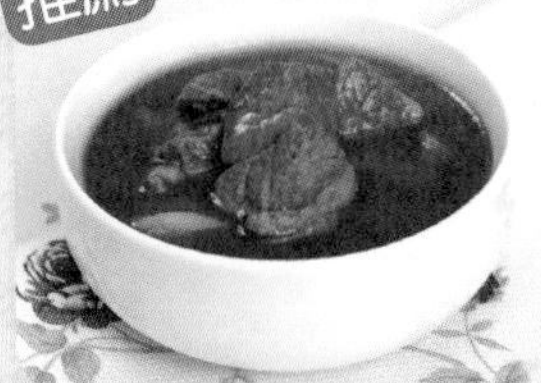

原料
牛肉160克，青椒100克，鹽5克，植物油8克，芝麻油2克，蔥絲、料酒、醬油、雞精各適量。

做法
1. 青椒切片；牛肉切片，沸水汆熟。
2. 鍋中放油燒熱，爆香蔥絲，放牛肉片、料酒、醬油、鹽，煮至熟透入味。
3. 放青椒、雞精、芝麻油，調勻即可。

功效
降糖，降膽固醇，補中益氣，增進食欲，促進消化。

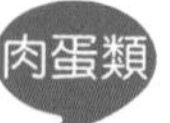

雞蛋

防治痛風合併高血壓病、冠心病

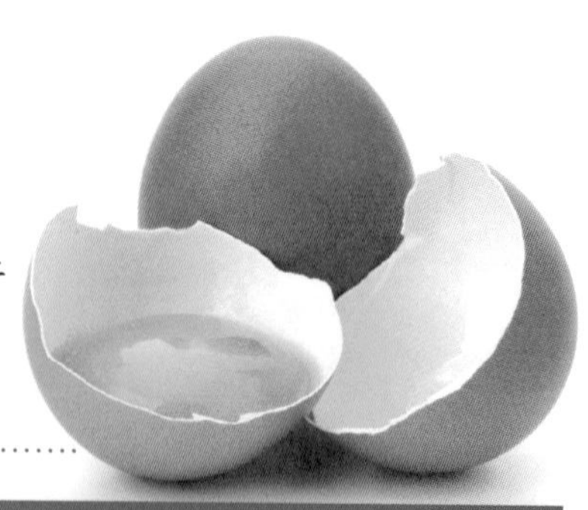

有益於防治痛風的營養成分

雞蛋含有豐富的蛋白質及多種人體需要的氨基酸，普林含量很低，能夠降低血脂和血壓，適宜痛風合併高血壓病、冠心病患者食用。

食法要略

- 雞蛋吃法很多，可炒、煮、煎、蒸或製作糕點。
- 雞蛋無論煮、炒、煎、蒸都不要做老，以免損失營養成分和影響口感。

食療功效

中醫認為，蛋黃具有滋陰養血、潤燥熄風、健脾和胃等功效；蛋清具有清肺利咽、清熱解毒等功效。能改善記憶力，促進肝細胞再生，對心煩不眠、眩暈、夜盲、病後體虛、消化不良、腹瀉等病症有較好的輔助療效。

食譜推薦

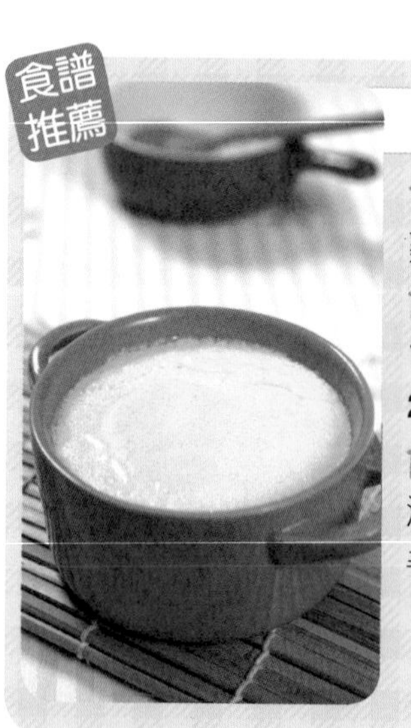

食量提示

每天1個為宜

牛奶雞蛋羹

原料

雞蛋2個，牛奶500cc。

做法

1.將雞蛋磕入碗中，再倒入牛奶充分攪打。

2.放入蒸鍋內蒸7分鐘即可。

功效

滋陰養血，增強眼內肌力，加強調節功能，改善眼疲勞症狀。

肉蛋類

鴨蛋

低普林，防治痛風

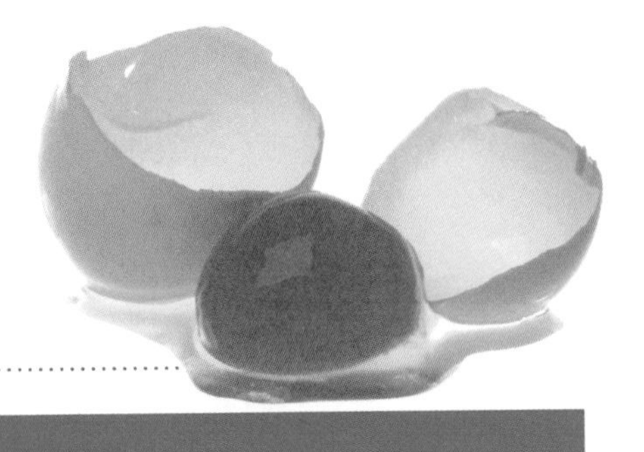

有益於防治痛風的營養成分

鴨蛋富含多種礦物質、優質蛋白、多種維生素，且普林含量較低，非常適合痛風患者食用。

食法要略

- 鴨蛋適合製作成鹹鴨蛋或皮蛋食用，因為鴨蛋有腥味，不適宜直接吃。
- 吃皮蛋應搭配些薑末、醋。
- 鴨蛋最適宜陰虛火旺者做食療補品，可煎、煮，或沸水沖泡加白糖即可食用。
- 痛風合併肝腎及心腦血管疾病者慎食。
- 鴨蛋性涼，脾陽不足者不宜食用。

食療功效

中醫認為，鴨蛋具有滋陰養血、大補虛勞、潤肺止咳、美容養顏等功效，能增進食欲、促進消化和吸收，對骨骼發育、貧血有益，適用於咽喉乾痛、燥熱咳嗽、皮膚乾燥等症的輔助治療。

食譜推薦

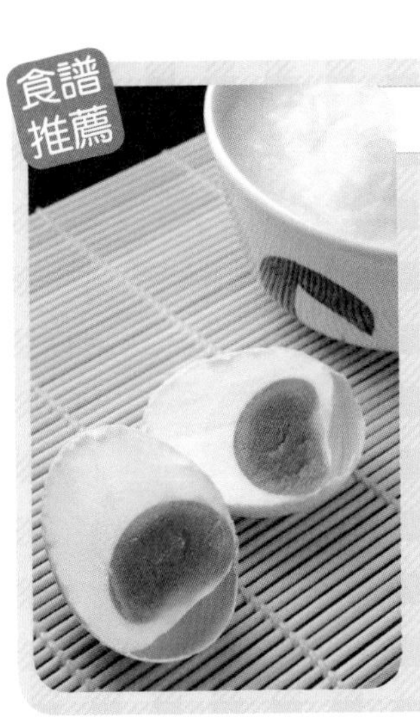

鹹鴨蛋

食量提示：每天1個為宜

原料

鴨蛋2個，鹽8克，花椒、八角各適量。

做法

1.鴨蛋洗淨、擦乾水分放入罈子中。
2.將花椒、八角、水、鹽（鴨蛋重量的一半）入鍋，熬製成調味湯。
3.充分晾涼後倒入罈中（水要漫過鴨蛋），罈蓋密封，醃製30天即成鹹鴨蛋。

功效

滋陰養血，增強人體免疫力。

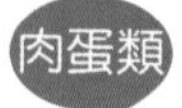

豬血

利腸通便，
緩解痛風症狀

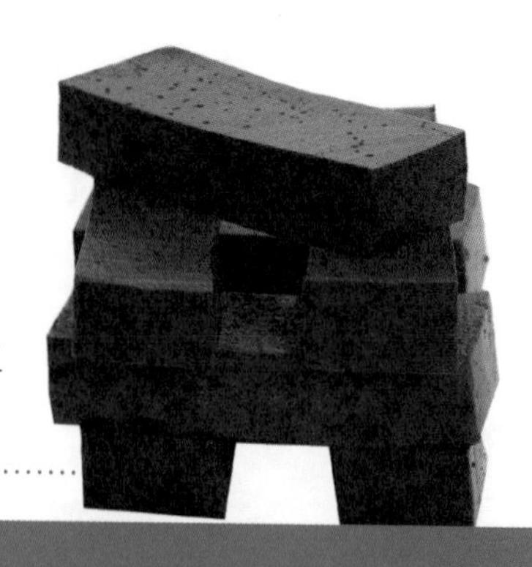

有益於防治痛風的營養成分

豬血富含蛋白質，其所含的氨基酸比例與人體非常接近，有益於人體吸收和利用，且豬血中的普林含量很低，有益於痛風患者食用。

食法要略

- 烹飪豬血要先用沸水汆透。
- 烹飪豬血一定要配有蔥、薑、蒜、辣椒等，以去掉腥羶味。
- 豬血和其他食物搭配，具有不同的補益效果。
- 食用豬血後，大便的顏色有可能改變。

食療功效

中醫認為，豬血有利腸通便、止血等功效，可防止缺鐵性貧血、惡性貧血，能清除體內垃圾，對塵埃及金屬微粒等有害物質有淨化清除作用，還有止血補血等功效，對營養不良、體虛和病後調養均有益處。

食譜推薦

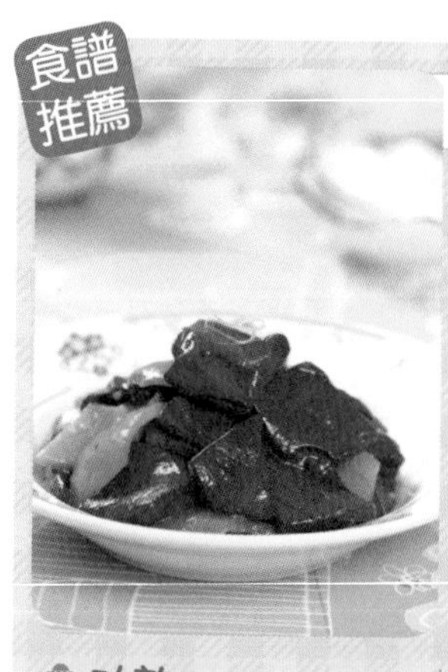

青椒炒豬血

食量提示：每天20克為宜

原料

豬血100克，青椒100克，鹽5克，植物油8克，芝麻油2克，花椒粉、蔥絲、薑片、蒜片、老抽、雞精各適量。

做法

1. 青椒切片，豬血切片，沸水汆熟。
2. 油鍋燒熱，放入花椒粉、蔥絲、薑片、蒜片爆香。
3. 放入豬血、老抽、鹽，加水適量稍燜片刻。
4. 放青椒、雞精、芝麻油，調勻即可。

功效

補中益氣，排出毒素。

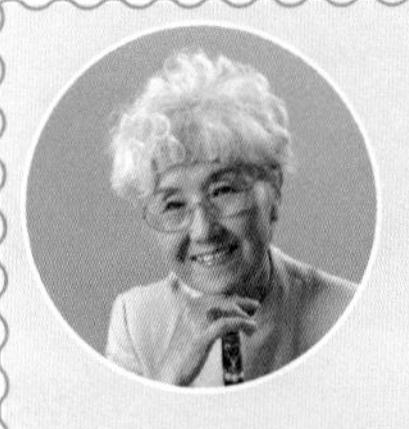

專家答疑

問：我是一名痛風患者，以前我幾乎每天1個雞蛋，因為我知道雞蛋營養豐富。可最近我查出血脂有點高，聽人說，吃雞蛋會得高脂血症，嚇得我不敢吃雞蛋了，請問專家有這樣的事嗎？

答：雖然蛋類食品含有一定的膽固醇，但研究證實，每天吃1個雞蛋對人體血液中膽固醇的影響不會很大，而且蛋黃中還含有較多的卵磷脂，能使血液中的膽固醇減少，還能降低血液黏稠度，避免膽固醇在血管中沉積。因此，你完全可以放心地吃雞蛋。國外也有科學家研究發現，過分強調降低膽固醇水準容易誘發亞健康，導致很多致命性疾病。因此，食用雞蛋對人體來說有諸多好處，不應該排斥。

問：我是一名痛風患者，我知道食用過多蛋白質食物會誘發痛風。想請教專家，我們這樣的人該選用哪種蛋白質，才能既滿足身體需要，又減少痛風發作機率？

答：我們知道，蛋白質分動物蛋白質及植物蛋白質兩種。動物蛋白質主要指肉類食品，如牛肉、羊肉、豬肉、雞肉、鴨肉、鵝肉、魚肉、牛奶、雞蛋等；植物蛋白質主要指穀類和堅果類，如白麵、大米、蕎麵、腰果、花生、杏仁、榛子、栗子等。根據世界衛生組織的調查顯示，肉蛋類蛋白比植物類蛋白引發痛風、冠心病的機率要高。因此，提倡痛風患者及痛風合併症患者應以進食植物蛋白質為主，以代替動物蛋白質。但需要指出的是，植物蛋白消化分解後的最終代謝產物普林的排泄率，遠遠高於動物蛋白代謝所產生的普林。因此，痛風患者的飲食方案中，植物蛋白質要有所增加，以補充因為控制普林而減少的蛋白質攝入量。

水產類

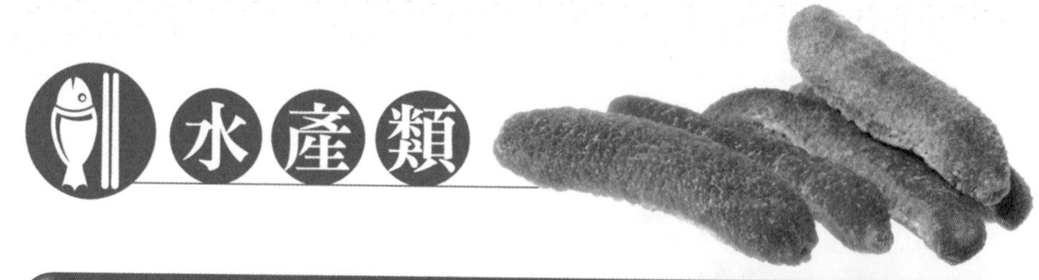

水產類食品對緩解痛風有什麼益處

大多數水產類食品都含有較高的普林，但並非意味著痛風患者一點都不能吃。有些水產品只要不在痛風發作期食用，並嚴格控制攝入量，是可以吃一點的。這些水產品含有豐富的蛋白質、鉀及各種營養素，對人體內分泌代謝能有調節作用，可促進尿酸排泄，所以，痛風患者不應排斥這些水產品。

水產類食品吃多少為宜

痛風患者吃水產類食品應嚴格控制攝入量，因為儘管有的水產品普林不太高，但吃多了照樣會引起痛風的急性發作；相反，有的水產品雖然含普林很高，但吃得不多，也不會引起痛風發作。一般來說，每餐吃水產品的總量以20～40克為宜。

哪些水產類儘量不吃，哪些水產類可適量少吃

有些水產品含普林較高，堅決不能食用，如魚類：魚皮、魚卵、魚乾、沙丁魚、鰱魚、鯧魚等；貝殼類：牡蠣、蛤、干貝等；蝦類：金鉤蝦、草蝦、蝦米等。其餘可適量少吃。

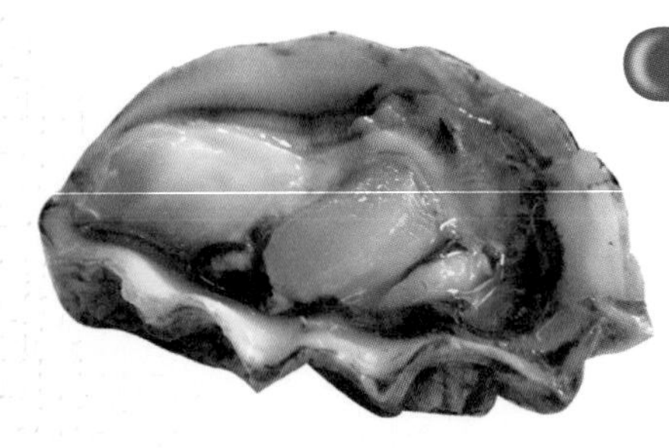

水產類食品什麼時候吃合適

痛風患者不宜經常吃水產，一般10多天吃一次為宜，而且要嚴格限量食用，也不能與其他含普林高的食物同時食用，如肉類等，以免增加體內普林含量。

水產類食品怎樣與其他食物合理搭配

痛風患者吃魚或蟹不同於正常人，若餐點裡有魚和蟹，可適當吃一點，但要搭配些菜肴，如熗炒高麗菜、煸炒櫛瓜、雞蛋炒小黃瓜等。這樣，不但營養較為全面，還能滿足人的食欲，減少痛風發作次數。

吃水產類食品應該注意什麼問題

最好採用清蒸的方法，儘量不吃油炸、煎烤的水產品；湯也不宜喝，因為大部分普林都在湯裡。

烹製水產品時要清淡，不要放雞精或味精，因為這兩種調味品均含有核苷酸，而核苷酸的代謝產物就是尿酸。

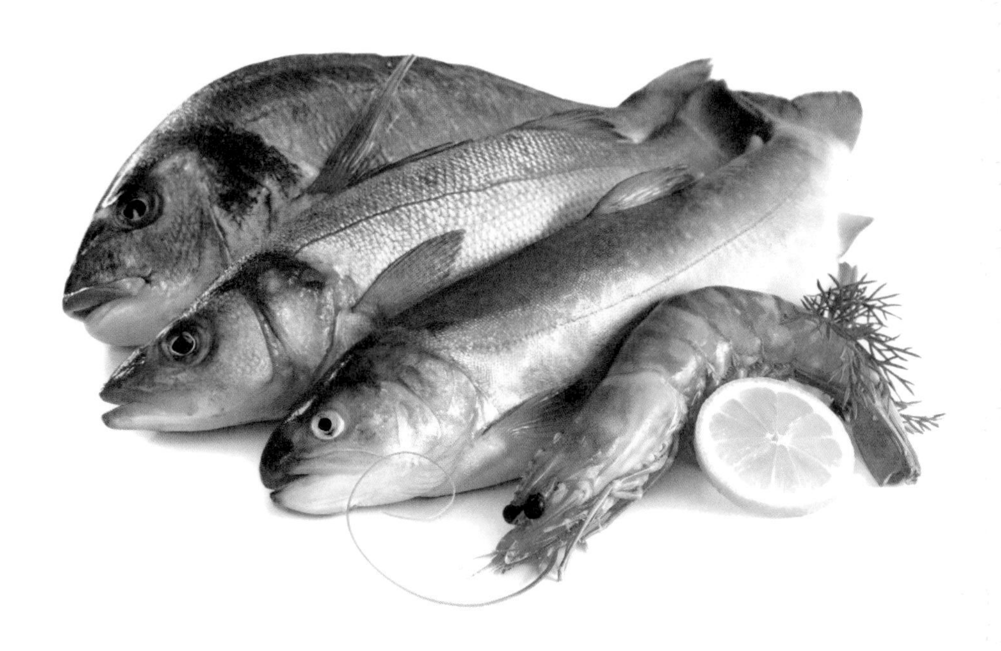

水產類

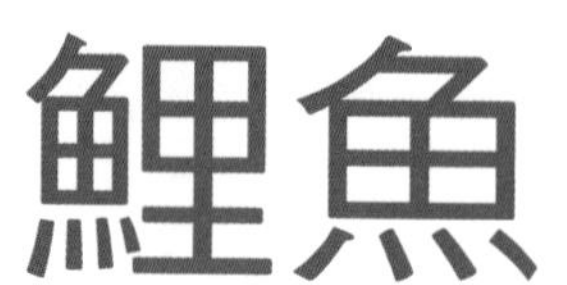

調節人體
內分泌代謝

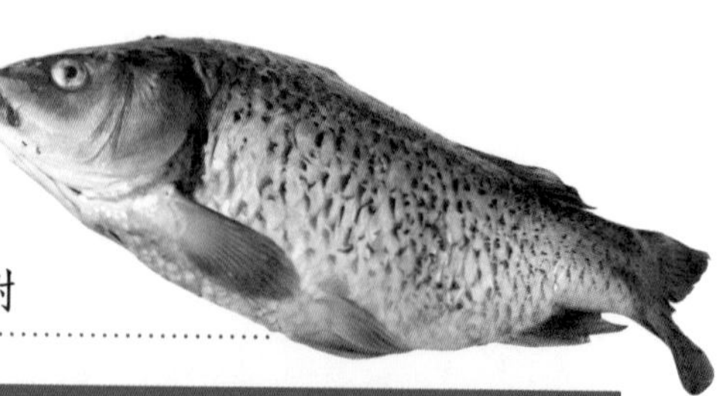

有益於防治痛風的營養成分

鯉魚富含蛋白質、鉀及各種營養素，對人體內分泌代謝有調節作用，可促進尿酸排泄，對痛風合併高血壓病、心臟病等有一定的輔助療效。

食法要略

- 鯉魚紅燒、清燉均可，烹製時不要放味精。
- 烹製鯉魚時應把魚身兩側的白筋去掉，以免有腥味。
- 鯉魚含有一定量的普林，痛風患者需限量食用。
- 鯉魚與醋搭配，有利濕效果。

食療功效

中醫認為，鯉魚具有健脾開胃、清熱解毒、利尿消腫、止咳下氣等功效。

食譜推薦

銀耳燉鯉魚

食量提示
每天80克為宜

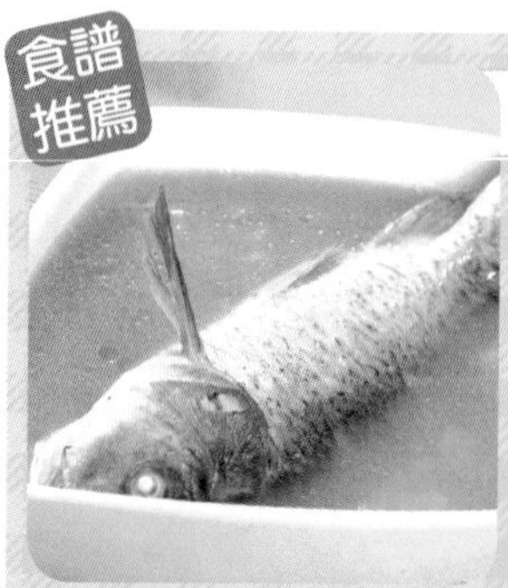

原料

鯉魚160克，銀耳20克（水發），植物油8克，鹽3克，蔥、薑、蒜、醋、老抽、料酒各適量。

做法

1. 將鯉魚洗淨，入油鍋，兩面煎成金黃色，盛出備用。
2. 鍋留底油，放蔥、薑、蒜、醋、老抽、料酒、鯉魚、銀耳、鹽及適量開水，小火燉煮至熟即可。

功效

健脾開胃、清熱解毒、利水消腫，對腹脹、少尿、黃疸、煩渴均有輔助療效。

水產類

草魚

降低
膽固醇，防治
心腦血管疾病

有益於防治痛風的營養成分

草魚富含維生素D、不飽和脂肪酸和鉀，可降低血清中的膽固醇，防止動脈粥樣硬化，促進尿酸排泄，對痛風、心腦血管疾病有輔助治療作用。

食法要略

- 草魚吃法很多，清蒸、紅燒、油炸等都可。
- 草魚宜與冬瓜搭配，平肝祛風。
- 痛風患者應限量食用。
- 草魚的膽有毒，忌食。

食療功效

中醫認為，草魚具有暖胃和中、平肝祛風等功效，對防治胃寒冷痛、體虛氣弱、食少、瘧疾、頭痛等病症有一定的輔助作用。

紅燒草魚

食量提示
每天100克
為宜

原料

草魚100克，植物油8克，鹽3克，蔥段、薑片、蒜片、乾辣椒、八角、花椒、醋、料酒、老抽、白砂糖各適量。

功效

健脾開胃，養顏抗衰老，促進血液循環。

做法

1. 將草魚洗淨，去除魚身兩側的白筋，魚身兩側切斜紋，炸成金黃色。
2. 鍋留底油，放蔥段、薑片、蒜片、乾辣椒、八角、花椒爆香後，放入煎好的草魚，再放醋、料酒、老抽、白砂糖、鹽，加蓋燜5分鐘。
3. 然後倒入開水（淹過魚身），燉煮至熟，即可食用。

水產類

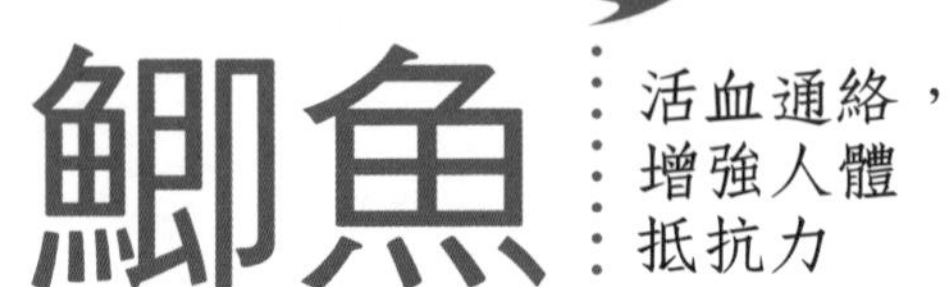

鯽魚

活血通絡，
增強人體
抵抗力

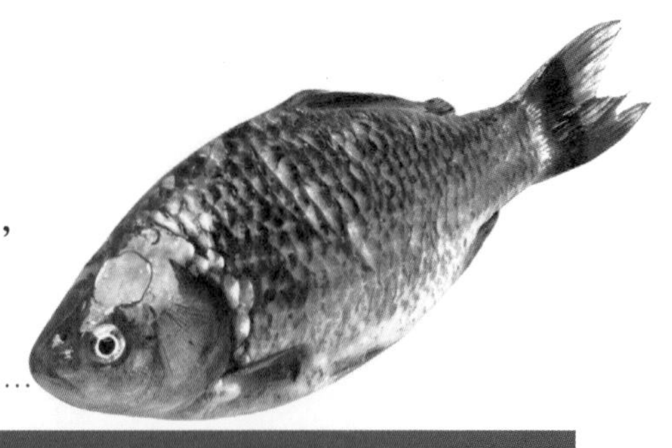

有益於防治痛風的營養成分

鯽魚富含優質蛋白和鉀，可補充營養，增強人體抵抗力，促進尿酸排泄，有益於痛風合併高血壓病、糖尿病患者食用。

食法要略

- 鯽魚可煎炸、燉煮、熬湯，但以清蒸或煮湯營養效果最佳。
- 冬令時節的鯽魚最佳。
- 痛風患者吃鯽魚應加涼水燉煮鯽魚，不要喝湯。

食療功效

中醫認為，鯽魚具有健脾利濕、和中開胃、活血通絡、溫中下氣、健腦益智等功效，對脾胃虛弱、潰瘍、水腫、心腦血管疾病等病症也有補益作用。

食譜推薦

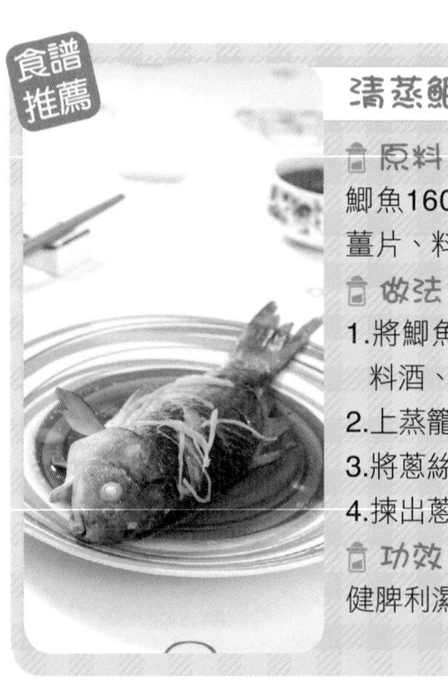

清蒸鯽魚

食量提示
每天80克為宜

原料

鯽魚160克，鹽3克，蒸魚豉油8克，蔥絲、薑片、料酒、生抽各適量。

做法

1.將鯽魚洗淨，放入盤中，放蔥絲、薑片、料酒、鹽，醃製20分鐘。
2.上蒸籠蒸8分鐘，熄火，焖3分鐘。
3.將蔥絲鋪到魚上，均勻滴上適量生抽。
4.揀出蔥絲、薑片，倒入蒸魚豉油即可。

功效

健脾利濕，和中開胃。

水產類

鱔魚

補肝益腎，
降血糖，緩解痛風
合併糖尿病

有益於防治痛風的營養成分

鱔魚富含卵磷脂、鱔魚素和鉀，能降低血糖、滋肝補腎，促進尿酸排泄，適合痛風合併糖尿病患者食用。

食法要略

- 吃鱔魚要吃鮮活的，應現殺、現烹飪，死過半天以上的鱔魚不能吃，裡面會生成有毒物質，一次攝入100克就會中毒。
- 烹製鱔魚時一定要保證鱔魚熟透，因為鱔魚體內有一種寄生蟲，只有高溫烹製一定時間才能將其殺滅。
- 鱔魚又叫黃鱔，形體似蛇，色微黃或橙黃，體長可達80公分，無胸鰭和腹鰭，無鱗，購買時應仔細鑒別，以免和鰻魚相混淆。
- 因鱔魚含有一定量的普林，痛風患者應限量食用。

食療功效

中醫認為，鱔魚具有補氣養血、溫陽健脾、補腦益智等功效，對貧血、身體虛弱、肺病、咳嗽、痢疾等均有輔助治療作用。

食譜推薦

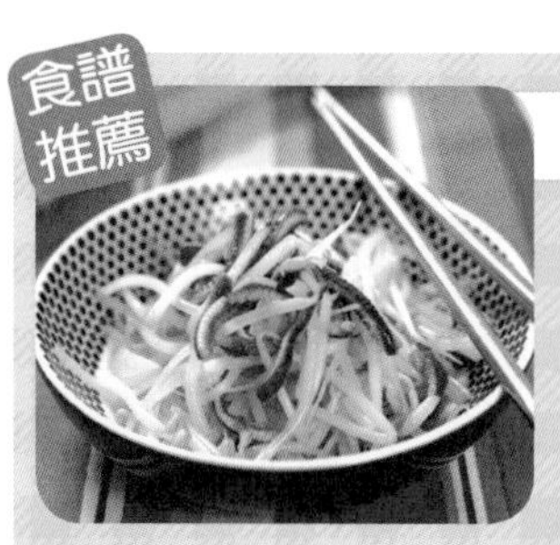

綠豆芽炒鱔絲

食量提示：每天50克為宜

原料

綠豆芽200克，鱔魚100克，植物油8克，鹽3克，薑絲、蒜片、澱粉各適量。

做法

1.將活鱔魚宰殺洗淨、沸水焯過、切絲，綠豆芽焯水。

2.起油鍋熗薑絲、蒜片，放入鱔魚絲、綠豆芽、鹽煸炒、勾薄芡，即可。

功效

生津解暑、利尿消腫、補中益氣，對肥胖者及便秘者有較好的療效。

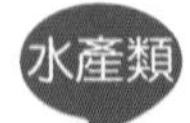

海蜇

行瘀化積，
降壓降脂，
防治痛風合併症

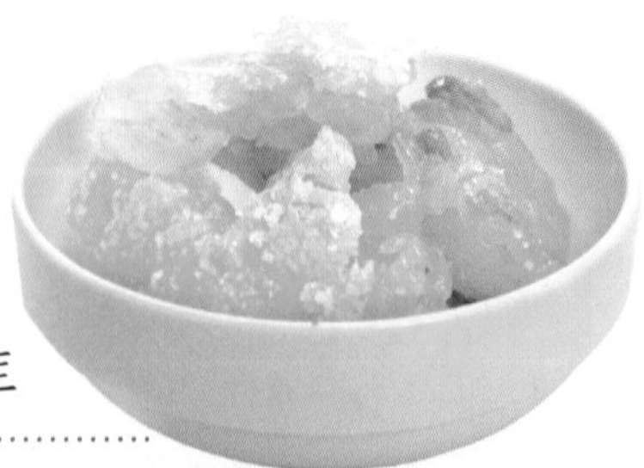

有益於防治痛風的營養成分

海蜇含有豐富的蛋白質、礦物質及人體需要的多種營養成分，且普林含量極低，能降低血壓和血脂，適合痛風合併高血壓病、高脂血症患者食用。

食法要略

- 海蜇適宜涼拌食用，吃時適當放些醋，這樣味道更純正。
- 新鮮海蜇有毒，必須用食鹽、明礬醃漬後方可食用。
- 海蜇適宜與蘆根搭配，舒悶解氣；與荸薺搭配，緩解便秘；忌與白糖同食，否則會變味。

食療功效

中醫認為，海蜇具有清熱化痰、行瘀化積等功效，也可防治動脈硬化，對咳嗽痰多、痰黃黏稠、哮喘有一定的輔助療效。

食譜推薦

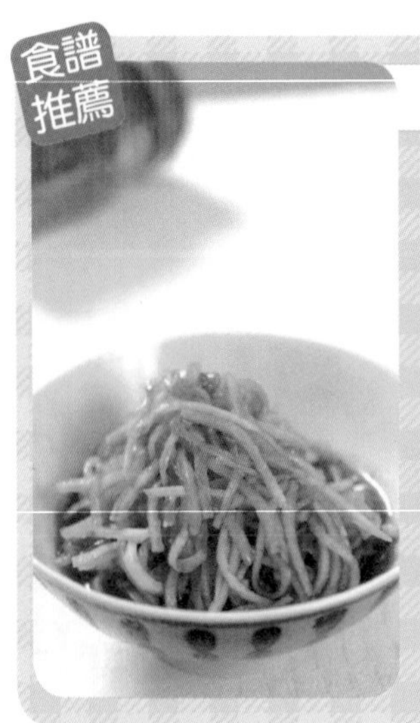

蘿蔔絲拌海蜇

食量提示：每天50克為宜

原料

海蜇100克，白蘿蔔200克，鹽5克，蒜末、蔥絲、生抽、醋、雞精、辣椒油各適量。

做法

1.白蘿蔔切絲，海蜇浸泡、焯水、切絲。

2.將白蘿蔔絲、海蜇絲放入盤中，加蒜末、蔥絲、鹽、生抽、醋、雞精、辣椒油拌勻即可。

功效

降糖、降脂，減肥，促進胃腸蠕動，防止便秘。

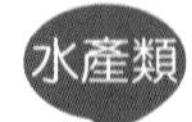

海參

低普林，
調節人體水分

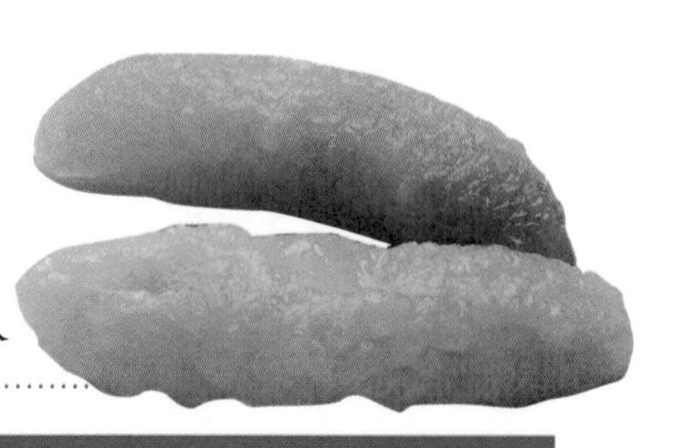

有益於防治痛風的營養成分

海參富含蛋白質、礦物質，是典型的高蛋白、低脂肪、低膽固醇食物，且海參所含普林極低，能調節人體水分平衡，對防治痛風合併高血壓病、糖尿病有較好的輔助療效。

食法要略

- 海參可紅燒或做成涼菜食用。
- 乾海參食用前要先用冷水浸泡2小時，待漲大時取出，剖腹，剔除腸腔，洗淨後再浸泡1小時，就可製作食用了。
- 買回漲發好的海參，一定要反復清洗乾淨，以免其中殘留的化學成分有害健康。
- 海參性滑利，脾胃虛弱、大便溏稀、痰多者忌食。

食療功效

中醫認為，海參具有養血潤燥、補腎益精、除濕壯陽、止血消炎、和胃止渴、通便利尿等功效，海參對再生障礙性貧血、神經衰弱、胃潰瘍、肺結核、肝炎等病症有輔助治療作用。

食譜推薦

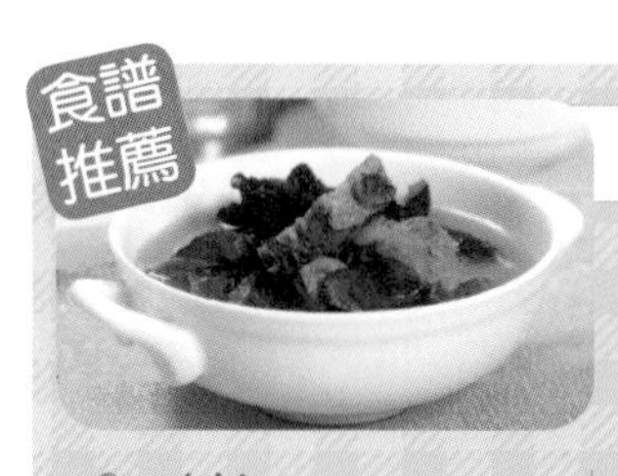

海參木耳排骨湯

食量提示：每天50克為宜

原料

海參100克（水發），木耳20克（水發），排骨150克，鹽5克，蔥段、薑片、料酒各適量。

功效

增強人體免疫力，除濕壯陽、補腎益精、清胃滌腸、養血潤燥、通便利尿。

做法

1. 將木耳、海參洗淨，海參切成薄片，排骨斬段。
2. 將所有食物放入沙鍋中，加水燉煮50分鐘。
3. 放鹽、料酒、薑片、蔥段，再煮10分鐘即可食用。

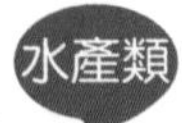

蝦仁

開胃化痰，
滋陰潤燥

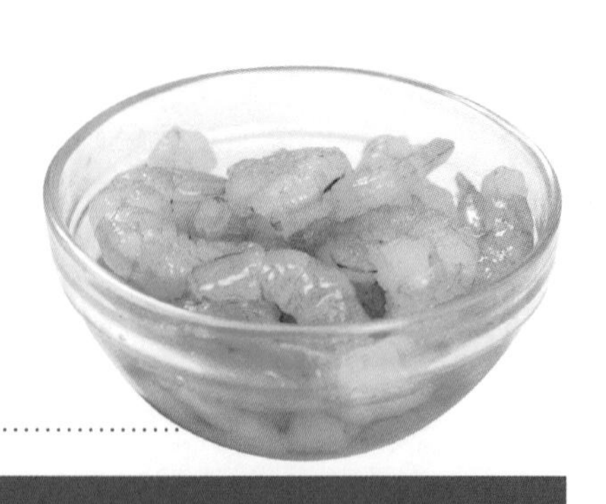

有益於防治痛風的營養成分

蝦仁含有豐富的鎂，能減少血液中膽固醇的含量，防止動脈硬化；蝦所含的鉀也非常豐富，能夠促進尿酸排泄，適宜痛風合併心腦血管患者食用。

食法要略

- 蝦可炒、蒸和製餡。
- 吃蝦時，蝦背上的蝦線應挑去。
- 蝦為發物，過敏體質者慎食。
- 身體有火之時忌食蝦。
- 蝦含有一定量的普林，痛風患者應限量食用。

食療功效

中醫認為，蝦具有開胃化痰、補氣壯陽等功效，也有鎮靜的作用，可輔助治療神經衰弱、神經功能紊亂等症。

食譜推薦

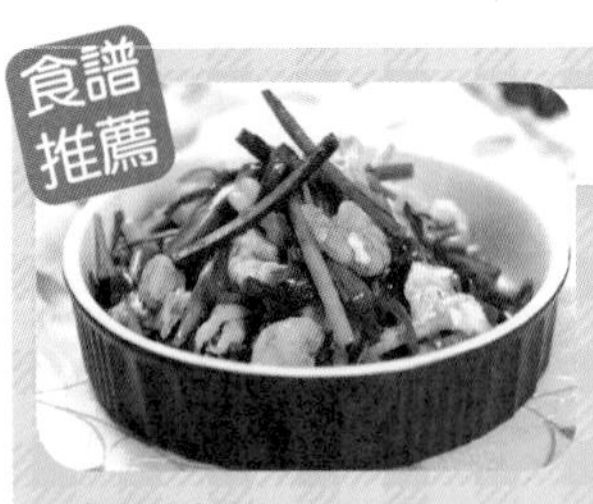

韭菜蝦仁炒雞蛋

食量提示
每天50克為宜

原料

韭菜100克、蝦仁50克（乾蝦仁）、雞蛋1個，植物油8克，鹽3克。

做法

1.韭菜洗淨、切段。
2.雞蛋磕入碗中，攪散後入油鍋炒熟，盛出。
3.另起油鍋，將蝦仁、韭菜、雞蛋放入煸炒，加鹽調味，即可。

功效

滋陰潤燥、溫中行氣、殺菌消炎、解毒，還能促進胃腸蠕動，有減肥和預防便秘的作用。

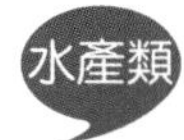

螃蟹

通筋活絡，
祛風利濕

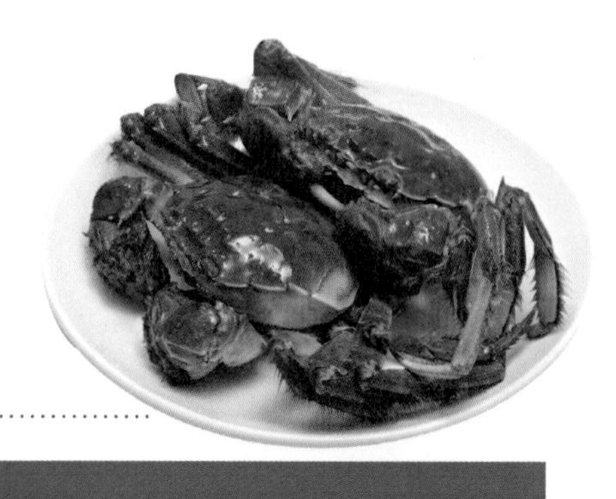

有益於防治痛風的營養成分

螃蟹含有豐富的蛋白質、鈣、磷、鉀等營養素，能促進尿酸排泄，可有效緩解痛風症狀。

食法要略

- 螃蟹可清蒸、作菜肴，還可製成蟹糊、蟹醬，但以清蒸最好。
- 製作前一定要洗淨，且一定要蒸透蒸熟，現蒸現吃，不要超過4小時。
- 吃螃蟹時需蘸食薑末、醋汁，可祛寒殺菌。
- 死螃蟹不可食用，容易中毒；萬一中毒，可用冬瓜、蒜解毒。
- 吃螃蟹前後1小時內忌飲茶水。
- 螃蟹不宜與柿子同食。
- 螃蟹含有一定量的普林，痛風患者應限量食用。

食療功效

中醫認為，螃蟹具有清熱解毒、活血化瘀、祛風利濕、通筋活絡等功效，對結核病、黃疸等病症有輔助治療作用。

食譜推薦

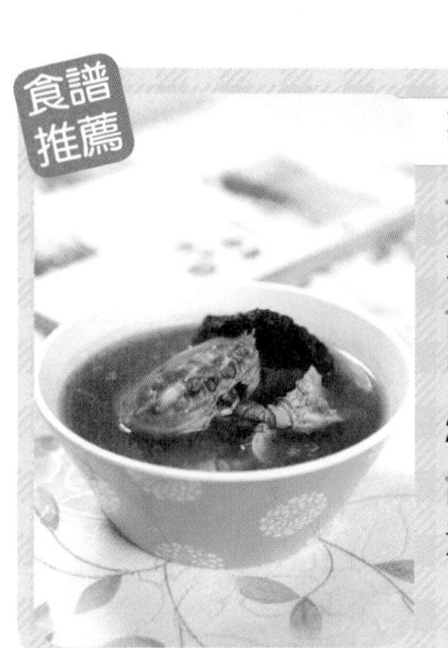

雞血藤蟹湯

食量提示
每天80克為宜

原料

河蟹100克，米酒100克，雞血藤15克。

做法

1.將雞血藤、河蟹放在沙鍋中燒沸。
2.調入米酒，燉至河蟹熟即可。

功效

活血化瘀，通經止痛，益陰補髓。

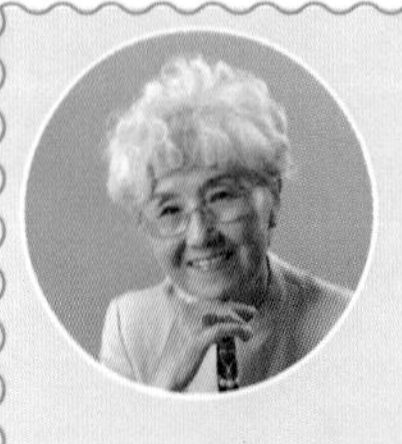

專家答疑

問：我剛診斷出得了痛風，我聽說得這種病不但不能吃海鮮，且吃了會發生過敏現象，是這樣的嗎？

答：也不能一概而論說痛風患者不能吃海鮮，這要看魚的種類而定。魚類中尤以帶魚的魚皮含普林特別高，其他如人們平常吃的沙丁魚、白鯧、鱸魚含量也不低；普林含量相對較少的有草魚、鯉魚、鮪魚、秋刀魚等。另外，還要看食用量的多少，有些魚所含普林雖低，但吃得過多也會造成體內血清尿酸過高，而含普林較高的魚類，只要減少食用量，也不會引起痛風的急性發作。

另外，痛風患者吃海鮮發生過敏現象的比例確實要比一般人高得多，最常見的反應是皮膚瘙癢、風疹、斑塊等過敏現象，還有的會出現噁心、嘔吐、腹痛、腹瀉、咳嗽、氣喘、休克等過敏症狀。建議吃海鮮時要慎重，先少量吃點，看有無過敏反應，這樣就比較安全了。

問：我是一名痛風患者，自從我知道吃海鮮容易引起痛風急性發作後，我的食譜裡就沒有出現過魚，但我非常喜歡吃用蝦皮做的三鮮餡餃子，請問專家，這會引起痛風嗎？

答：蝦皮有許多種，所含的普林介於100～150毫克，屬於高普林食物，原則上不宜吃，更不宜多吃。如果你處在痛風緩解期，可限量食用，但每餐要控制在30～50克，且不宜頻繁地食用。但如果你處在痛風急性發作期，就要嚴禁食用。

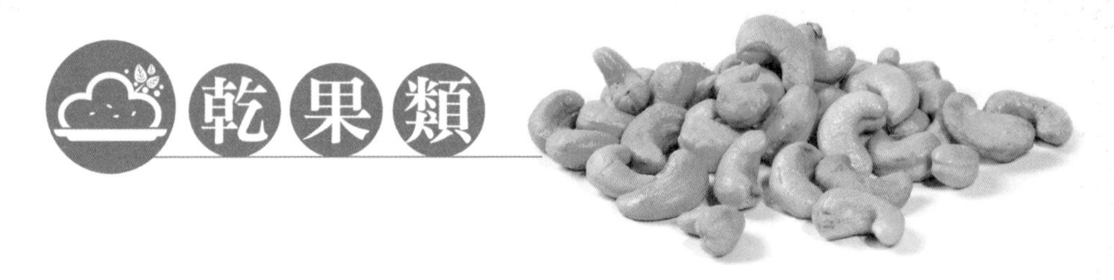

乾果類

乾果類食品對緩解痛風有什麼益處

乾果營養價值很高，它的食療功效正在被越來越多的人們所認識，由於它兼具了蔬菜、水果及糧食類中的一些營養成分，既好吃，又便於存放，是人們日常休閒的優質小吃。

大部分乾果屬於鹼性或中性食品，普林含量較低，這有助於水液代謝，維持人體的酸鹼平衡。乾果中含有不飽和脂肪酸、白藜蘆醇、各種維生素及其他營養物質，能夠減少人體內膽固醇的吸收，軟化血管、降脂、降壓和降低膽固醇。

乾果類食品吃多少為宜

乾果的熱量和油脂含量相對較多，所含水分相對較少，因此，痛風患者每天適宜吃6～8克，吃乾果也要採取細水長流的方法，每天適量吃一點，不要間斷，這樣就會產生好的效果。如果是想起來就吃，忘了就不吃，就達不到強身健體的效果。但也要避免不管不顧，一味地敞開吃，那樣很容易引起消化不良、腹脹、上火，特別是引起肥胖而導致痛風加重。如果一次吃多了，應該減少一日三餐主食和油脂的攝入量。

哪些乾果儘量不吃，哪些乾果可適量少吃

大部分乾果類普林含量較少，但是腰果、芝麻、核桃等普林含量中等，食用時注意不要超量。乾果類油脂含量較高，痛風合併肥胖、高脂血症患者應少量食用。

乾果類食品什麼時候吃合適

乾果一般只能作為零食在餐前或餐後來吃，由於乾果吃後容易產生飽腹感，因此，有減少其他熱量攝入和抵禦饑餓的作用。

吃乾果類食品應該注意什麼問題

乾果一天最多吃1～2種，且間隔時間要長一些，以免積食影響消化。

用乾果製作菜肴，如腰果、栗子、松仁、杏仁、核桃仁、花生米等，就要相應減少每天固定的食物攝入量，以免一次攝入過多。

吃乾果也要吃當年新鮮的，不要一次購買太多，乾果存放時間長了容易產生異味，這說明已經變質，不可食用。

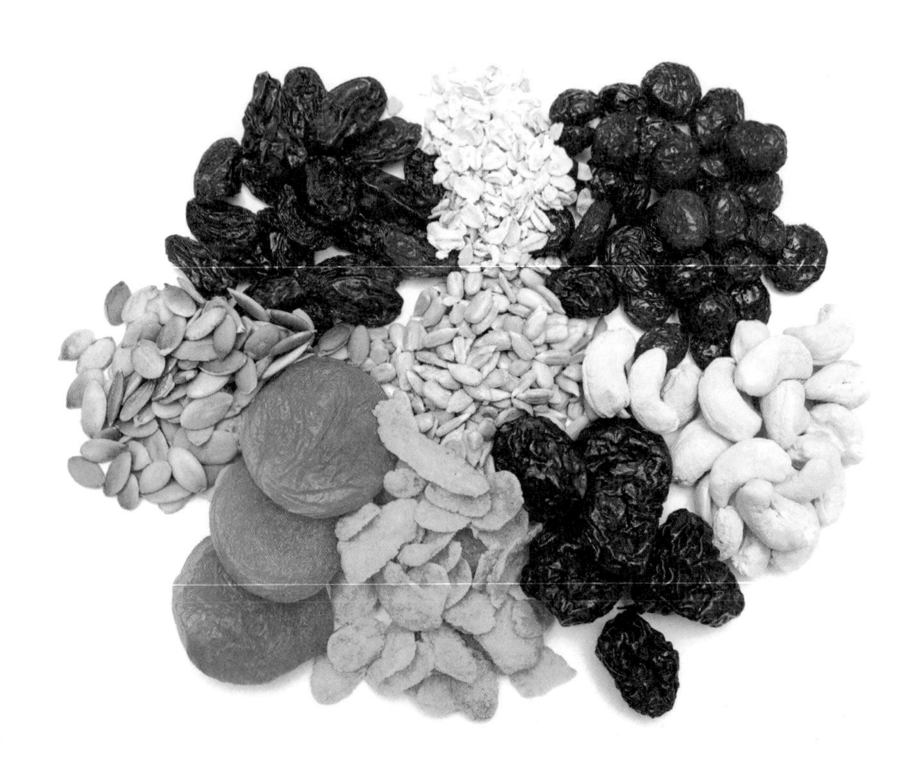

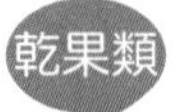

花生

利尿消腫，
防治痛風合併症

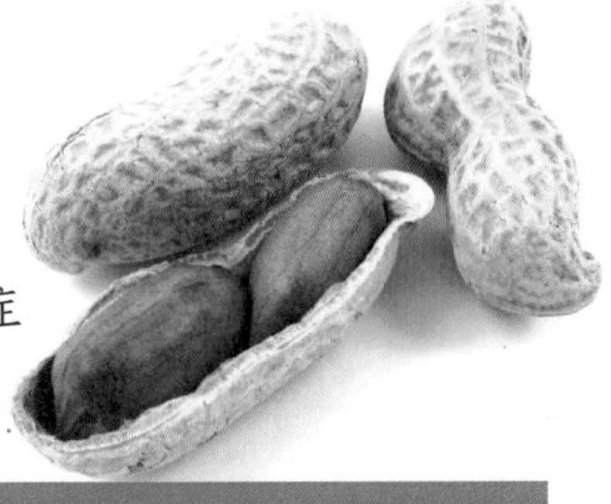

有益於防治痛風的營養成分

花生含有較多的不飽和脂肪酸、白藜蘆醇、維生素C和鉀，能防治動脈粥樣硬化及心腦血管疾病，對防治痛風合併高血壓病、心臟病均有一定的輔助療效。

食法要略

- 花生可炒、油炸，做成花生醬或花生油，也可做成餡料、菜肴或熬粥等。
- 花生煮著吃最好，既營養又易於消化。
- 吃花生時應連紅衣一起食用，因為花生紅衣更具營養，且藥效作用更強。
- 患有甲狀腺功能亢進、膽囊切除、血栓、胃腸虛弱、發熱、跌打瘀腫者不宜吃花生。

食療功效

中醫認為，花生具有健脾和胃、滋養調氣、潤肺化痰、利尿消腫、清咽止瘧、生乳止血等功效，能增加血小板含量並改善其功能。

食譜推薦

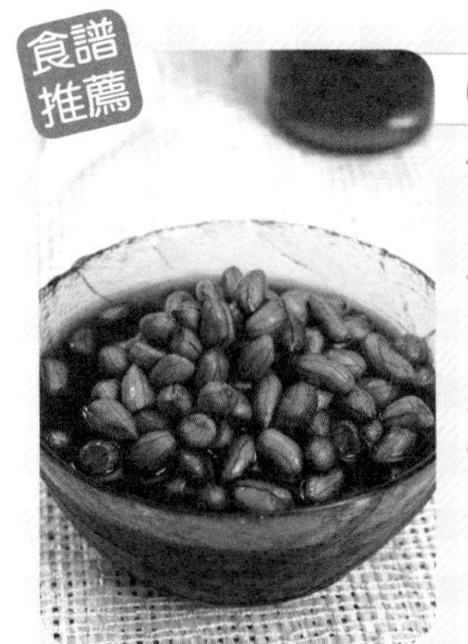

醋泡花生

食量提示
每天20～30克為宜

原料

米醋200克，紅衣花生60克。

做法

1.將花生洗淨瀝乾，備用。

2.將花生浸泡在食醋裡，半月後即可食用。

功效

降糖降壓，健脾利濕，潤肺止咳。

乾果類

杏仁

降壓降脂，
防治痛風
合併症

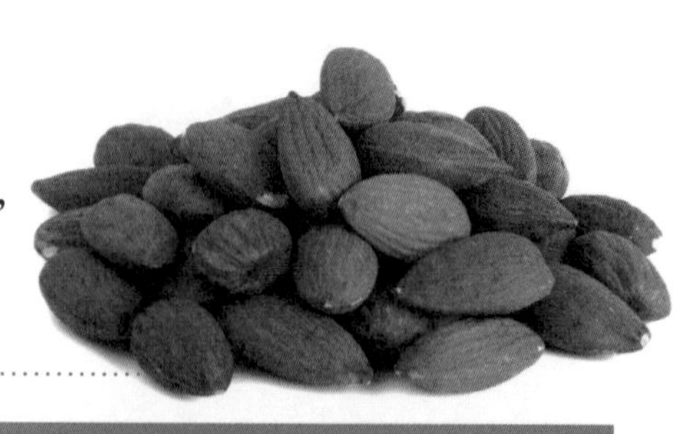

有益於防治痛風的營養成分

杏仁含有豐富的維生素E、蛋白質、鉀及不飽和脂肪酸等，具有降壓、降脂，降低心腦血管疾病發病的作用，對防治痛風合併心臟病、高血壓病均有益處。

食法要略

- 苦杏仁有毒，吃時需用水浸泡後再煮才能食用，而且不能多吃。
- 杏仁有甜杏仁、苦杏仁之分，甜杏仁一般可作為休閒小吃，苦杏仁一般用來入藥，有毒，不能多吃。

食療功效

中醫認為，甜杏仁具有潤肺生津、健脾開胃、止咳平喘等功效，適宜於氣管炎、傷風咳嗽、便秘等疾病的輔助治療。

食譜推薦

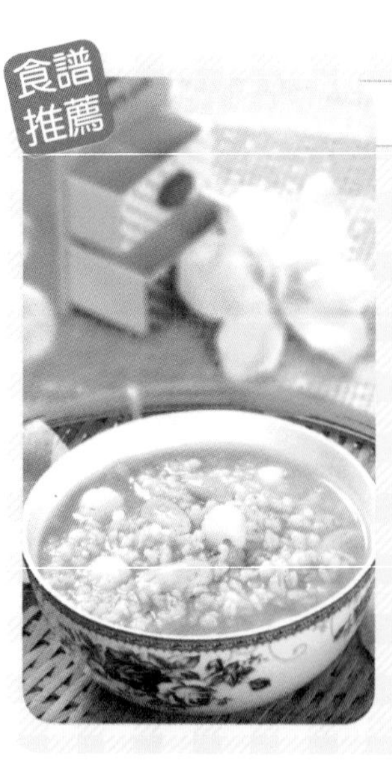

杏仁蓮子粥

食量提示
每天20克為宜

原料

杏仁40克（炒熟後去皮），蓮子30克，大米80克。

做法

1. 將大米、蓮子淘洗乾淨後入鍋，再放入杏仁。
2. 加適量水，旺火燒開後改用小火熬煮至熟，即可食用。

功效

潤肺生津、健脾開胃，降血脂。

核桃

利尿消石，
緩解痛風合併
糖尿病、心臟病

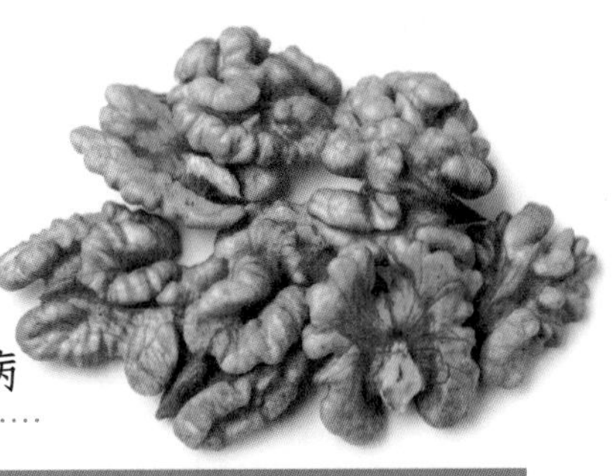

有益於防治痛風的營養成分

核桃含有較多的蛋白質、鉀和人體必需的不飽和脂肪酸，能滋養腦細胞，對抗總膽固醇升高，預防心血管系統疾病，且能促進尿酸排泄，有助於防治痛風合併糖尿病及心臟病等。

食法要略

- 核桃可生食、炒食、榨油、做糕點、作菜肴、熬粥等。
- 吃核桃仁時不要剝去表面的褐皮，因為這層皮裡含有豐富的營養成分。
- 要想取一個完整的核桃仁，可將核桃放在蒸籠裡蒸4分鐘，再放在冷水裡浸泡3分鐘，然後用錘子在核桃四周輕輕地敲打幾下即可。

食療功效

中醫認為，核桃具有溫肺定喘、補腎固精、潤腸通便、利尿消石、強筋健骨、通潤血脈、補虛勞等功效。

食譜推薦

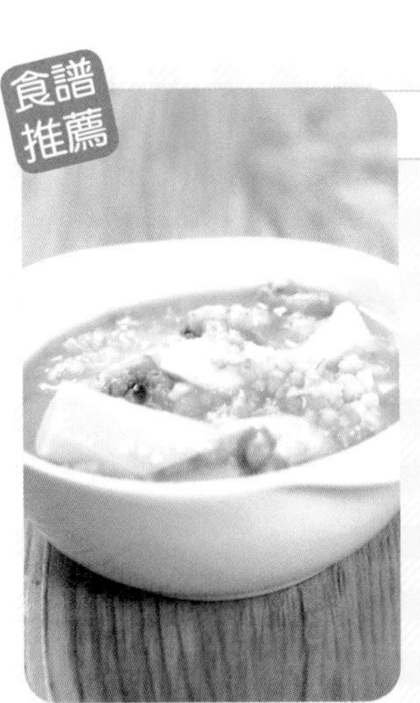

核桃山藥粥

食量提示：每天20克為宜

原料

山藥120克，核桃仁20克，大米80克。

做法

1.山藥削皮、切塊。

2.將大米入鍋，加水燒沸。

3.放山藥、核桃仁熬煮至熟即可。

功效

養陰生津，補腎固精，益智健腦，緩解疲勞。

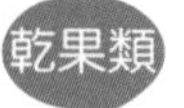

板栗

鹼化尿液，
緩解痛風症狀

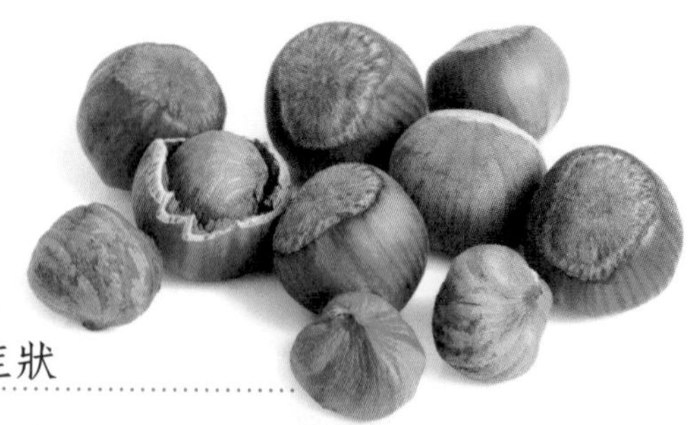

有益於防治痛風的營養成分

板栗含有較多的膳食纖維及豐富的不飽和脂肪酸和鉀，且脂肪及普林含量較少，對心腦血管有益，能促進尿液鹼化，有助於緩解痛風症狀。

食法要略

- 板栗可炒著吃、做成菜肴、餡料和羹等。
- 痛風合併糖尿病患者應限量食用，以免影響血糖水準的穩定。
- 板栗不宜與牛肉搭配，會削弱栗子的營養價值。

食療功效

中醫認為，板栗具有補腎強筋、益脾健胃、活血止血、消腫強心等功效。

食譜推薦

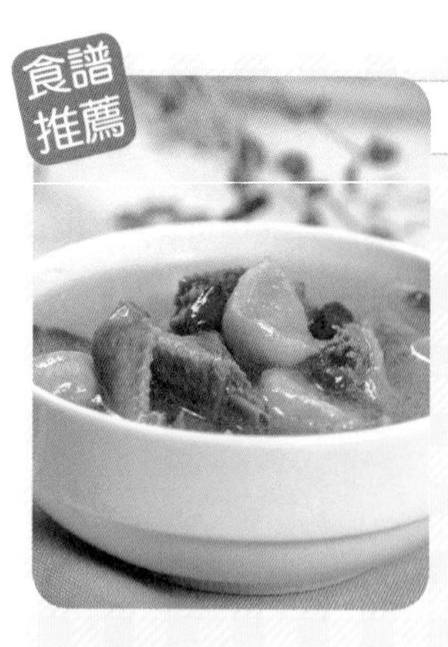

板栗枸杞乳鴿湯

食量提示
每天10個為宜

原料

板栗20個，乳鴿200克，枸杞15克，鹽5克，蔥、薑、料酒、胡椒粉、雞精各適量。

做法

1. 將乳鴿洗淨，剁成塊，入水中汆燙，去盡血水待用。
2. 板栗去皮。
3. 將所有食物放入沙鍋中，加入薑、蔥、料酒、少許鹽，用小火煲2小時，再放入雞精、胡椒粉調味即可。

功效

滋肝潤肺、健脾養胃、祛風解毒。

乾果類

白瓜子

消炎、降壓，防治痛風伴有結石

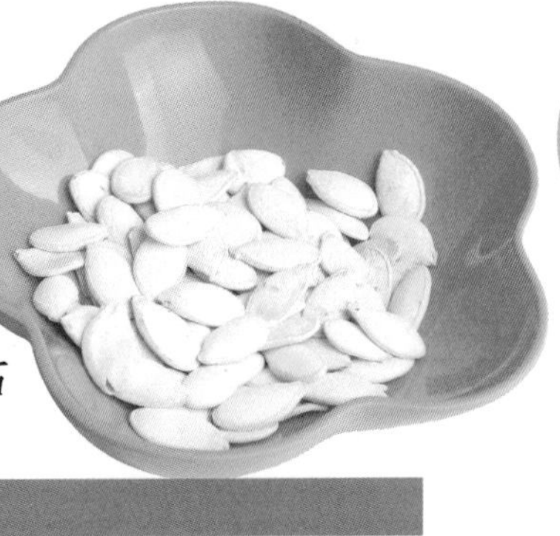

有益於防治痛風的營養成分

白瓜子富含氨基酸、不飽和脂肪酸、維生素E和鉀，有預防腎結石、抗體內酸化、促進尿酸鹽的溶解和排出等作用，適宜痛風伴有結石的患者食用。

食法要略

- 白瓜子生吃或熟吃都可以，但最好熟吃。
- 痛風患者應限量食用。
- 一次不要吃得過多，以免引起腹脹、頭暈。
- 腎功能不全者忌吃白瓜子，以免加重病情。

食療功效

中醫認為，白瓜子具有殺蟲、消炎、抗菌、降壓等功效，且有參與糖、脂肪、蛋白質等的合成與分解，對細胞膜有保護作用。

食譜推薦

食量提示

每天10個為宜

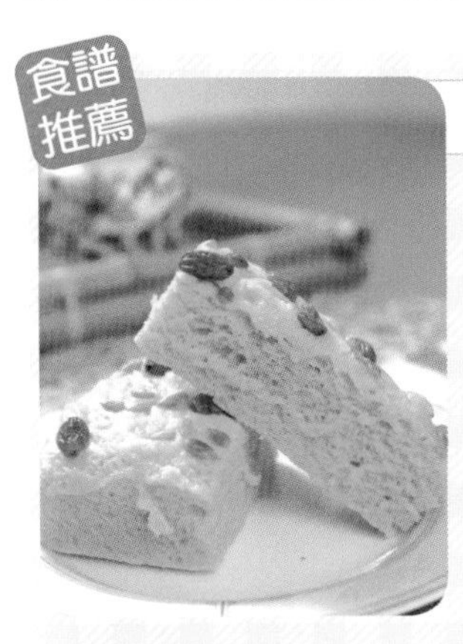

金銀糕

原料

玉米麵100克，麵粉100克，白瓜子仁5克，葡萄乾5克，食用鹼適量。

做法

1.將玉米麵、麵粉混勻，加水和好，蓋上籠布，置於溫處，待發好用。

2.麵發好後，將洗好的葡萄乾、瓜子仁撒入發麵中，並將食用鹼調成液狀，兑入發麵，攪成均勻的稠粥狀。

3.待鍋裡的水燒開後，將麵糊倒在蒸鍋的屜布上鋪平，蓋上蓋蒸30分鐘即成。

功效

消炎殺菌，降壓、降脂、降膽固醇。

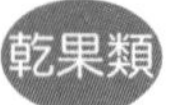

蓮子

抵抗體內酸性，
防治痛風

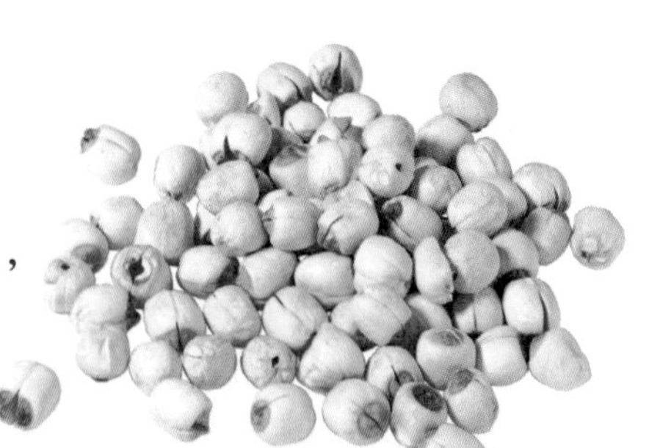

有益於防治痛風的營養成分

蓮子含有豐富的糖類、維生素E以及礦物元素鈣、磷、鎂、鉀，有對抗體內酸性、調節水液代謝、促進尿酸排泄等作用，對防治痛風有一定的輔助作用。

食法要略

- 蓮子既可鮮食，也可燉湯、熬粥，做甜食、糕點、蜜餞食用。
- 蓮子心可泡茶，有食療作用。

食療功效

中醫認為，蓮子具有益心補腎、健脾止瀉、固精安神等功效，有鎮靜神經、維持肌肉和心跳節律的作用。

食譜推薦

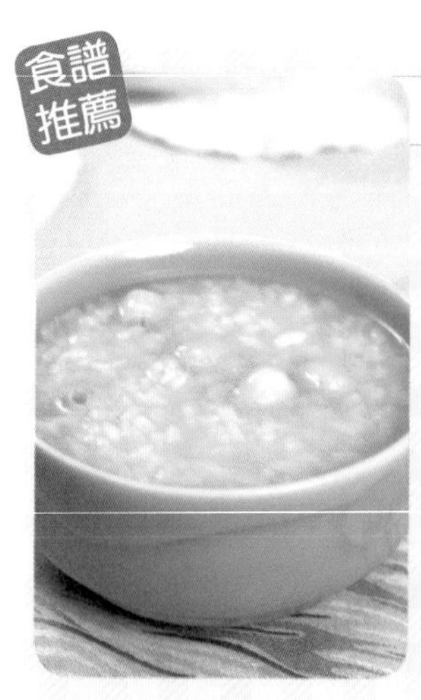

大米蓮子粥

食量提示：每天50克為宜

原料

大米80克，蓮子30克。

做法

1. 將蓮子洗淨用溫水浸泡5小時，備用。
2. 將大米淘洗乾淨後與蓮子一起入鍋，加水，慢火熬煮成粥即可。

功效

調節糖代謝，健脾益腎，養心安神，補虛損，強筋骨。

乾果類

松子

潤腸通便，
防治痛風合併
高血壓病、心臟病

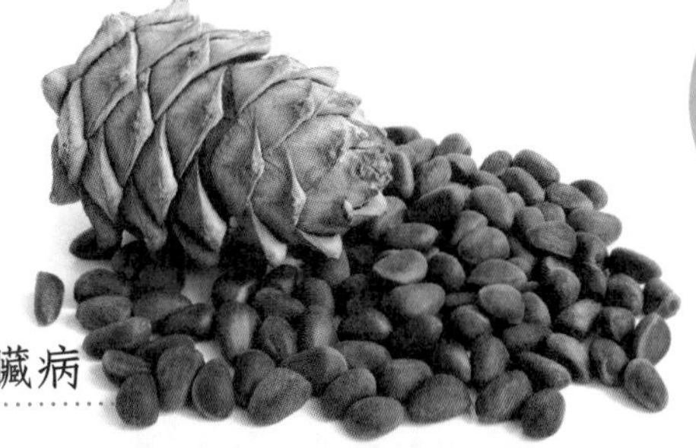

有益於防治痛風的營養成分

松子含有豐富的維生素E、鎂、鉀及油酸、亞油酸等不飽和脂肪酸，有軟化血管、降低血脂、對抗體內酸化、促進尿酸排泄的作用，對防治痛風合併高血壓病、心臟病等有輔助療效。

食法要略

- 松子可直接吃，也可做粥、做菜肴。
- 痛風患者應限量食用。
- 便溏、滑精及痰濕者忌食松子。
- 松子油脂量豐富，有膽囊炎、膽石症忌食。

食療功效

中醫認為，松子具有潤肺止咳、強陽補骨、潤腸通便、和血美膚等功效。

食譜推薦

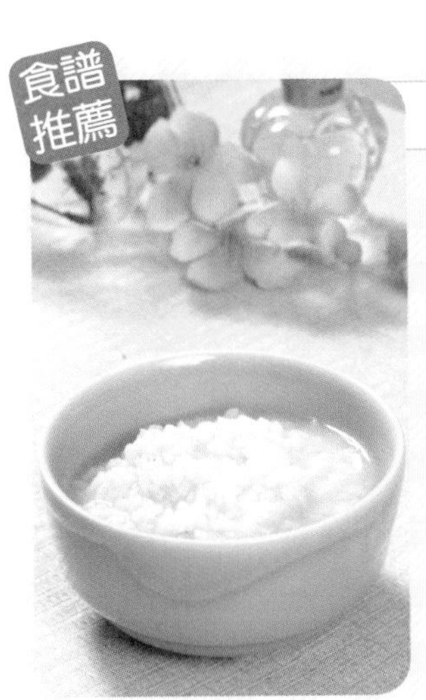

松子大米粥

食量提示
每天20克為宜

原料

大米80克，松子30克。

做法

1.將大米、松子淘洗淨。

2.放入鍋中，加水煮至將熟即可。

功效

和胃安眠、止渴止煩、益智健腦。

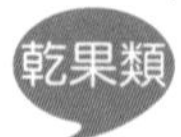

黑芝麻

調節體內酸鹼度，促進尿酸排出

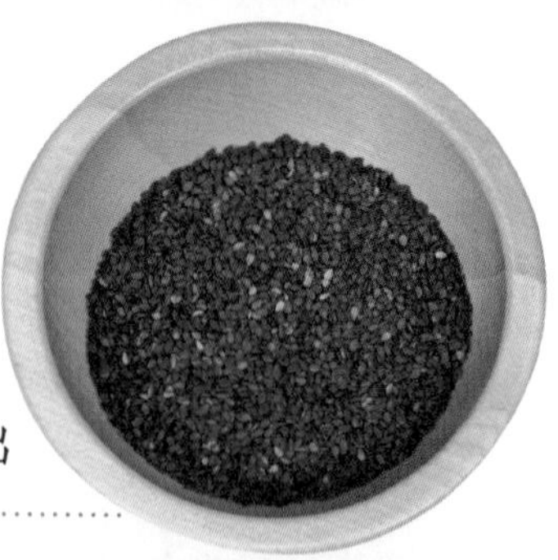

有益於防治痛風的營養成分

黑芝麻富含維生素E、鉀、鈣、磷及不飽和脂肪酸，能促進膽固醇代謝，使血管富有彈性，還能調節體內酸鹼度，促進尿酸排泄，對防治痛風及心腦血管疾病有益。

食法要略

- 黑芝麻可做成芝麻糊、芝麻醬、芝麻油食用。
- 芝麻有黑芝麻、白芝麻之分，品質好的黑芝麻色澤烏黑發亮，乾淨、乾爽；白芝麻色澤潔白、無雜質。

食療功效

中醫認為，黑芝麻具有潤腸、通便、養心、護肝、抗癌等功效，還能加速人體代謝功能，活化腦細胞、預防貧血。

食譜推薦

食量提示：每天20克為宜

核桃芝麻粥

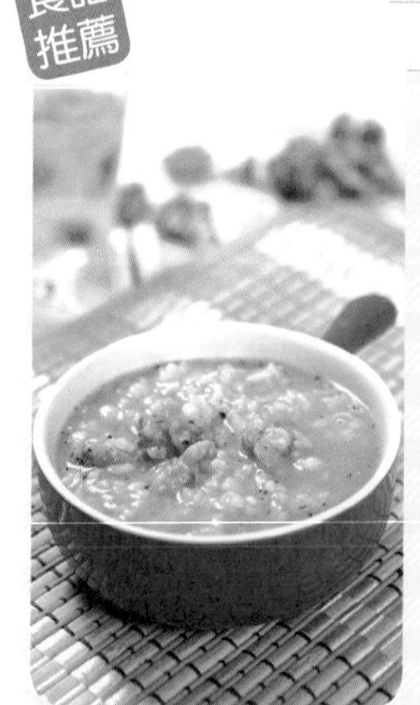

原料

核桃20克，黑芝麻30克，大米60克。

做法

1.將黑芝麻研末。
2.大米入鍋，加水燒沸。
3.放入核桃肉熬煮成粥，倒入芝麻末攪拌均匀即可。

功效

補腎固精、清心安神，對神經衰弱、健忘、失眠、多夢有療效。

乾果類

腰果

軟化血管，
緩解痛風
合併症

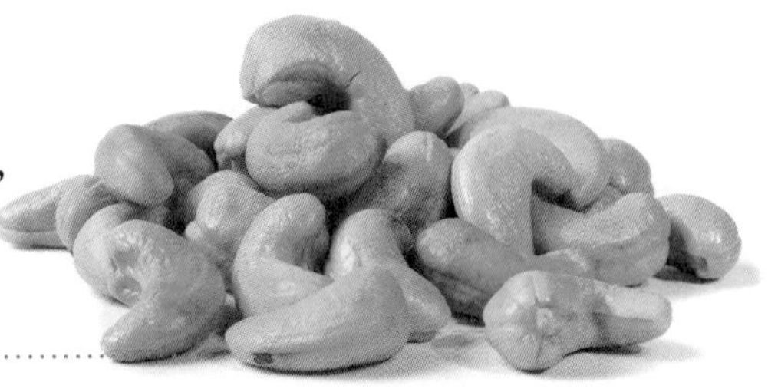

有益於防治痛風的營養成分

腰果含有豐富的鎂、鉀、鈣、磷及不飽和脂肪酸，能抗氧化、防衰老、軟化血管，對防治痛風合併高血壓病、心腦血管病均有一定的輔助作用。

食法要略

- 腰果可直接吃，也可做成菜肴食用。
- 痛風患者應限量食用。
- 腰果所含油脂豐富，肝膽功能不良者忌食。

食療功效

中醫認為，腰果具有潤腸通便、潤膚美容、強身健體等功效，能增強人體抗病能力，延緩衰老，對便秘、消化不良、體虛乏力、腰膝酸軟、失眠等疾病有輔助治療作用。

食譜推薦

食量提示
每天10～15粒為宜

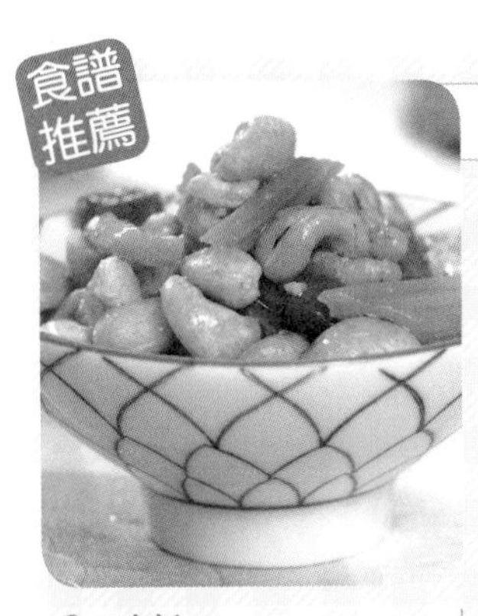

雞肉炒腰果

原料

雞肉200克，腰果20粒，西芹100克，胡蘿蔔120克，料酒、老抽、蛋清、胡椒粉、蔥絲、薑絲、蒜片、醋、鹽、各適量。

做法

1. 雞肉切片，用料酒、老抽、蛋清、胡椒粉醃製20分鐘。
2. 西芹切段，胡蘿蔔切丁、焯水。
3. 油鍋燒熱，放入肉片滑散，加蔥絲、薑絲、蒜片、醋，爆香。
4. 放腰果、西芹、胡蘿蔔煸炒，加鹽調味即可。

功效

潤腸通便，益腎固精，平肝利尿，清熱止渴，降糖，降脂。

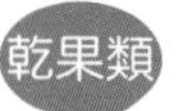

紅棗

利於尿酸溶解，防治痛風合併高血壓病

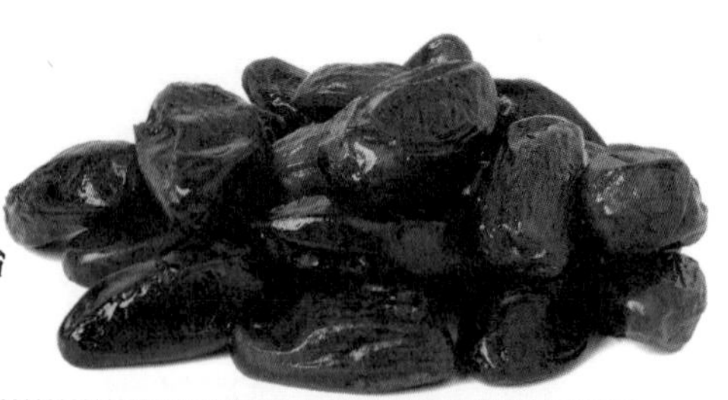

有益於防治痛風的營養成分

紅棗富含維生素C、糖類和鉀，且普林含量很低，可降低血脂、預防動脈硬化，有助於尿酸鹽溶解，促進尿酸排出體外，對防治痛風合併高血壓病有較好的作用。

食法要略

- 紅棗直接吃、做餡、做糕點、熬粥、燉湯都可以。
- 紅棗不宜多吃，否則會引起腹脹和胃酸。
- 小兒疳病或痰熱患者忌食。

食療功效

中醫認為，紅棗具有養血安神、補虛益氣、健脾胃、潤心肺、通九竅、悅顏色等功效，紅棗對神經衰弱、急慢性肝炎、肝硬化、膽結石、骨質疏鬆、貧血、紫癜等有一定的輔助療效。

食譜推薦

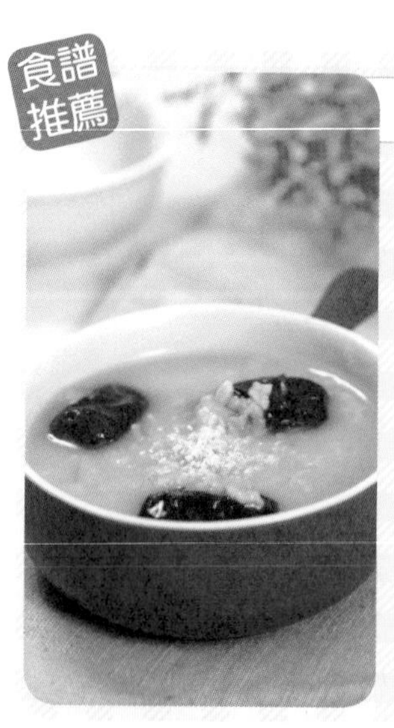

芝麻大棗粥

食量提示：每天30克左右為宜

原料

紅棗10顆，大米80克，芝麻30克。

做法

1. 將芝麻炒熟，研成末。
2. 將大米洗淨入鍋，加水燒沸，煮至將熟時放入紅棗熬熟；食用時加入芝麻，調勻即可。

功效

潤肺止咳、益氣補血，對肺燥咳嗽、便秘有一定輔助療效。

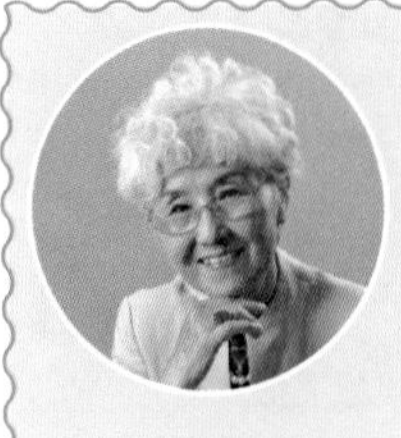

專家答疑

問：我是一名痛風合併糖尿病患者，我最愛吃紅棗了，我聽說紅棗對痛風有好處，但我不知道像我這種還患有糖尿病的人是否也能吃紅棗，想請教一下專家。

答：很遺憾地告訴你，像你這種痛風合併糖尿病患者還是少吃紅棗為好，因為紅棗裡面含糖量太高，也就是說，儘管紅棗對緩解痛風有益，但如果會影響到血糖的控制，你也只能忍痛割愛了。

問：我是一名痛風合併高血壓病患者，我時常用蓮子、薏苡仁、大米熬粥喝，也愛喝點用蓮子心泡的茶，因為我知道蓮子心茶有強心作用，能夠擴張外周血管，降低血壓，還有很好的清心火的作用，但我不知道這種既喝粥，又喝茶的食療方法是否合適，想請教一下專家。

答：回答這個問題前，先要搞清楚蓮子和蓮子心有何區別。蓮子心是由蓮子剝取而來，所不同的是蓮子心味苦、性寒；蓮子味甘澀、性平，但它們都具有清心、安神、補腎、養陰、解毒等功效，蓮子是很好的滋補品，對痛風和高血壓病都有好處。根據蓮子與蓮子心的特性，建議你兩種食用方法都可以繼續，但避免同時食用，因為好東西吃多了也會產生反作用。

食用油和調味品

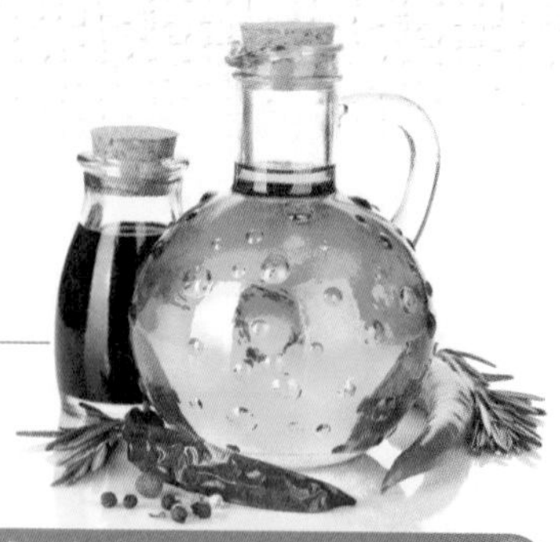

食用油和調味品對緩解痛風有什麼益處

食用油可分為動物油和植物油兩種。動物油和植物油中普林含量都不多，但植物油又比動物油更少。動物油有牛油、羊油、豬油等，這類食用油（不包括魚油）均含較多的飽和脂肪酸，有升高血清膽固醇的作用，且會妨礙尿酸排泄，對痛風患者不利。

建議痛風患者吃植物油。而植物油，如花生油、橄欖油、芝麻油、菜子油、玉米油等，多富含不飽和脂肪酸，還含有大量油酸、亞油酸、維生素E等成分，有降低血清膽固醇、軟化血管、預防心腦血管疾病、加速體內廢物排出等功效。特別是橄欖油、茶子油，對緩解痛風非常有益。

雖然強調植物油對身體有一定好處，並不是讓痛風患者無節制地吃，因為植物油所產生的熱量很高。據測算，50克油所產生的熱量相當於125克糧食所產生的熱量。而且植物油吃多了會導致人體維生素不足，對血管內皮細胞、腦細胞等也有損害作用。建議緩解期的痛風患者在以植物油為主的基礎上，搭配少量動物油，這樣吃比較科學合理。

各類調味品所含普林極少，一般烹飪時用量也不多，對痛風患者來說，不屬於禁忌之列。

食用油和調味品吃多少為宜

痛風患者的飲食應以清淡為主，食用油和調味品都屬於肥甘厚膩之品，因此，一定要限量食用。一般來說，痛風患者每天食用油的總攝入量以不超過30克為好；芝麻油的攝入量每日5克左右。調味品可根據自己的喜好適量食用，但鹽的攝入應每天不超過5克為宜。

哪些食用油和調味品儘量不吃，哪些食用油和調味品可以適量少吃

儘量不吃：牛油、羊油、豬油、奶油、白糖、胡椒粉、桂皮、芥末。

可適量少吃：辣椒油、可可油、棕櫚油、椰子油、醬油、芝麻醬、食鹼、味精。

食用油和調味品怎樣與其他食物合理搭配

大部分植物油都適合與蔬菜搭配，烹飪或涼拌均可。有的植物油涼拌、烹炒都適宜，如花生油由於耐高溫，除炒菜外，還適合煎炸食物；橄欖油除了烹炒，還適合涼拌。有的只適合涼拌菜，如芝麻油。而有的只能用於烹炒或拌肉餡，如胡麻油。食用油色、味太濃，則不適宜進行涼拌。

調味品之類，如醋、醬油、薑即可蘸食，如吃餃子、大蝦等，又可作為各種菜肴烹炒的輔料。特別是薑，除有解毒散寒的功效外，還能去掉肉類中的腥羶味，增進食欲、促進消化。

吃食用油和調味品應該注意什麼問題

烹飪時食用油的油溫不宜過高，以七八成熱為宜，否則會產生一種有害物質，對身體不利。

如果炒菜、涼拌同時用油，應注意總油量的控制。

食用油一次不宜買得過多，存放時間不宜過長。

不要長時間吃一種油，應花生油、玉米油、沙拉油等輪換著食用，這樣營養成分更加全面。調味品中也含有鹽分，攝入要適量。特別是含薑、辣椒等辛辣的調味品一次不要攝入過多，以免刺激腎臟，或引起咽痛、口乾、便秘等上火症狀。

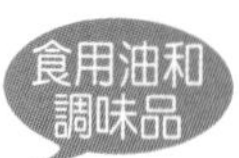

醋：軟化血管，降低膽固醇，防治痛風合併心腦血管疾病

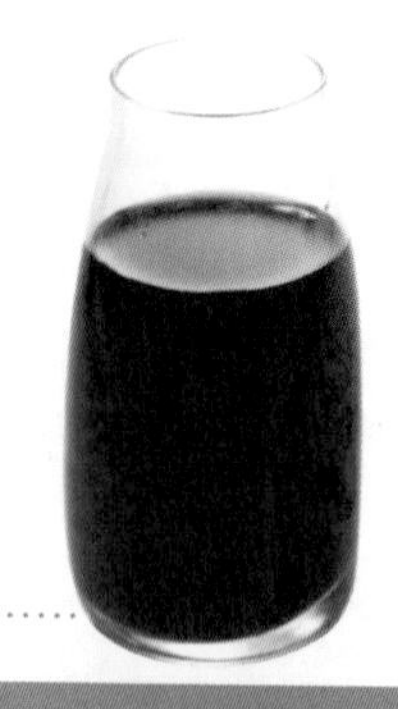

有益於防治痛風的營養成分

醋的主要成分是醋酸，還含有豐富的鉀、磷，能有效軟化血管、降低膽固醇，預防動脈粥樣硬化、促進尿酸排泄，適合痛風合併心腦血管疾病患者食用。

食法要略

- 醋可蘸食，也可用作烹飪。
- 吃餃子蘸醋味道更好；炒菜加醋，可使青菜中的維生素C少受損失，還可增加對礦物質的溶解利用；煮排骨或燒魚放點醋，可將骨中鈣、磷溶解於湯中，有利於人體吸收利用。
- 取醋200cc倒入鍋中燒沸，可以殺菌、淨化空氣。
- 食醋過多會導致體內的鈣大量流失，容易引起缺鈣。
- 有胃潰瘍、支氣管哮喘和胃酸過多者不宜食醋，以免加重病情。
- 正在服用磺胺類藥、鹼性藥、抗生素、解表發汗等中藥者，不宜食醋。

食療功效

中醫認為，醋味酸、甘，性平，能消食開胃，散瘀血，收斂止瀉，解毒。醋還可消除疲勞，抗衰老，抑制和降低人體衰老過程中過氧化物的形成，調節血液的酸鹼平衡，維持人體內環境的相對穩定。

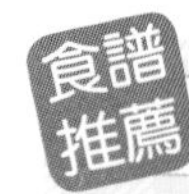

黃金牛肉

食量提示
每天5～20cc為宜

原料

熟牛肉200克，水澱粉、油、蔥、薑、醬油、醋、白糖、鹽各適量。

功效

益智補腦，強筋壯骨。

做法

1. 將牛肉切成五公分小方塊，放入碗肉，用水澱粉掛上一層糊，過油炸成金黃色後撈出。
2. 鍋內打底油，放蔥、薑熗鍋，加醬油、醋、高湯、白糖炒一會兒。
3. 用少許澱粉勾芡，打明油，將炸好的肉倒入鍋內，翻炒幾下即可。

食用油和調味品

薑

降低膽固醇，
促進尿酸排出

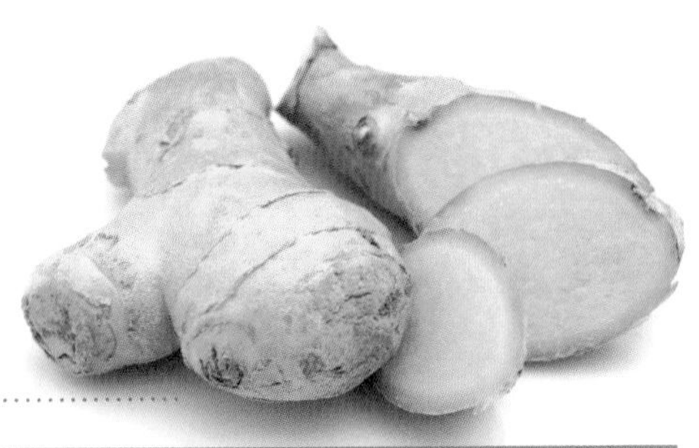

有益於防治痛風的營養成分

薑含有揮發油、薑辣素及豐富的鉀，能抑制人體對膽固醇的吸收，增強血液循環，促進尿酸排泄，適宜痛風患者食用。

食法要略

- 老薑辣味大，主要用於調味，還可做薑汁。
- 嫩薑的薑芽可用於醃、漬、泡、醬等。
- 老年人用鮮薑時常擦手背，可去老年斑。
- 薑食用過多，可引起口乾、喉痛、便秘等。
- 陰虛內熱、血熱及痔瘡患者忌食。

食療功效

中醫認為，薑具有促進血行、驅散寒邪、溫中止嘔、溫肺止咳、解毒止瀉等功效。

食譜推薦

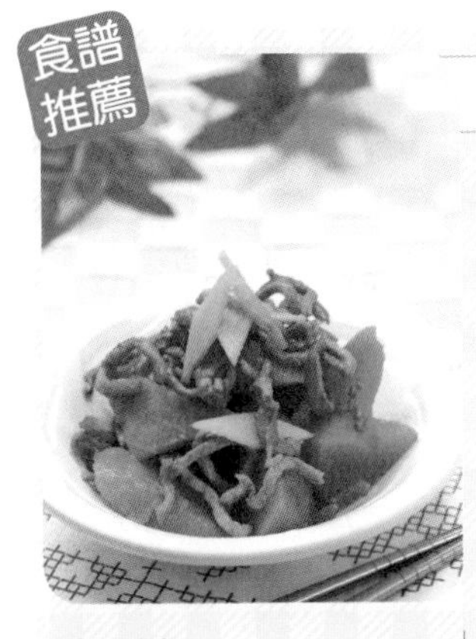

南瓜炒肉絲

食量提示
每天10克為宜

原料

南瓜250克、豬肉45克、薑片15克，植物油8克，鹽3克，醬油、蔥末各適量。

做法

1. 南瓜洗淨，去皮、瓤，切成塊狀；豬肉切絲，備用。
2. 鍋倒油燒熱，爆香薑片、蔥末，然後放入肉絲、醬油及鹽，略炒1分鐘。
3. 加入南瓜，翻炒2分鐘，加水，蓋上鍋蓋，以小火燜煮10分鐘，待南瓜熟軟即可。

功效

養陰生津，補中益氣，利尿通便。

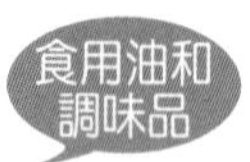

花生油

軟化血管，
降低膽固醇

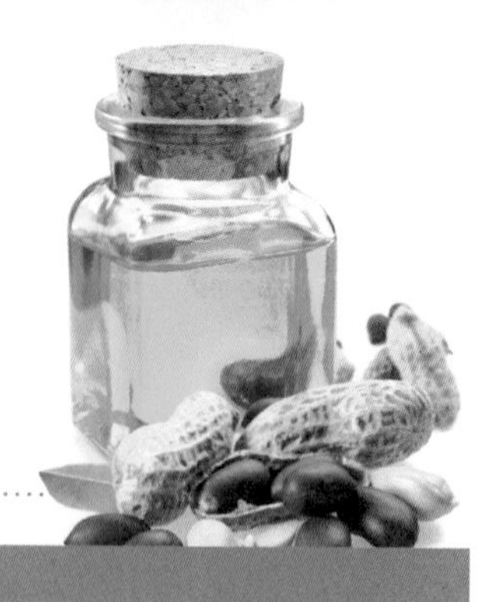

有益於防治痛風的營養成分

花生油富含單元不飽和脂肪酸、白藜蘆醇、油酸、亞油酸及鋅等成分，可降低血清膽固醇、軟化血管、預防動脈粥樣硬化，適宜痛風及併發症患者經常食用。

食法要略

- 食用花生油最好加熱，不宜用於涼拌。
- 花生油耐高溫，除炒菜外，還能煎炸食物。
- 炒菜時，油溫應控制在七八成熱，不要等油冒煙時才投入食物，否則做出的菜肴既不好吃，又對身體不利。
- 煎炸食物時，要把握用量，用過的油最好丟棄，不宜再用。因為花生油經過反復加熱後，容易產生許多對人體有害的物質，對健康很不利。

食療功效

中醫認為，花生油具有健腦益智、抗衰老等功效，能降低血小板聚集、預防腫瘤類病症，對老年癡呆症、高血壓病、高脂血症、糖尿病均有輔助療效。

食量提示

每天20克為宜

食譜推薦

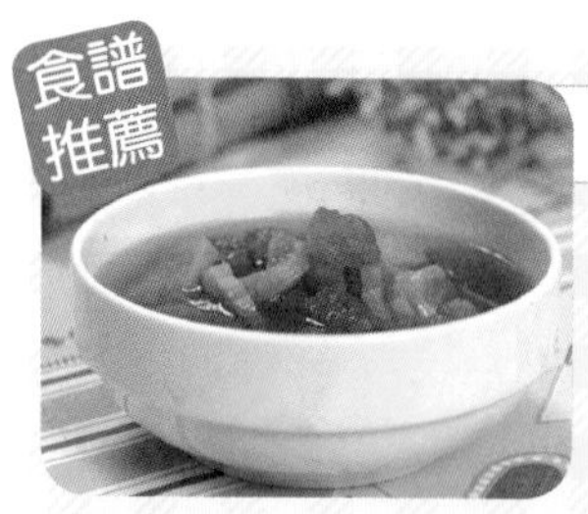

番茄絲瓜

原料

番茄200克，絲瓜200克，鹽3克，花生油8克，蔥花、雞精各適量。

做法

1.番茄去皮、切塊，絲瓜切片。
2.油鍋燒熱，放入蔥花、絲瓜煸炒片刻。
3.放入番茄、鹽、雞精，炒勻即可。

功效

祛風化痰，清暑涼血，解毒通便，通經絡、行血脈。

食用油和調味品

玉米油

防止動脈硬化，抗體內酸化

有益於防治痛風的營養成分

玉米油富含多種維生素、礦物質及大量的不飽和脂肪酸，主要為油酸和亞油酸，能降低血清中的膽固醇，防止動脈硬化，抗體內酸化，適宜痛風患者經常食用。

食法要略

- 玉米油適合炒菜和煎炸食品。烹製的菜肴既能保持菜品原有的色香味，又不損失營養價值。用玉米油調拌涼菜香味宜人。
- 玉米油烹調中油煙少、無油膩。
- 品質好的玉米油金黃透明、清香純正，無雜質，具有玉米的芳香，無其他異味。
- 玉米油不宜過多食用，否則對身體不利。

食療功效

中醫認為，玉米油具有健腦益智、補虛損、益氣力、抗衰老等功效，對防治痛風、糖尿病及其併發症均有一定的輔助療效。

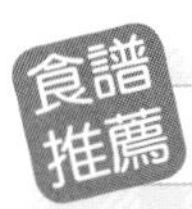

雙椒炒南瓜

食量提示
每天10～15克為宜

原料

青椒80克，南瓜350克，玉米油8克，芝麻油3克，鹽3克，紅辣椒絲、蔥絲、蒜絲、料酒、雞精各適量。

功效

溫中益氣，利水消腫，解毒殺蟲，促進食欲。

做法

1. 紅辣椒絲泡軟，青椒切絲，南瓜去皮、去瓤、切絲。
2. 油鍋燒熱後煸炒紅辣椒絲，放入蔥、蒜、青椒絲、南瓜絲、料酒、水、鹽煸炒2分鐘，再放雞精、芝麻油調味即可。

芝麻油

降血脂、
降膽固醇，
緩解痛風症狀

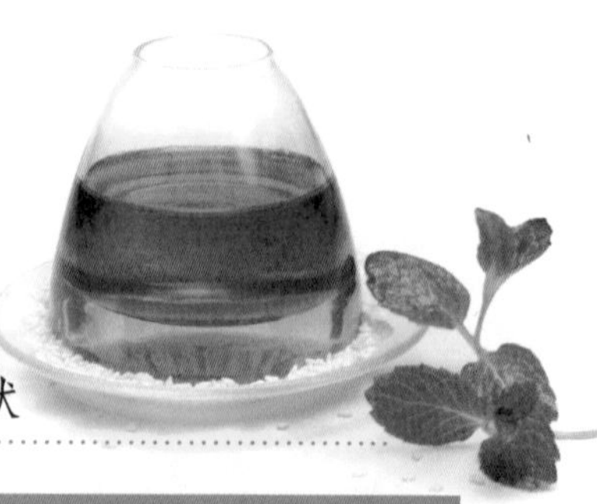

有益於防治痛風的營養成分

芝麻油中所含的不飽和脂肪酸是一種對人體極為有利的物質，容易被人體吸收和利用，還能促進膽固醇的代謝、消除動脈血管壁上的沉積物，使血管有彈性，改善血液循環等功效。芝麻油中還含有芝麻素及豐富的維生素E，可增強人體抵抗力，延緩衰老，對防治痛風有一定的輔助作用。

食法要略

- 購買芝麻油要：「一看」，純正的芝麻油呈紅銅色，色澤清澈，香味撲鼻；「二聞」，純正的芝麻油香味獨特、醇厚濃郁，如摻進了花生油、豆油、菜子油等則不但香味差，還會有花生、豆腥等其他氣味。
- 無論是烹炒、還是涼拌菜肴，放幾滴芝麻油都可提升菜肴口味。
- 烹調菜肴時，芝麻油應在菜熟後添加。

食療功效

中醫認為，芝麻油有潤腸、通便、養心、護肝、抗癌等功效，能加速人體代謝功能，具有預防貧血、活化腦細胞、清除血管堆積物，防止血栓的功能。適用於偏食、厭食、貧血、藥物性脫髮、糖尿病、高血壓病、冠心病、肥胖症、習慣性便秘等病症的輔助治療，更適合腦力工作者食用。

小黃瓜拌金針菇

食量提示
每天5克為宜

原料

小黃瓜300克，金針菇40克，薑末、蒜末、生抽、醋、鹽、辣椒油、芝麻油各適量。

功效

對痛風合併高血壓病、高脂血症、心臟病等有一定的防治作用。

做法

1. 小黃瓜洗乾淨擦成絲，碼放在盤中。
2. 金針菇摘洗乾淨，用水焯熟後撈出控淨水分，碼放在黃瓜上面。
3. 往盤內放入薑末、蒜末、生抽、醋、鹽、辣椒油、芝麻油，拌勻即可。

食用油和調味品

橄欖油

防治痛風
合併糖尿病

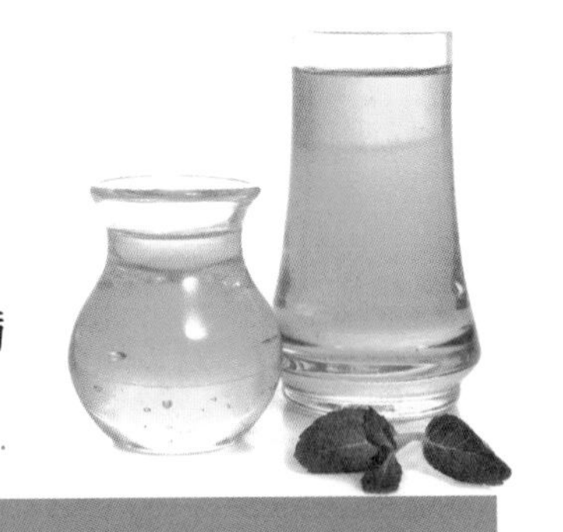

有益於防治痛風的營養成分

橄欖油富含單元不飽和脂肪酸，還含有一種物質——多酚抗氧化劑，可增加胰島素的敏感性、降低血脂和血壓，對痛風合併糖尿病患者有一定輔助作用。

食法要略

- 橄欖油帶有橄欖果的清香，既適合涼拌，也可燒煮煎炒。
- 橄欖油遇熱會膨脹，所以烹製菜肴時，所用的量比其他油要少一些。
- 購買橄欖油一定要看好商標：最好等級特純，也就是初榨橄欖油，這種油是沒有精煉過的，營養保存最完整。

食療功效

中醫認為，橄欖油具有降脂、降壓、降糖、減肥、美容、增進消化系統功能等作用，能清除體內自由基，增強人體抵抗疾病的能力，還能增強記憶力、抗衰老，對高血壓病、糖尿病、高脂血症、肥胖症、腸道疾病等病症均有輔助治療作用。

食量提示
每天25克為宜

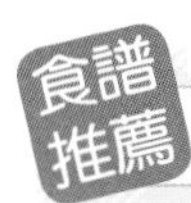

七巧丁

原料

鱈魚100克，豆腐50克，木耳15克（水發），四季豆、竹筍、甜紅椒適量，醬油5克，橙汁10克，橄欖油5克，薑片少量。

功效

延緩餐後血糖上升速度，降脂。

做法

1. 鱈魚取魚肉切成細丁，豆腐、木耳、四季豆、竹筍切丁，甜紅椒切末。
2. 熱鍋後加橄欖油、薑片，將鱈魚丁先下鍋拌炒。
3. 鍋裡加水250cc，將豆腐、木耳、四季豆、竹筍丁放入燜煮5分鐘。
4. 撒上甜紅椒末及醬油，燜1分鐘關火，淋橙汁拌勻即可。

茶油

防治痛風
合併糖尿病

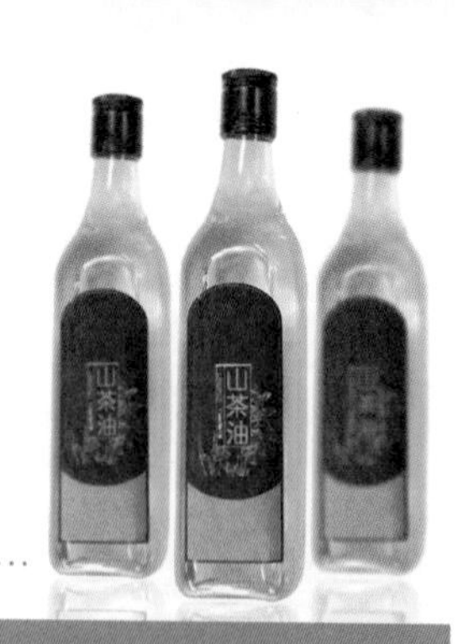

有益於防治痛風的營養成分

茶油含有較高的單元不飽和脂肪酸，能夠降低血糖、降低血小板聚集，延緩動脈粥樣硬化。茶油的普林含量很少，非常適合痛風合併糖尿病患者食用。

食法要略

- 茶油在烹飪時，油溫不宜過高，這樣做出的菜肴能夠保持茶油清香的味道。
- 茶油在高溫下也不會改變其營養成分，且不變色、不變味，更不會產生對人體不利的有害物質。
- 購買茶油一要看品名和類別：野生初榨茶油按其等級可分為茶子毛油（原油）、精製級茶油等；二要看加工工藝：食用油加工方法必須在標籤上注明「壓榨法」或「浸出法」；三要看品質：將手掌緊貼瓶底，輕輕晃動，品質好的茶油油體透亮，顏色呈黃色或金色。

食療功效

中醫認為，茶油具有明目去火、養顏烏髮等功效，能抑制脂質過氧化，加速膽固醇分解和排泄，對血脂異常有一定的輔助治療作用。茶油還可預防冠心病及眼底病變，能延緩衰老、增強記憶力。

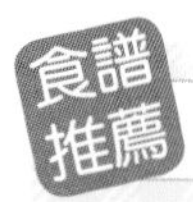

茶油雞

食量提示
每天20克為宜

原料

雞（腿、翅）200克，米酒15克，茶油10克，鹽4克。

功效

溫中益氣，增加體力，調節血糖。

做法

1.將雞腿、雞翅切成大塊，備用。
2.熱鍋，加入茶油及米酒，將雞腿、雞翅下鍋翻炒至變色。
3.加入適量開水，悶煮10分鐘，加入鹽調味，即可起鍋。

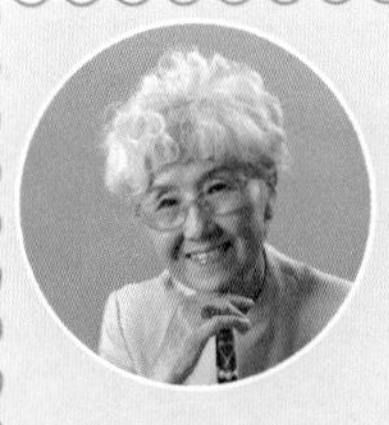
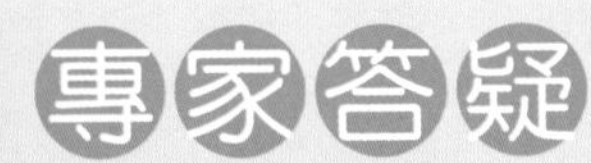

問：我是一名痛風患者，聽說得了痛風不能吃雞精，這到底是怎麼回事？既然我們能吃雞肉，為什麼不能吃雞精呢？

答：痛風患者並不是一點雞精都不能吃，而是要少吃。雖然大部分雞精的包裝上都寫著，用真正上等雞肉製成，但實際上並不完全是這樣的，雞精的主要成分是食鹽、麥芽糊精、味精，有些還含有「酵母提取物」、「水解蛋白」等，因為這些能讓味道顯得更加自然和豐富。痛風患者之所以不宜食用雞精，一是因為雞精裡所含的核苷酸，其最終代謝產物就是尿酸，而尿酸增多會加重病情。二是雞精本身含有一定的鹽分，而人們往往在製作菜肴時就已經加到合適的鹹味，出鍋時如再加雞精，勢必就會增加攝入的鹽分，對於需要控制鹽攝入量的人，如痛風合併高血壓患者來說是很不利的。因此，痛風患者雞精宜少吃或不吃。

問：聽說每天食用的調味料也有鹼性和寒熱屬性之分，我想瞭解這些，以便有針對性、有選擇性地食用？

答：是的，調味料也存在鹼性和寒熱屬性之分。對痛風患者來說，鹽的攝入每日不超過**5**克為宜，一般控制在**2～5**克。而適當添加其他調味品可改善菜肴的色、香、味，增進食欲，如果食用過多就會適得其反，如糖、咖喱等調味料攝入過多時會抑制食欲，辣椒、胡椒等辛辣調味料食用過多則會刺激胃腸道，這對痛風患者的健康都是不利的。

一般來說，屬於寒性的鹼性調味食品有：食鹽；屬於溫性的鹼性調味食品有：食醋；屬於熱性的鹼性調味食品有：食鹼。

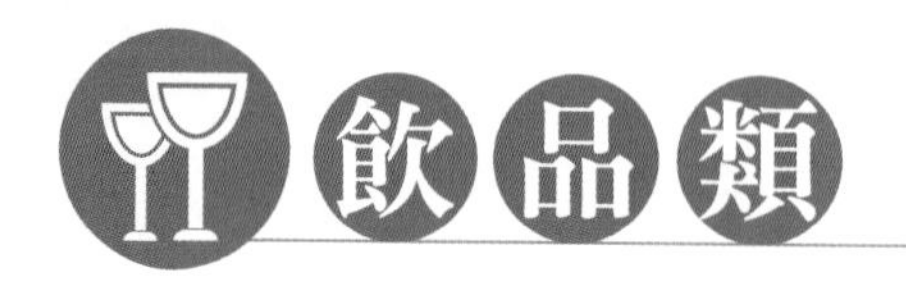

飲品類

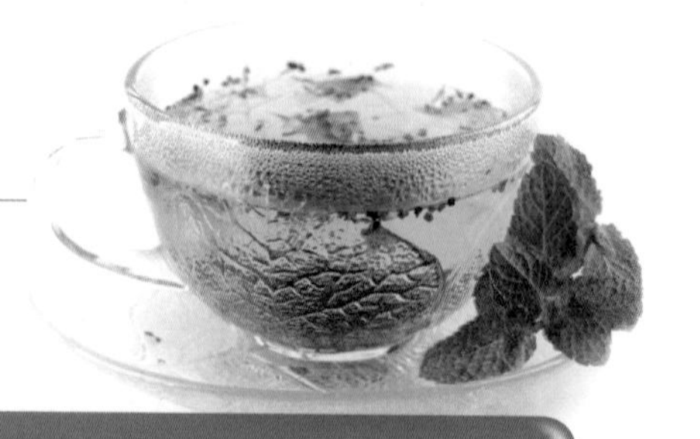

飲品對緩解痛風有什麼益處

飲品包括水、茶類、飲料類等。

對痛風患者而言，最好的飲品是水，而且是鹼性離子水。臨床研究證實，痛風患者如果持續飲用半個月到一個月弱鹼性水，血液中的尿酸濃度就會明顯下降，並排出體外，不但使人從疼痛的困擾中解脫出來，而且還能促進痛風結石的排出。

茶葉中含有許多對痛風患者有益的營養物質，如氨基酸、果膠、糖類、茶多酚、生物鹼、維生素及微量元素等，能改善血液的成分，營養心肌，降低膽固醇、預防骨質疏鬆症。但茶葉中也含有少量的普林及興奮劑咖啡鹼。所以，痛風患者飲茶應有所限制，更不要飲濃茶。

牛奶和優酪乳中含有豐富的鈣、蛋白質，以及人體必需的氨基酸，且普林含量少，易吸收，可增強痛風患者抵抗疾病的能力。

哪些飲品儘量不喝，哪些飲品可適量少喝

儘量不喝的有酒類、碳酸飲料等，儘量少喝的有花茶、咖啡、全脂即溶奶粉等。

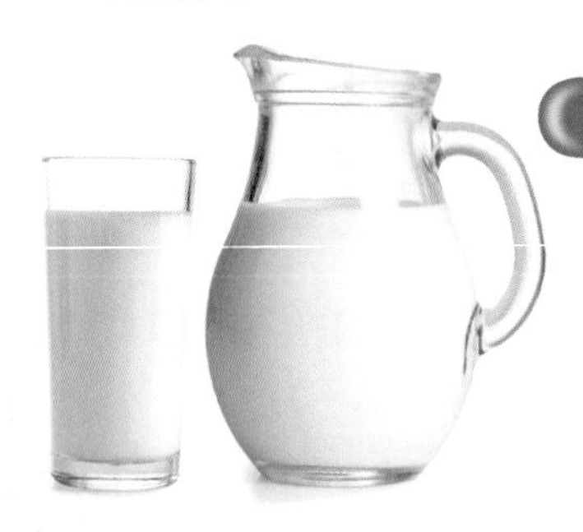

飲品什麼時候喝合適

痛風患者應該養成喝水的習慣，不能等口渴了才喝，平時不渴不飲，渴的時候痛飲更不可。為防止尿液濃縮，必須隨時隨地飲水，睡

前飲水，甚至半夜飲水。在夏天更要勤飲水，而且要飲足夠的水，以防因出汗造成體液大量流失，使尿液濃縮，尿酸升高。痛風患者飲水的最佳時間是，兩餐之間及晚上和清晨。晚上指的是晚餐後45分鐘至睡覺前這段時間，清晨指的是起床後至早餐前30分鐘。

喝牛奶時間一般是在早餐，有時也可放在晚上睡覺前喝，還有助於睡眠。茶飲應放在午飯以後喝比較適宜。

喝飲品應該注意什麼問題

痛風患者不宜飲用純淨水，沒有條件喝鹼性離子水，可飲用燒開的自來水。

不要喝生水，也不要喝存放了好多天的桶裝水。

泡綠茶時不要用沸水沖泡，以免破壞裡面的營養成分，正確的方法是，用涼開水浸泡半個小時後飲用，使裡面的茶氨酸充分溶解出來。

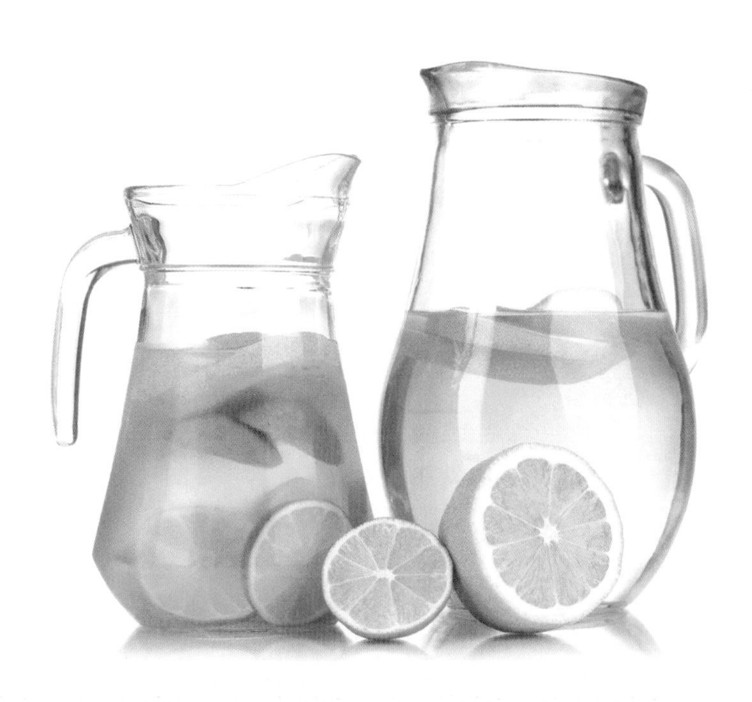

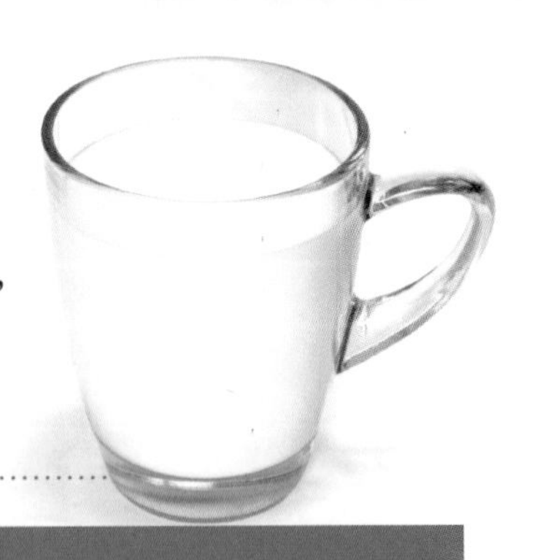

飲品類

牛奶

高蛋白、低普林，
緩解痛風症狀

有益於防治痛風的營養成分

牛奶中含有人體所需的全部氨基酸，其消化率和吸收率是其他食物無法比擬的，是一種高蛋白、多水分、普林含量又極低的滋補佳品，適宜痛風患者飲用。

食法要略

- 真空包裝的牛奶可直接飲用，不用加熱。如需加熱也不要煮沸，奶將要開時馬上離火，然後再加熱，如此反復2～3次，既能保證營養，又能殺滅細菌。
- 高溫下牛奶與糖會發生化學反應，不利於身體的吸收和利用，最好離火時加糖。
- 牛奶溫熱飲用最好。飲用牛奶的最佳時間是晚上入睡前。
- 患有腎病、腸胃疾病者不宜過多飲用牛奶，以免加重病情。

食療功效

中醫認為，牛奶具有滋潤肺胃、生津潤腸、生血長骨、補虛安神等功效，牛奶對心腦血管有保護作用，可降壓、降脂、預防動脈粥樣硬化。

食量提示
每天200～300cc為宜

食譜推薦

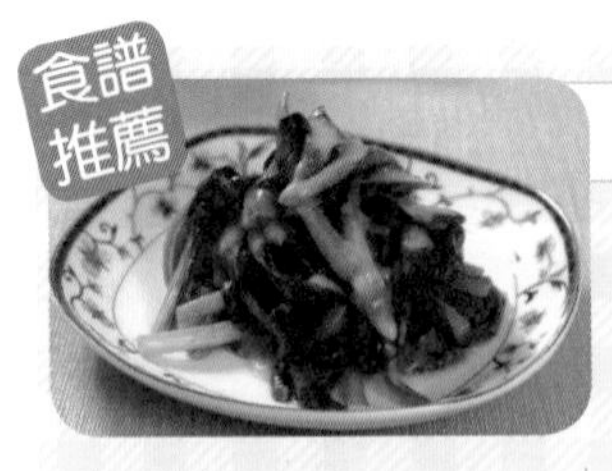

奶油菜心

原料

鮮牛奶250cc、菜心200克、雞湯250克，植物油10克，鹽4克，團粉15克。

做法

1.把團粉倒入牛奶中調成芡汁。

2.白菜切段，油鍋燒熱後放入白菜、雞湯。

3.將熟時，放入鹽調味，倒入牛奶和團粉調成的芡汁，攪勻燒開即可。

功效

下氣消食，清熱解毒，防治痛風合併心腦血管疾病、高血壓病等。

優酪乳

抗菌，助消化，
緩解痛風合併
高血壓病症狀

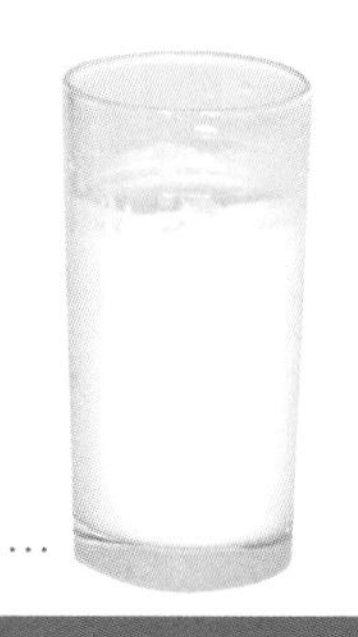

有益於防治痛風的營養成分

優酪乳比牛奶口感更好，而且具備了牛奶所有的優點，能調節體內微生物的平衡，能形成乳酸鈣，更易於消化吸收，還能產生抗菌物質，對人體有較強的保護作用，適宜痛風合併高血壓病患者飲用。

食法要略

- 優酪乳既可單獨飲用，也可做成點心食用。
- 飲用優酪乳不宜加熱。
- 痛風患者喝優酪乳應限量，因為優酪乳會產生弱酸性物質，多喝對身體不利。
- 優酪乳不宜空腹飲用，一般飯後2小時飲用最佳。
- 飲用優酪乳後記得漱口。

食療功效

中醫認為，優酪乳具有增進食欲、促進消化、抗菌抑菌、強筋健骨等功效，對消化能力弱、骨質疏鬆、更年期綜合症、貧血、營養不良等均有輔助治療作用。優酪乳還能預防動脈硬化，適宜於高血壓病、高脂血症、腫瘤等病的防治。

食譜推薦

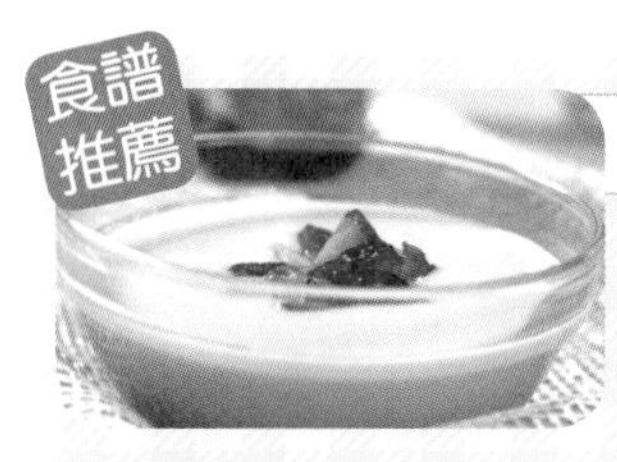

草莓優酪乳

食量提示：每天200cc為宜

原料

草莓300g，檸檬汁30cc，草莓優酪乳300cc。

做法

1. 草莓切丁放入碗中，加入檸檬汁，拌勻，放入冰箱冰半個小時。
2. 半小時後，取出加入草莓優酪乳即可。

功效

開胃，增強胃腸消化功能。

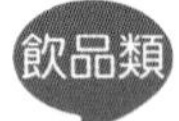

蓮子心茶

強心、降壓、降血糖，維持體內酸鹼平衡

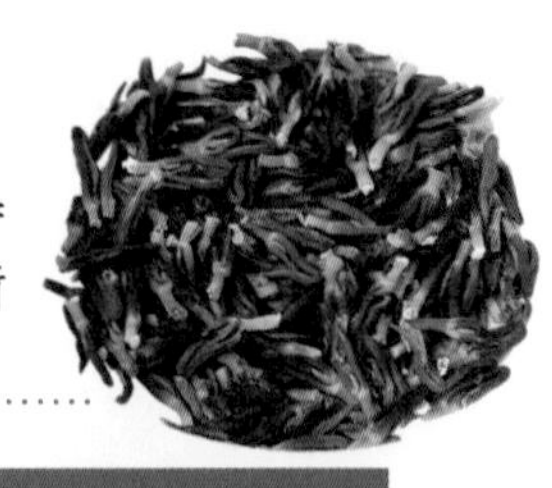

有益於防治痛風的營養成分

蓮子心含有多種生物鹼、多種類黃酮和豐富的鉀，具有強心作用，能降血壓、血糖，幫助人體進行蛋白質、脂肪、糖類的代謝和維持體內酸鹼平衡，對防治痛風合併高血壓病、肥胖症、糖尿病等均有一定的輔助療效。

食法要略

- 蓮子心可沖泡代茶飲，也可同時添加貢菊和金銀花飲用。
- 蓮子心味苦，需要服用時，可焙乾研末後吞服。
- 蓮子心味苦、性寒，應根據個人體質選擇飲用。
- 便秘和脘腹脹悶者不宜飲用蓮子心茶。
- 可以買現成蓮子心，選購顏色青綠色的為好；也可以自己剝取蓮子心。

食療功效

中醫認為，蓮子心具有清心安神、補腎養陰、解毒等功效，對高熱煩躁、口舌生瘡、食欲不振有輔助治療作用。蓮子心還具有減輕疲勞的作用，對痛風也有一定的輔助療效。

食譜推薦

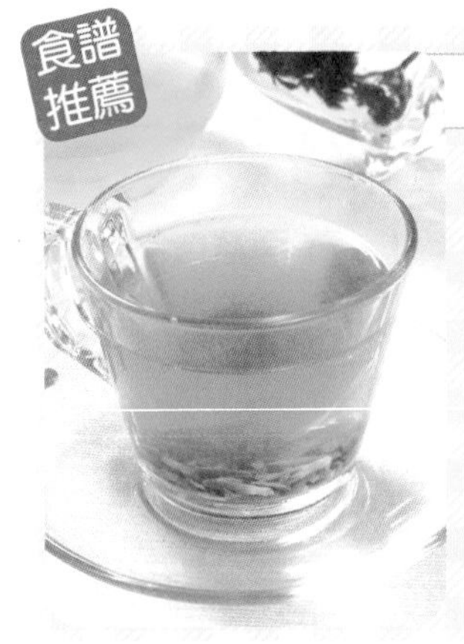

蓮子心茶

食量提示
每天5枚為宜

原料

蓮子心3克，開水500cc。

做法

1. 將蓮子心挑去雜質，洗淨，瀝乾水分，放入茶杯中。
2. 倒入開水，蓋上杯蓋燜1～2分鐘即可。

功效

控制血糖，防治糖尿病及高脂血症、高血壓病。

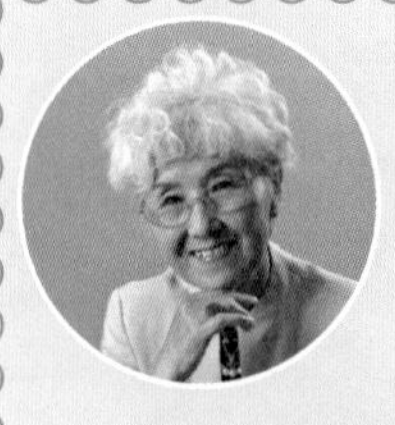

專家答疑

問：我是一名痛風患者，我知道牛奶對痛風患者有好處，所以我每天都喝1大杯牛奶。最近又聽人說，喝牛奶也有講究，喝法不對就起不到應有的效果。請問專家，喝牛奶到底有哪些講究？牛奶對痛風真的有那麼多好處嗎？

答：牛奶是天然食物中營養最全面、比例最合適、最容易被人體吸收利用的營養佳品。有研究顯示，牛奶和其他乳製品有助於預防痛風的作用。每天飲用1～2杯低脂牛奶，能夠讓痛風的風險降低43%。在痛風急性發作期，人體所需要的蛋白質最好完全由奶類或乳製品提供。但如果喝法不對，就會影響其營養成分的吸收和利用，達不到滋補的目地。

具體來說，痛風患者喝牛奶要注意以下幾方面：

1.牛奶可以加熱，但不要煮沸。因為煮沸後所含的維生素會被破壞掉，而且其中的鈣會形成磷酸鈣沉積，不利於營養素的吸收。

2.牛奶中不宜加過多的糖，如果加糖太多，營養價值會降低，而且還會影響人體對牛奶的消化和吸收。如果痛風合併糖尿病患者更不宜加糖。

3.不要空腹喝牛奶。空腹喝牛奶會加速胃腸蠕動，影響吸收。喝牛奶時宜搭配麵包、糕點，這樣會使營養更加平衡，能夠為身體提供更多的熱量。

4.喝牛奶不宜同時吃巧克力。因為巧克力所含的草酸會與牛奶中的鈣結合成草酸鈣，使鈣無法被人體利用。

5.不要用牛奶服藥。因為牛奶會與多種藥物發生反應，不但會降低藥效，還會引起身體不適。

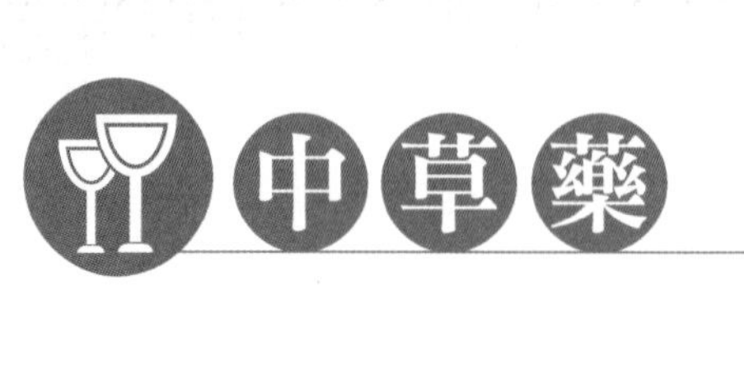

中草藥

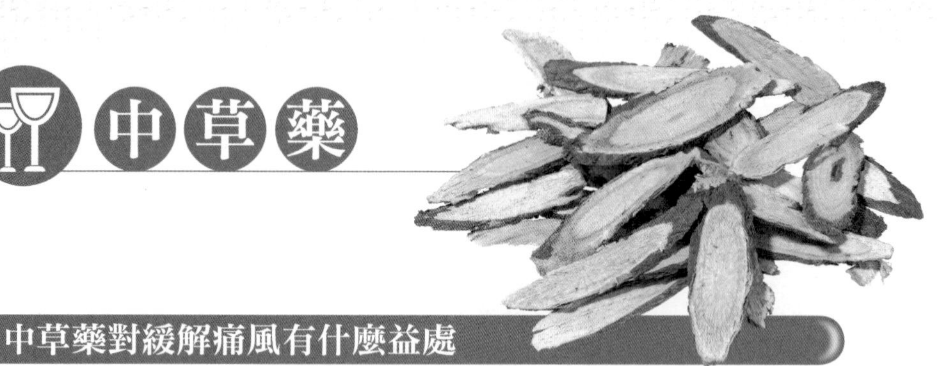

中草藥對緩解痛風有什麼益處

中草藥應用在痛風的治療上，在中國已有數千年的歷史，直到現在，雖然痛風的治療方法有很多種，但人們對中草藥還是很青睞，一是因為它的毒副作用相對少一些，對身體的刺激小；二是中草藥能根據每個人的具體情況配置，對症下藥，標本兼治，作用比較溫和。

可以說，中草藥對痛風的控制和緩解有著很好的作用。中醫在治療痛風時，會根據痛風患者不同的情況，採用不同的治療方法。在急性發作期以祛邪為主，治法主要是祛風散寒、清熱解毒、活血通絡、除濕瀉濁等；在痛風緩解期以扶正祛邪為主，多用健脾益氣、補益肝腎之品。

痛風的形成基礎是血中尿酸增高，因此，中醫在中草藥的選擇上，除按辨證原則，還結合現代中藥藥理研究的結果，不僅講究泄尿逐飲，且兼有對普林氧化酶有較強的抑制作用。事實證明，中草藥在對痛風的標本兼治上有著很好的治療效果。

中草藥服多少為宜

選擇中草藥時，千萬不可盲目，應根據專業醫師的指導選擇，藥劑用量也應由醫師根據痛風患者的個體差異確定。

中草藥什麼時候服合適

一般來說，中藥煎劑分早晚兩次服，但因個體差異問題，什麼時候吃還是要遵從醫囑。

服中草藥應該注意什麼問題

服用中草藥不可過量、過久。部分中草藥在一定劑量上對人體是無毒的，但超過安全用量範圍也會產生不良反應，對人的身體有損害。

謹遵醫囑，對症合理用藥。不要私自配伍中藥方劑。部分藥物的不良反應是由於不對症引起的，這樣不但不治病，反而加重或增添了新的病症。要在醫生的指導下正確用藥，一旦出現不良反應，應立即停藥並告知醫生。

購買中草藥要到正規的藥店購買，不要在地攤上購買。因為炮製不當、製劑不當的中藥，或偽劣的中藥都會引起不良反應。

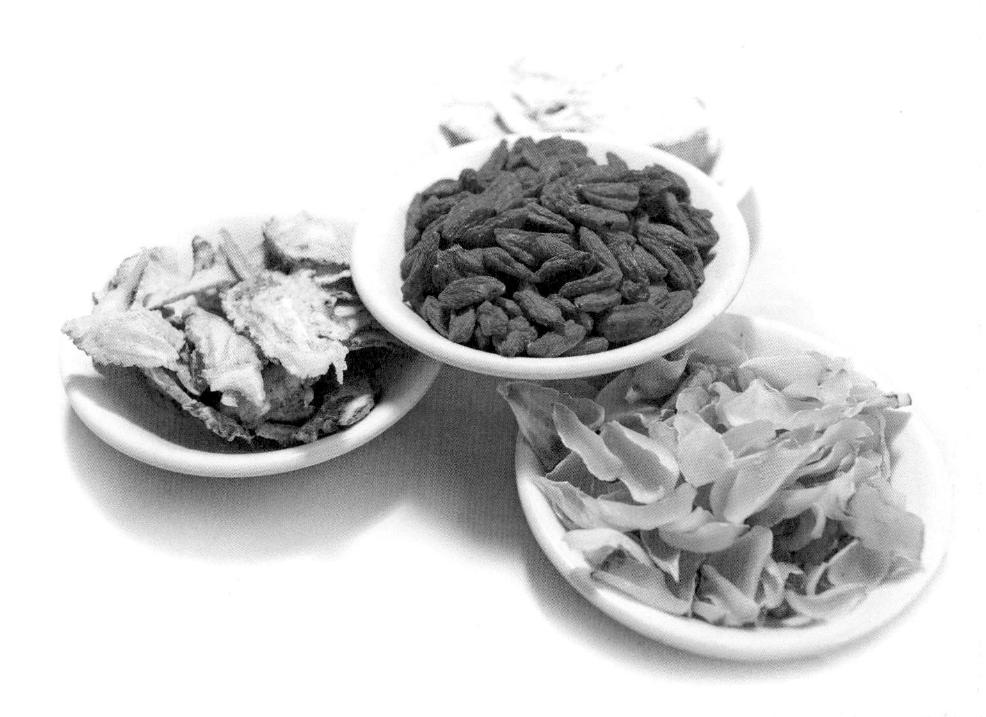

茯苓

渗濕利尿，寧心安神，緩解痛風合併糖尿病

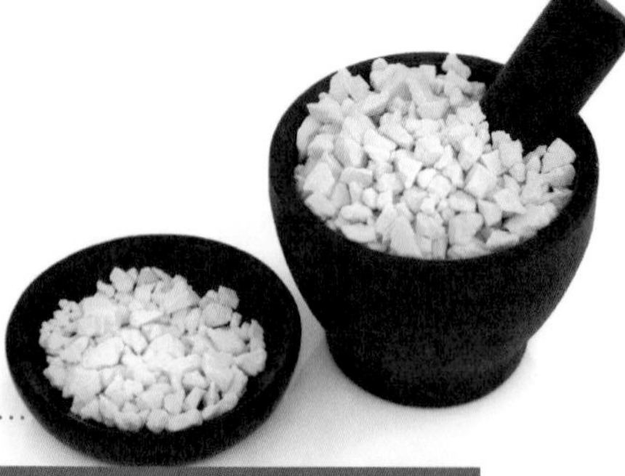

有益於防治痛風的營養成分

茯苓含有茯苓酸、茯苓聚糖、膽鹼、卵磷脂和鉀，可降低血糖、促進尿酸排出體外，對防治痛風合併糖尿病有一定的輔助作用。

食法要略

- 茯苓既可水煎，代茶飲；又可與其他藥材、食物搭配，製作成藥膳服用。
- 購買時應到正規、信譽好的藥店，品質好的茯苓體重堅實、外皮呈褐色而略帶光澤、皺紋深、斷面白色細膩、黏牙力強。白茯苓均已切成薄片或方塊，色白細膩而有粉滑感，質鬆脆，易折斷破碎，有時邊緣呈黃棕色。
- 虛寒精滑或氣虛下陷者忌服。

食療功效

中醫認為，茯苓具有滲濕利尿，益脾和胃，寧心安神、化濕祛痰等功效，能降血脂，對水腫脹滿，咳喘痰多、惡心嘔吐、心神不安、失眠多夢等病症有輔助治療作用，也適宜小便不利、脾虛食少、大便泄瀉、水腫、癌症、肝病、糖尿病患者。

食譜推薦

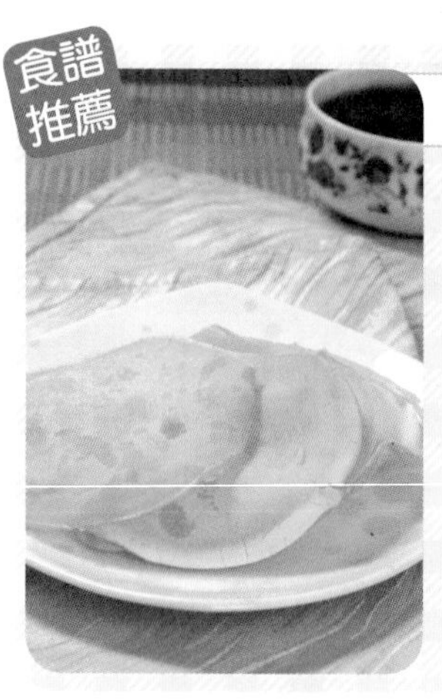

食量提示
具體用量需聽從醫生指導

茯苓餅

原料

茯苓粉30克，雞蛋1個，米粉100克。

做法

1. 將茯苓粉和米粉加水調成糊狀，將蛋液緩緩倒入，攪勻。
2. 煎鍋放油燒熱，用小勺把麵糊舀到上面，烙成薄餅即可。

功效

滲濕利水，益脾和胃，寧心安神，化濕祛痰。

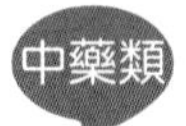

黃芪

利尿消腫，
調節血糖，
防治痛風

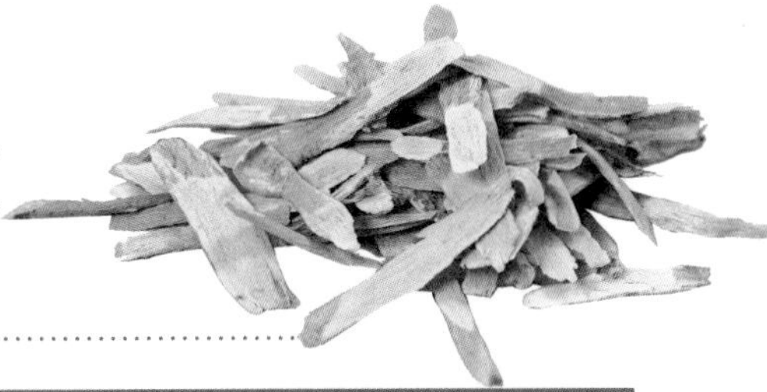

有益於防治痛風的營養成分

黃芪含有膽鹼、葉酸、糖類及多種氨基酸，能提高人體非特異性免疫功能，消除尿蛋白，有顯著的利尿作用，還能雙向調節血糖，有益於痛風合併糖尿病的防治。

食法要略

- 黃芪可代茶飲，也可與其他食物搭配做成菜肴食用。
- 黃芪食用方法很多，每天將黃芪30克，水煎後代茶飲；也可與雞、鴨等肉搭配做成菜肴食用，具有很強的滋補作用。
- 熱毒亢盛、食積便溏者忌服。
- 中藥店有生黃芪、炙黃芪，藥效相同，均可服用。

食療功效

中醫認為，黃芪具有利尿消腫、補肺健脾、托毒生肌等功效。能改善肺功能、抑制血小板凝集，降脂、降壓、預防動脈粥樣硬化，還能抗自由基損傷、防癌抗癌，對子宮脫垂、慢性潰瘍、腎炎水腫等均有一定的輔助療效。

食譜推薦

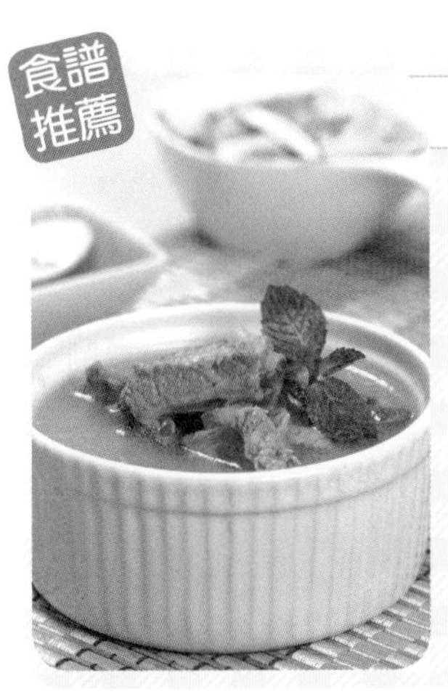

食量提示
具體用量需聽從醫生指導

黃芪排骨湯

原料

黃芪15克，排骨150克，鹽5克。

做法

1. 黃芪洗淨用紗布包好，排骨剁成小塊與黃芪放入砂鍋中。
2. 小火煨1個小時，熟時放少許鹽即可食用。

功效

補氣解乏，利水消腫，脫毒生肌；可緩解「春困」。

當歸

調節體內酸鹼平衡，防治痛風合併症

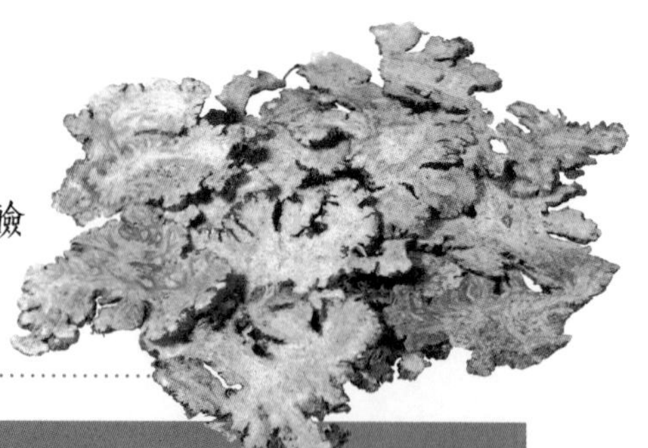

有益於防治痛風的營養成分

當歸能夠調整人體內的酸鹼度，鹼化尿液，抑制尿酸形成，並有助於將尿酸排出體外，能有效防治痛風合併腎病、高脂血症等。

食法要略

- 當歸可與其他藥材搭配煎服。
- 當歸屬傘形科多年生草本植物，全株有特異香氣，以其乾燥根入藥。其主根粗短肥大、肉質，下分為多個粗長支根。當歸味甘、辛，性溫，通常可分為歸頭、歸身和歸尾三部分，各部分因所含化學成分而各有不同藥理作用，歸頭能止血，歸身能養血，歸尾能活血。當歸既可各部分單獨使用，也可全當歸食用。
- 脾濕中滿、脘腹脹悶、大便稀薄或腹瀉者慎服；裡熱出血者忌服。

食療功效

中醫認為，當歸具有補血活血、調經止痛、潤腸通便等功效，能改善腎小球過濾功能及腎小管的吸收功能，減輕腎損害，對腎臟有很好的保護作用。當歸還能降低血液黏稠度，抑制血栓形成，特別是對婦女的經、帶、胎、產等疾病均有治療和保護作用。

食譜推薦

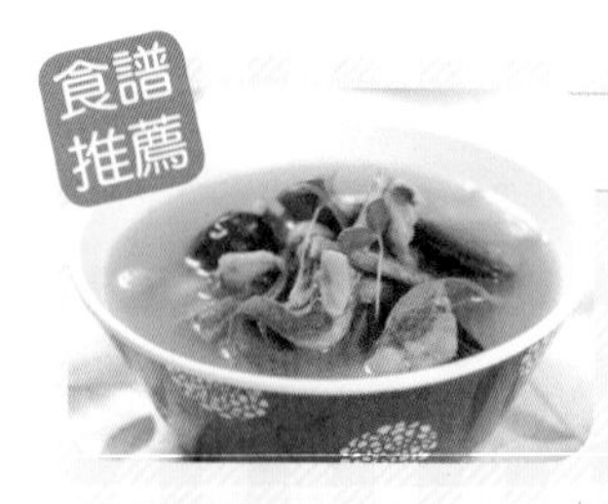

當歸大棗羊心湯

食量提示：具體用量需聽從醫生指導

原料

大棗10顆，當歸15克，羊心100克，鹽5克。

做法

1. 將羊心用清水煮熟、切片。
2. 取一砂鍋，放入羊心、當歸、大棗、水，燉煮1小時即可。

功效

補心，疏鬱解憂，理氣止痛。

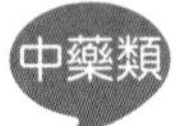

百合

增強人體免疫力，鹼化尿液，緩解痛風性關節炎

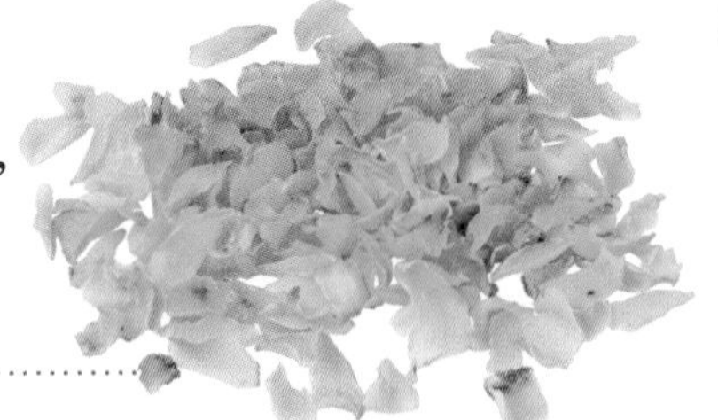

有益於防治痛風的營養成分

百合富含鉀及多種維生素，還含有秋水仙鹼，能抑制白血球異化、鹼化尿液，促進尿酸排泄，有助於痛風性關節炎炎症的緩解。

食法要略

- 百合分鮮品和乾品，乾品食用前要先泡發。
- 將鮮百合、西芹和腰果這三種食物用油煸炒，補益效果較好。
- 百合性偏涼，凡脾虛便溏、風寒咳嗽者忌食。
- 百合為多年生球根草本花卉，株高40～60公分，莖直立，地下具鱗莖，鱗莖白色或淡黃色，直徑由6～8公分的肉質鱗片抱合成球形，外有膜質層。百合為藥食兼優的滋補佳品，四季皆可應用，但更宜於秋季食用。

食療功效

中醫認為，百合具有養陰潤肺、清心安神、止咳等功效，能夠增強人體免疫力，抑制腫瘤細胞，對白血病、肺癌、鼻咽癌等腫瘤有輔助治療作用。痛風患者常食百合，具有一定的食療效果。

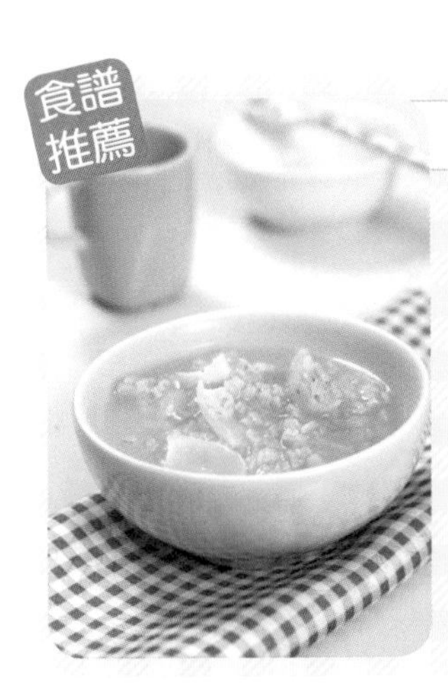

百合大米粥

食量提示：具體用量需聽從醫生指導

原料

百合15克（乾），大米80克，冰糖20克。

做法

1. 百合洗淨，用水泡軟，與大米一起加水煮粥。
2. 食用時加冰糖調味即可。

功效

宣肺清心，解渴潤燥，健脾胃，補中氣。

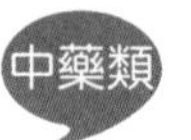

車前子

清熱利尿，
防治痛風
合併高血壓病

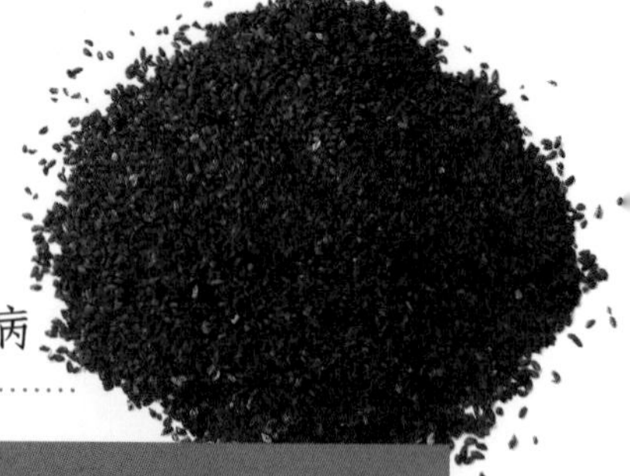

有益於防治痛風的營養成分

車前子含有車前子多糖、車前子酸等物質，能增加尿素，促進尿酸排泄，對痛風合併高血壓病有一定的輔助療效。

食法要略

- 車前子可代茶飲，也可與其他食物搭配食用。
- 孕婦忌用。
- 車前子表面為黑褐色或黃棕色，氣微香，味微鹹，呈橢圓形或不規則長圓形，稍扁，長2公厘，寬1公厘，放大鏡下觀察，可見細密網紋，種臍淡黃色，橢圓凹窩狀，氣味無，嚼之帶黏液性。以粒大、色黑、飽滿者為佳。

食療功效

中醫認為，車前子具有清熱利尿、滲濕通淋、明目祛痰等功效，對眼外炎症所引起的視力減退，有消炎和提高視力的作用，可保護氣管、支氣管，還有降壓、止痛、止瀉等作用。適宜於陰道炎、膀胱炎、尿道炎等病的治療。

食譜推薦

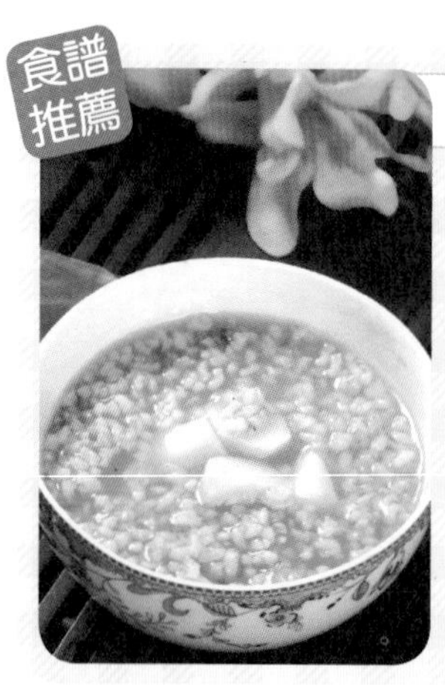

車前子山藥粥

食量提示
具體用量需聽從醫生指導

原料

車前子30克，山藥100克，大米80克。

做法

1.將車前子煎煮，取汁。

2.用車前子汁將大米、山藥熬煮成粥食用。

功效

滋陰潤燥，活血化瘀。

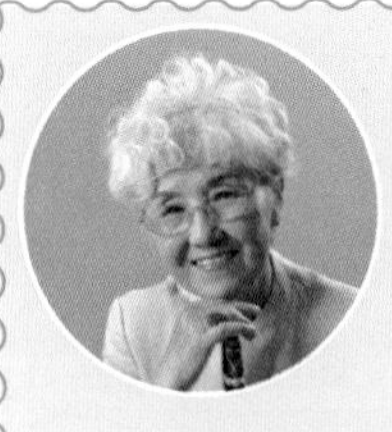

專家答疑

問：我是個痛風患者，經常服用些對緩解痛風有益的中草藥。因為我認為中草藥能根據自己的具體情況配伍，能治病又沒什麼不良反應。可最近聽人說，中草藥也有不良反應，有的還很厲害，請問專家，中草藥到底有沒有不良反應？

答：明確告訴你，中草藥也有毒性。在很多人的印象中，總認為中草藥是純天然植物，而天然植物應該是沒有毒性的，以致不少患者在西藥與中藥的選擇上，偏重於吃中藥。其實，中藥也是藥，且「是藥三分毒」。根據現代醫學研究發現，中藥的不良反應比西藥更多，有的不良反應還非常嚴重。如有的會引起腹瀉，有顯著的利尿作用，還會降低動脈粥樣硬化的危險；但其毒副作用是，會引起食欲下降，其中的刺激性物質會引起胃腸炎，大劑量服用後，會出現噁心、嘔吐、腹痛、大便次數增多、肝功能異常等現象。可見，認為「中草藥很安全，是綠色的天然藥物」的觀點是片面的。

問：我是個痛風患者，請問鹼化尿液常用的口服藥物有哪些？

答：我們知道，尿酸很不容易溶解在酸性溶液中，也就是說，只有將尿液鹼化，才能使尿酸溶解，並將其順利的排出體外。由於痛風患者的尿液pH比正常人低，尿中含有大量尿酸，當體內水分不足時，尿酸鈉的溶解度比尿酸高，極易形成腎結石。為了促進尿酸排泄，防止形成新的結石，就必須鹼化尿液。一般常用鹼化尿液的口服藥有：

1.小蘇打片（碳酸氫鈉），服用量：每片0.5克，一般每次0.5～

1克，每日3次。

2.鹼性合劑，服用量：一般每次10cc，每日3次。

先從小劑量開始，在服用期間應隨時監測尿液是否鹼化，由此來決定劑量的大小。當尿液pH達到6.5左右時，就不要再增加劑量。劑量過大或過小都會給身體造成傷害。具體服用情況應聽從醫師指導。

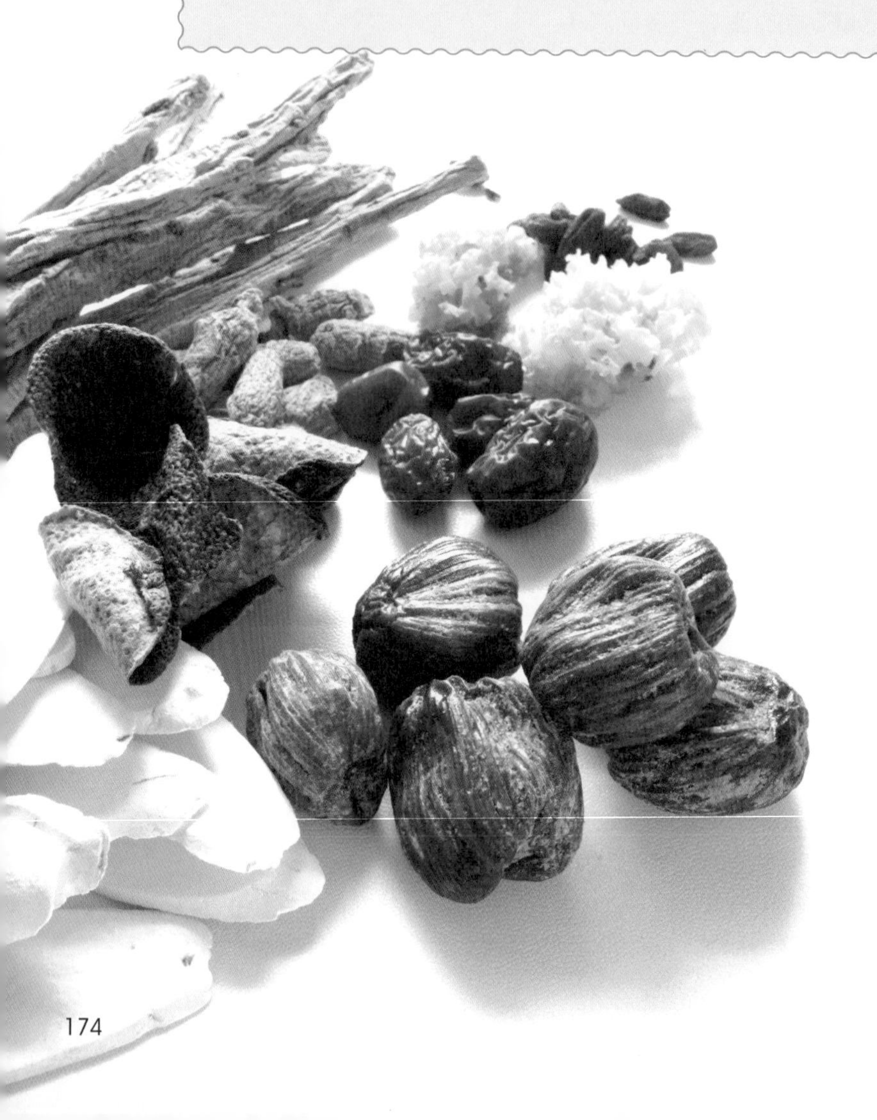

第3章

營養食譜，有效控制痛風

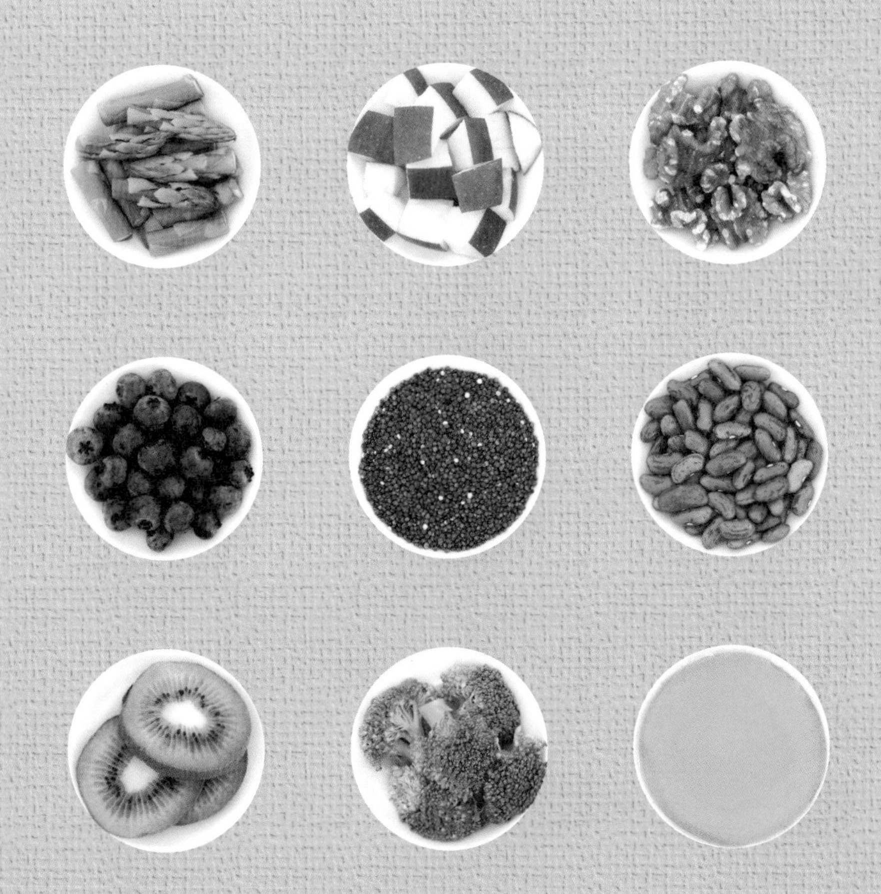

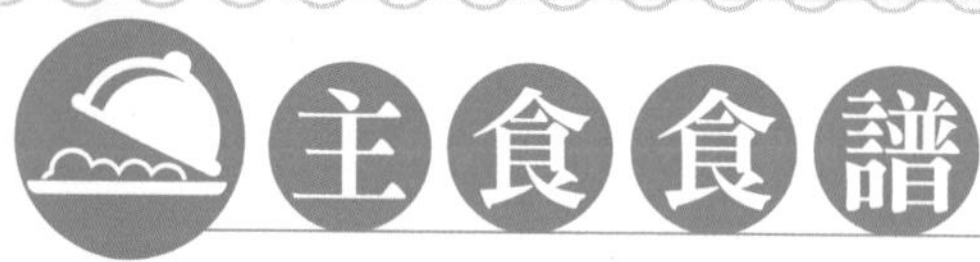

主食食譜

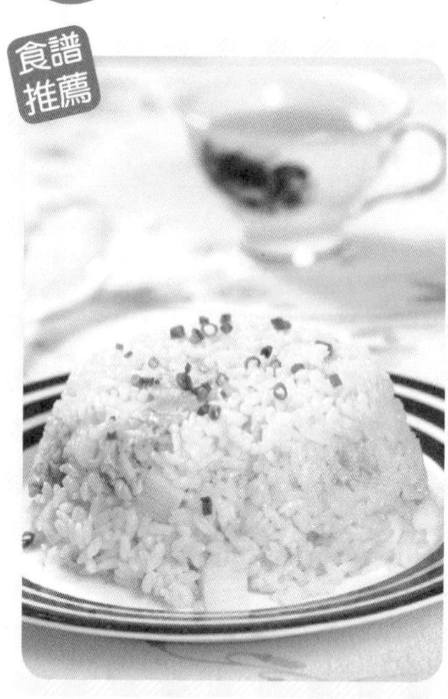

雞蛋山藥炒飯

原料

淮山藥100克，雞蛋2個，大米飯200克，植物油8克，鹽5克，蔥花少許。

做法

1. 將淮山藥去皮煮熟，切成小顆粒，放入碗內。
2. 將雞蛋打入盛山藥的碗內，放入蔥花、鹽，攪拌均勻。
3. 油鍋燒熱，把山藥、雞蛋倒入鍋內煎炒，然後將米飯入鍋共炒至香即成。

功效

補脾胃，益氣血。

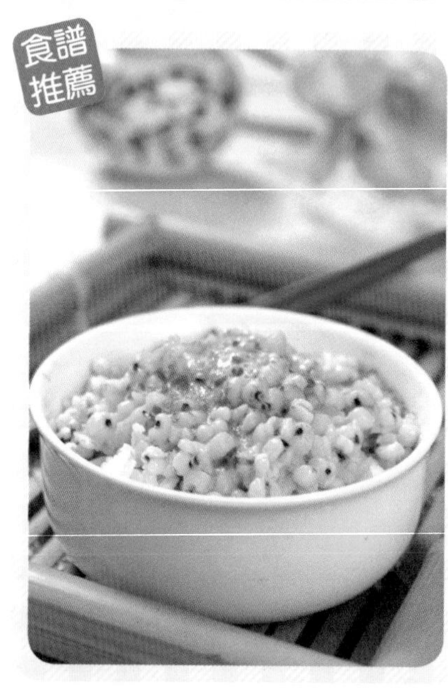

薏苡仁雞蛋米飯

原料

薏苡仁30克，雞蛋2個，大米100克，植物油8克，蔥花、醬油各適量。

做法

1. 把薏苡仁、大米淘洗乾淨，放入電鍋內煮熟。
2. 將雞蛋打入碗內，用醬油、鹽、蔥花、熟油拌勻，倒在已蒸熟的薏苡仁飯上，蒸5分鐘即成。

功效

健脾胃，清熱解毒，補氣補血等作用。

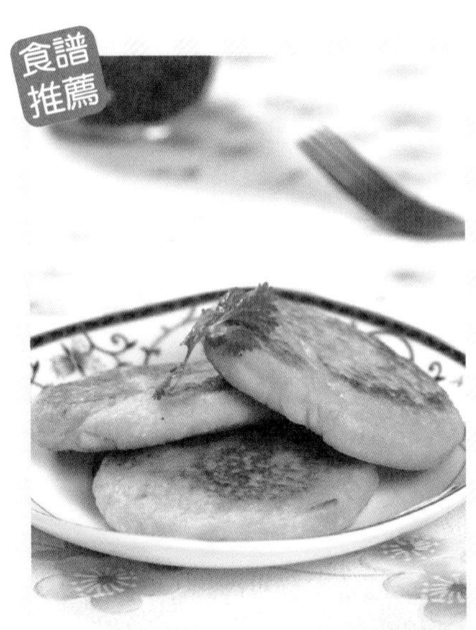

山藥餅

原料

山藥100克，雞蛋1個，麵粉200克，植物油、鹽各適量。

做法

1.山藥煮熟剝皮、碾碎，雞蛋打散。
2.麵粉中放入煮熟的山藥和雞蛋液，加少許鹽，揉勻，桿成面餅狀。
3.放入煎鍋中烙熟即可。

功效

降糖降壓，健脾補肺，固腎益精，聰耳明目。

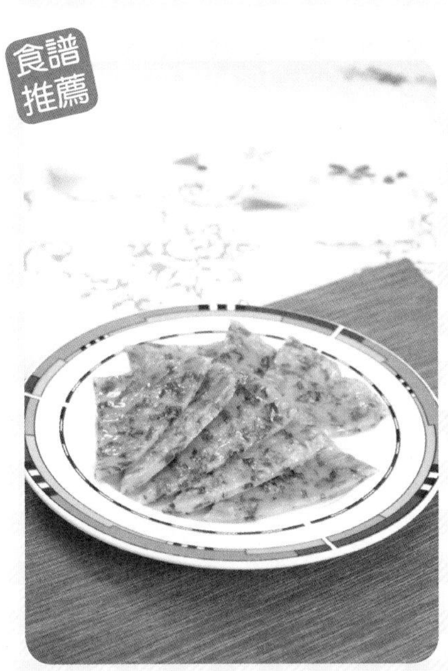

芹菜蛋餅

原料

芹菜100克，雞蛋1個，麵粉200克，植物油、鹽各適量。

做法

1.將麵粉用水攪成糊狀，雞蛋打散。
2.將芹菜葉洗淨、剁碎放入麵糊中，將蛋液放入，攪勻後放鹽、雞精調味。
3.煎鍋上火，倒少許油，油熱後舀一勺麵糊攤成餅狀，烙成蔬菜餅。

功效

清熱止渴，促進食欲，幫助消化。

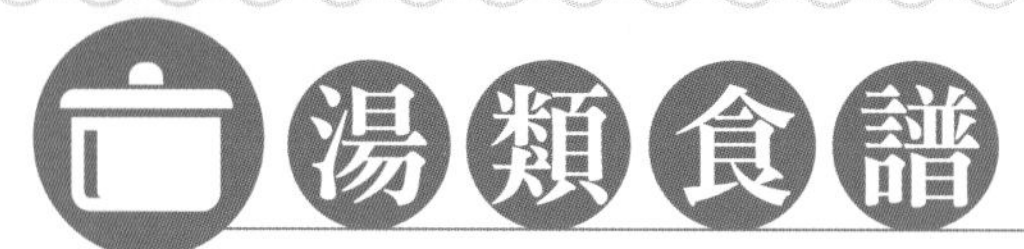

湯類食譜

食譜推薦

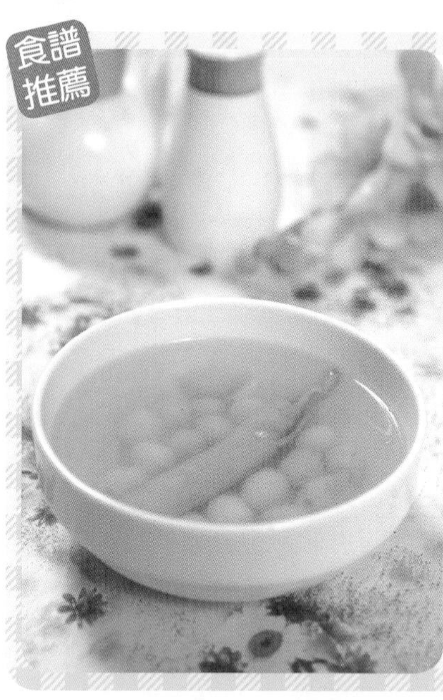

蓮子西洋參湯

原料

蓮子20克，西洋參5克，冰糖15克。

做法

1. 西洋參洗淨，放入碗中，加水（漫過蓮子為宜）浸泡一夜。
2. 加入冰糖，放入蒸鍋中蒸半小時即可。

功效

生津止渴，養心安神，健脾益腎，益氣潤肺。

食譜推薦

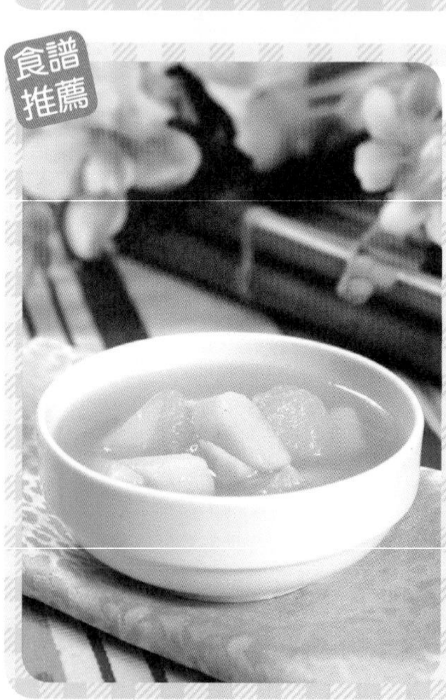

山藥冬瓜湯

原料

山藥50克，冬瓜100克，鹽3克，雞精適量。

做法

1. 山藥、冬瓜均削皮、切塊。
2. 食材放入砂鍋中，加水熬煮至熟，加鹽、雞精調味即可。

功效

清熱解毒，利水消腫，健脾補肺，止渴止瀉。

食譜推薦

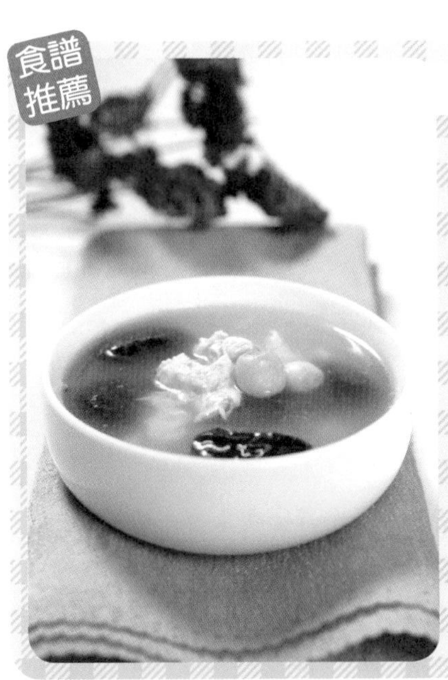

蓮棗雞蛋湯

原料

蓮子15克，大棗15克，雞蛋1個。

做法

1.將雞蛋磕入碗中，打散。

2.蓮子用冷水泡脹，去心、蒸熟。

3.將蓮子、大棗同放入鍋中加水燒開；將雞蛋液緩緩倒入，待浮起蛋花即可。

功效

養心安神、潤燥熄風，對心煩失眠、燥咳聲啞有一定輔助療效。

食譜推薦

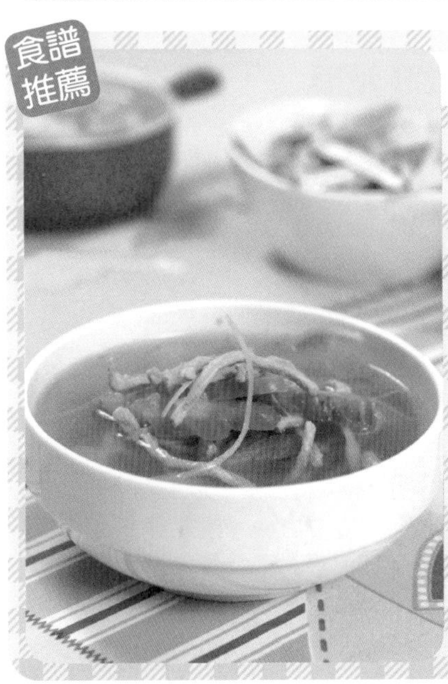

苦瓜瘦肉湯

原料

苦瓜150克，瘦肉80克，鹽5克，蔥絲、生抽、雞精適量。

做法

1.苦瓜去瓤、切片。

2.瘦肉切絲，放入鍋裡，加水、蔥絲、鹽、生抽燉至將熟。

3.放入苦瓜煮熟，調入雞精即可。

功效

清熱消暑，養肝明目，滋陰潤燥。

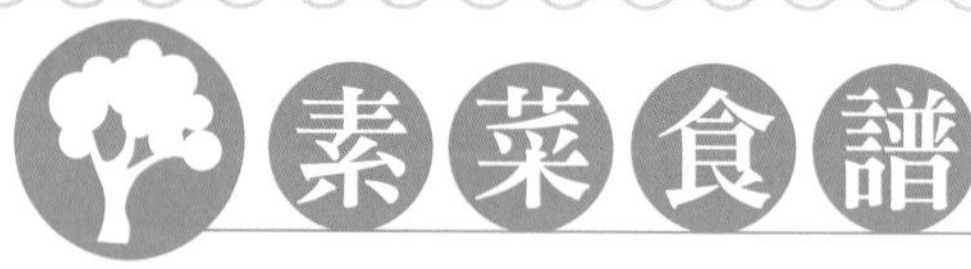

素菜食譜

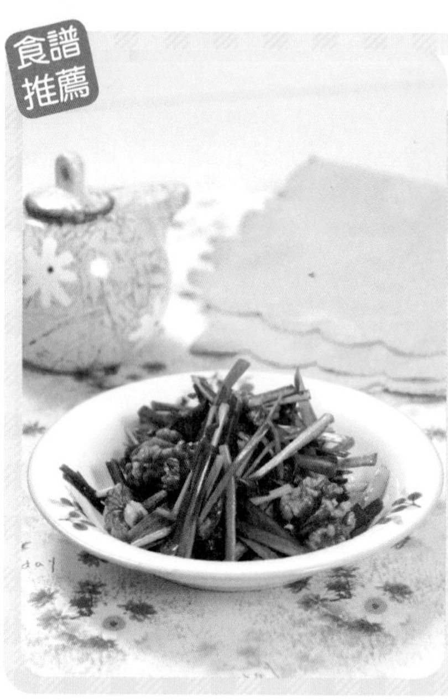

食譜推薦

韭菜炒核桃仁

原料

韭菜100克，核桃仁20克，植物油6克，鹽3克。

做法

1.韭菜擇洗乾淨、切段。

2.油鍋燒熱，熗炒核桃仁。

3.放入韭菜煸炒片刻，加鹽調味即可。

功效

溫陽行氣，補腎固精，溫肺定喘，散瘀解毒。

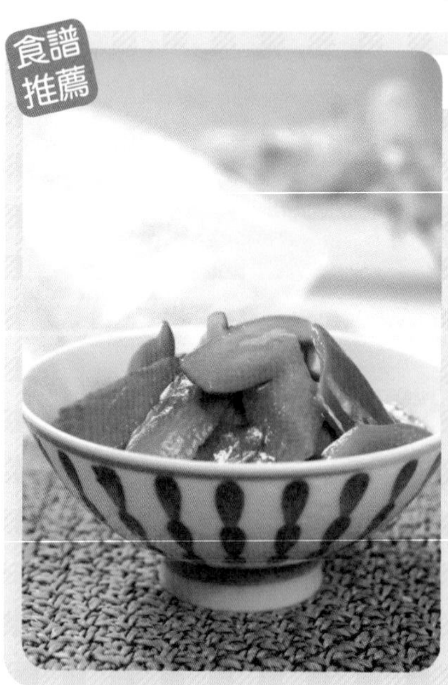

食譜推薦

青椒炒絲瓜

原料

青椒100克，絲瓜160克，鹽3克，植物油8克，雞精適量。

做法

1.將青椒切塊，絲瓜切片。

2.鍋中放油燒熱，放入青椒、絲瓜快速煸炒片刻，放鹽、雞精調味即可。

功效

祛風化痰，清暑涼血，解毒通便。

食譜推薦

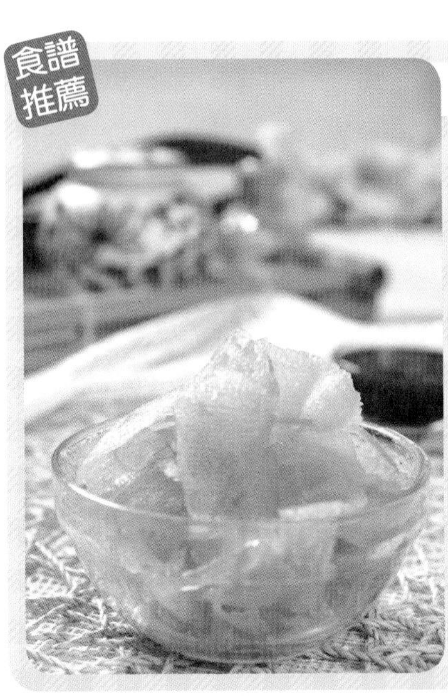

五香苦瓜

原料

新鮮苦瓜1個（約250克），蒜、香菜、番茄醬、醬油、醋各適量。

做法

1.將蒜、香菜切碎，放入碗中，再加番茄醬、醬油、醋，配成醬料。

2.將苦瓜洗淨，剖開，去瓜瓤，去掉外面一層老皮，用刀削成透明塊，放入冰箱，冷卻一會，取出蘸醬料食用。

功效

清熱解毒，清心明目，消暑止渴。

食譜推薦

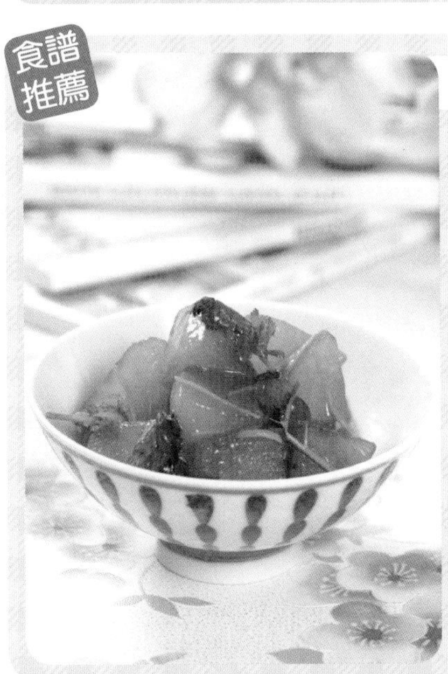

薑香白蘿蔔

原料

白蘿蔔200克，香菜10克，鹽4克，植物油6克，薑絲適量。

做法

1.將白蘿蔔洗淨，切成滾刀塊。

2.香菜理好，切成寸段。

3.油燒熱後煸炒蘿蔔，稍加溫水，用文火燒熟，放入鹽和薑絲及香菜，炒勻即成。

功效

減肥，降低血脂，通便利尿。

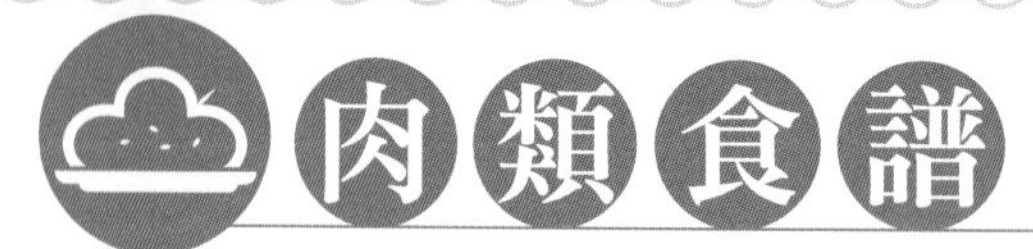

肉類食譜

食譜推薦

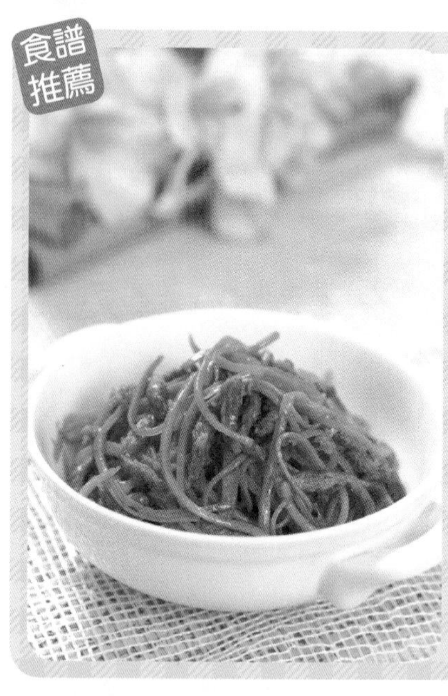

牛肉絲炒胡蘿蔔

原料

牛肉100克，胡蘿蔔120克，植物油5克，鹽3克，蔥、薑、醬油、生粉、料酒、雞精各適量。

做法

1.將牛肉切絲，用生粉、醬油、料酒調汁攪拌；胡蘿蔔切絲。
2.油鍋燒熱後，放入牛肉絲旺火快炒幾下，放入蔥、薑取出。
3.用餘油翻炒胡蘿蔔絲，再放入鹽、醬油炒勻，倒入牛肉絲，旺火快炒幾下即成。

功效

補中益氣，健脾胃，行氣消食。

食譜推薦

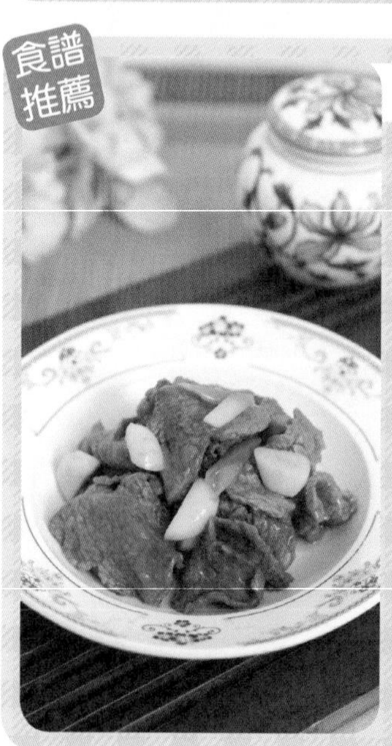

火爆牛腱肉

原料

牛腱肉150克，植物油5克，鹽3克，蔥、薑、蒜、生粉、醬油、料酒、醋、鹽各適量。

做法

1.剔去牛肉上的薄膜，切片，加入醬油、生粉及清水攪拌好。
2.蔥、蒜等洗淨切段；薑切碎末。
3.油鍋燒熱，倒入調好的肉片，旺火爆炒半分鐘，邊炒邊翻拌，以防肉片粘連。
4.放入薑、蔥、蒜炒成微黃色，放入醬油、料酒、醋、鹽和水少許，旺火快炒幾下，撒上蒜段即成。

功效

補脾胃，益氣血，強筋骨，消渴除煩。

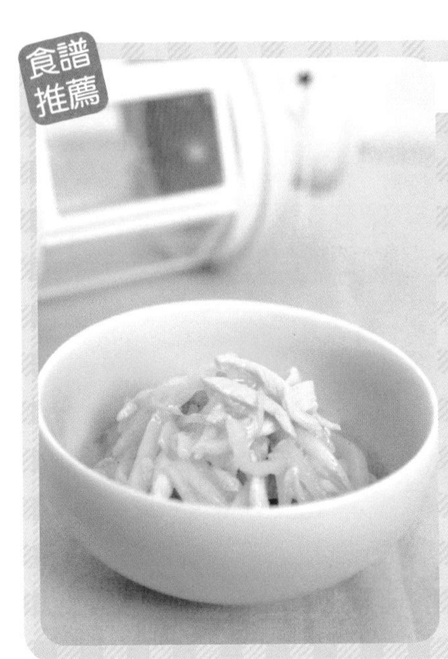

白菜雞絲

原料

白菜200克，雞肉200克，植物油5克，鹽3克，薑絲、蔥花、料酒適量。

做法

1.將雞肉、白菜分別洗淨切絲。
2.薑絲、蔥花入熱油鍋中略炸，隨即放入雞絲旺火煸炒，加入料酒適量。
3.將熟時放入白菜，加鹽、溫水各適量，蓋上鍋蓋燉熟即可。

功效

利尿消腫，補脾益氣。

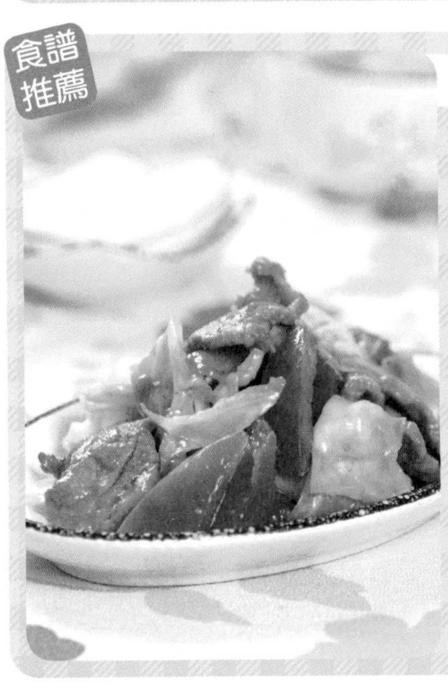

牛肉炒雙蔬

原料

番茄100克，牛肉80克，高麗菜150克，植物油5克，鹽3克，料酒適量。

做法

1.將番茄、高麗菜、牛肉分別洗淨，番茄切塊，高麗菜切大片，牛肉切厚片。
2.油鍋燒熱，放入番茄、高麗菜、牛肉翻炒片刻，加水沒過食材，用旺火燒。
3.鍋開後，撇去浮沫，放入料酒，再加入鹽，略燒片刻，出鍋即成。

功效

利水消腫，抗癌，抗炎，降脂。

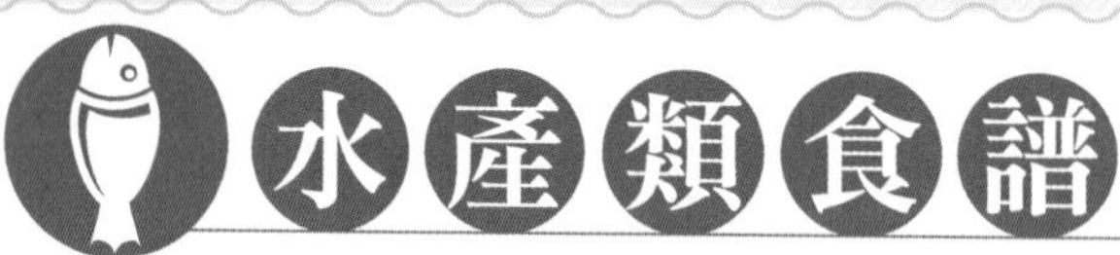

水產類食譜

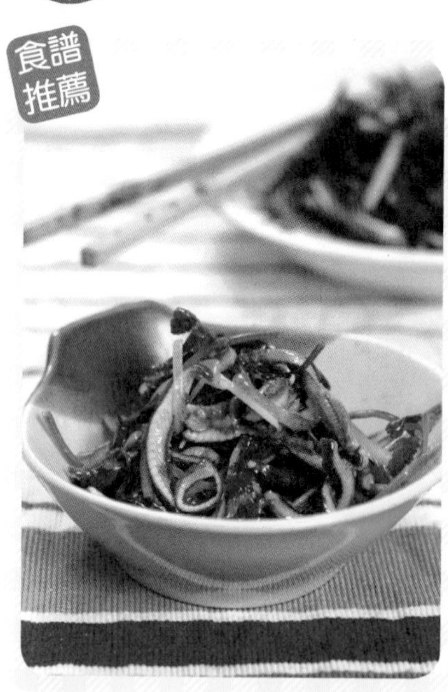

香菜爆鱔魚

原料

香菜15克，鱔魚100克，植物油5克，鹽3克，薑絲、蔥絲各適量。

做法

1.將鱔魚洗淨、切絲，香菜洗淨切段。

2.油鍋燒熱，放薑絲、蔥絲煸香，再放鱔絲煸炒至將熟。

3.放香菜、鹽，快速翻炒幾下，即可出鍋。

功效

補中益氣，明目解毒，祛濕暖胃，強筋壯骨。

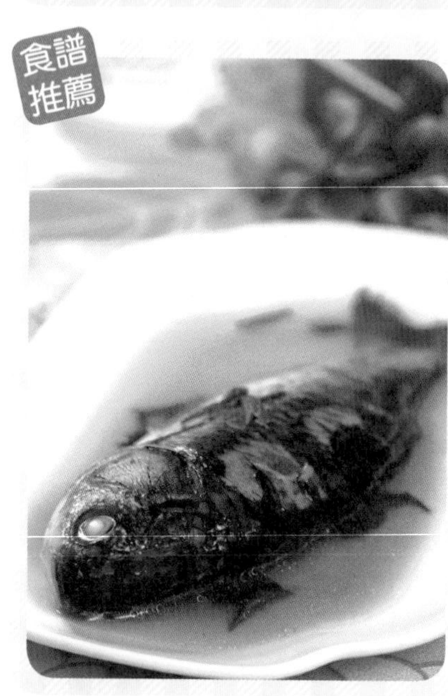

綠茶蒸鯽魚

原料

鯽魚160克，綠茶8克。

做法

1.將鯽魚去除內臟，保留魚鱗後洗淨備用。

2.把綠茶裝入魚腹內，用紙包裹鯽魚，放入盤中，上蒸鍋蒸至熟透即成。

功效

清熱生津，補虛止渴，健脾利水。

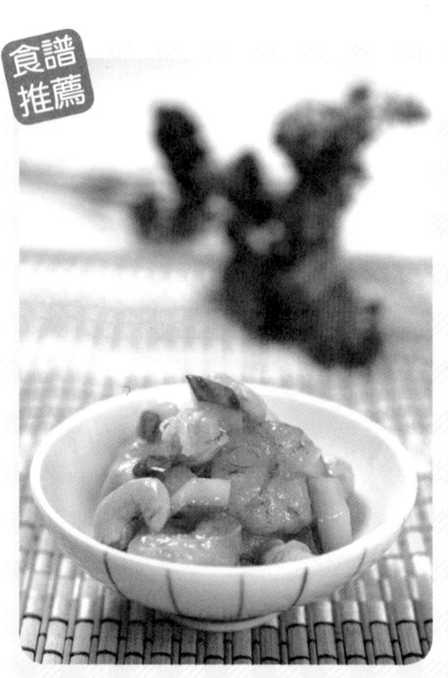

腰果炒蝦仁

原料

腰果20粒，蝦仁10克，小黃瓜200克，植物油6克，鹽3克，澱粉、蔥絲、薑絲、料酒、醋各適量。

做法

1.將蝦仁裹麵糊油炸。
2.腰果油炒。
3.將蔥絲、薑絲、料酒、醋、鹽入鍋，倒入腰果、蝦仁炒勻即可。

功效

養心安神，補腎壯陽，安神助眠。

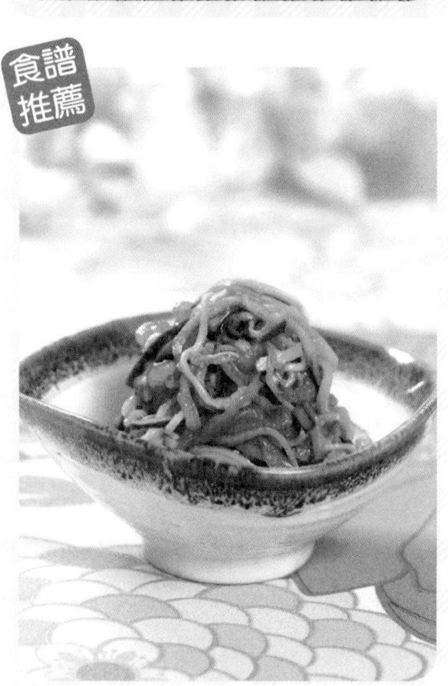

海蜇拌小黃瓜

原料

海蜇100克，小黃瓜200克，鹽3克，芝麻油2克，蒜末5克，醬油、醋各適量。

做法

1.將發好的海蜇洗淨，切絲擺在盤中。
2.小黃瓜洗淨切絲，放在海蜇上，澆上芝麻油、醬油、醋、鹽和蒜末，拌勻即成。

功效

降糖降脂，減肥，促進腸蠕動，防止便秘。

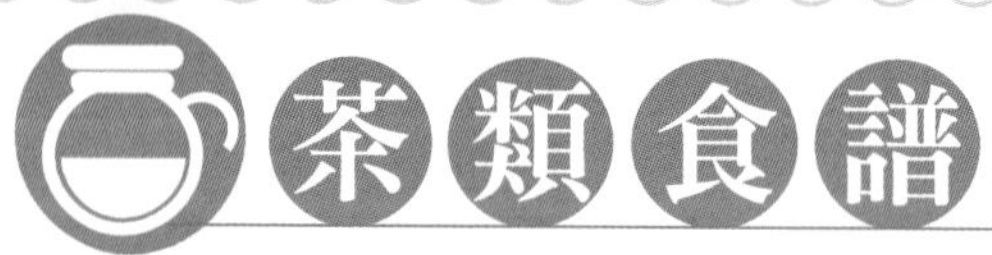

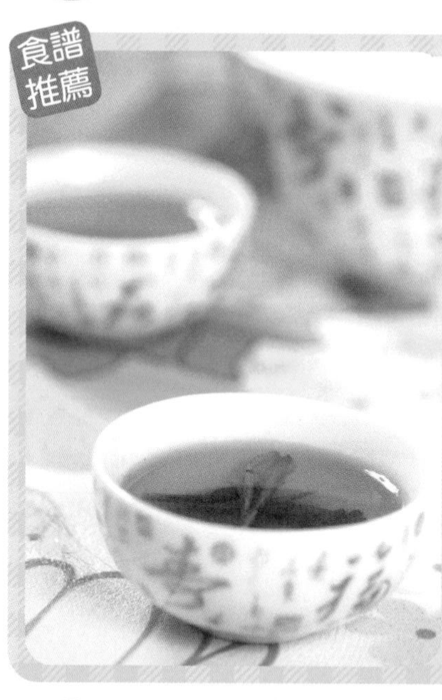

薑鹽茶

原料

生薑2片，綠茶6克，鹽3克。

做法

1.生薑洗淨，切片，備用。

2.將生薑、綠茶、食鹽加水1000cc，煎湯即可。

功效

清利肺胃，清熱潤燥。

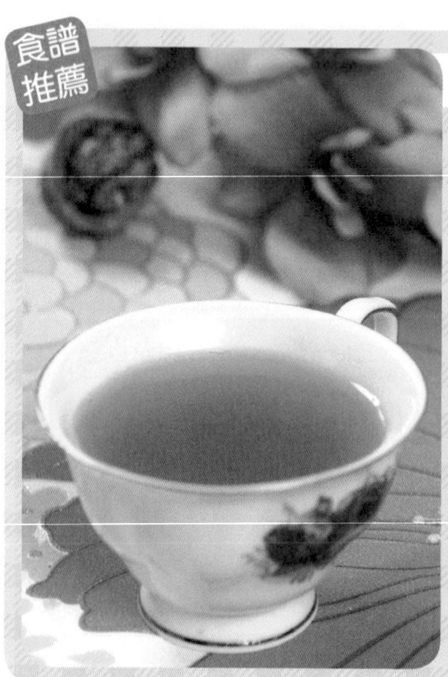

核桃蔥薑茶

原料

核桃仁、蔥白、生薑各25克，茶葉5克。

做法

1.將核桃仁、蔥白、生薑搗爛，備用。

2.將搗爛的核桃仁、蔥白、生薑和茶葉一同放入砂鍋內，加水一碗半煎煮後去渣。

功效

潤肺散寒，消渴健脾。

食譜推薦

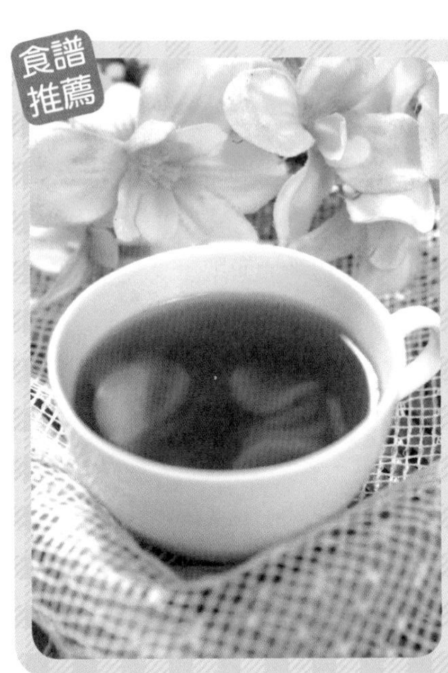

絲瓜茶

原料

絲瓜200克，茶葉5克，鹽適量。

做法

1.將茶葉用沸水沖泡，取汁。

2.將絲瓜洗淨切片，加鹽煮熟，倒入茶汁，拌勻即成。

功效

清熱排毒，生津利咽。

食譜推薦

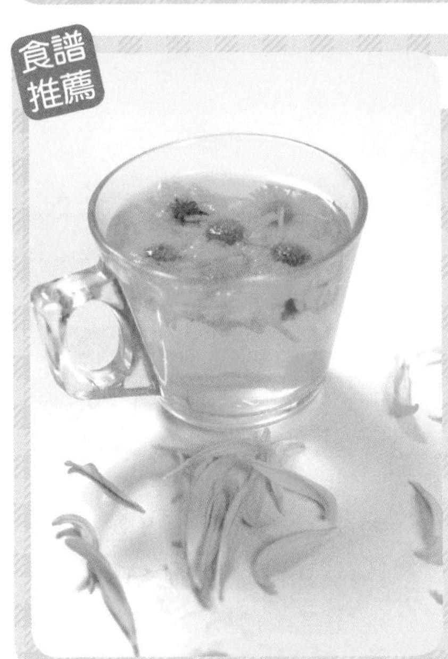

菊花蜂蜜飲

原料

菊花10克，蜂蜜一勺。

做法

1.將菊花用沸水沖泡。

2.待稍涼後調入蜂蜜，攪勻即可。

功效

清肝明目，清熱解毒。

附錄

與痛風相關的血尿酸控制指標

◎血尿酸值計量單位有新舊兩種：

新制單位：毫摩爾/升（mmol/L）

舊制單位：毫克/分升（mg/dl）

◎新舊制單位換算公式：

1毫摩爾/升（mmol/L）×18=1毫克/分升（mg/dl）

1毫克/分升（mg/dl）÷18=1毫摩爾/升（mmol/L）

◎常用的血尿酸濃度參考值

血尿酸正常值：

男性：150～380μmol/L　（2.5～6.4mg/dl）

女性：100～300μmol/L　（1.6～5.0mg/dl）

◎痛風急性發作期血尿酸濃度參考值

超過420μmol/L（7.0mg/dl）（緩解期可以正常）

常用食物普林表

表一：常用米穀薯類食物普林一覽表（毫克/100克食物）

食物名稱	普林	食物名稱	普林	食物名稱	普林
麵粉	17.1	米糠	54.0	米粉	11.1
糙米	22.4	玉米	9.4	芋頭	10.1
高粱	9.7	馬鈴薯	3.6	糯米	18.1
甘薯	2.4	大米	18.1	麥片	24.4
小米	7.3	全麥	12.1	麵條	19.8

表二：常用蔬菜類食物普林一覽表（毫克/100克食物）

食物名稱	普林	食物名稱	普林	食物名稱	普林
馬蹄	2.6	榨菜	10.2	香菜	50
番茄	4.2	芹菜	12.4	菜豆	29.7
蘿蔔	7.6	青菜葉	14.5	洋蔥	3.5
胡蘿蔔	8.9	花菜	20.1	櫛瓜	7.2
芥菜	12.4	韭菜	25.0	莧菜	8.7
茄子	14.3	南瓜	2.8	絲瓜	11.4
芥藍	18.5	薑	5.4	白菜	12.6
雪裡蕻	24.4	青椒	8.7	空心菜	17.5
冬瓜	2.8	苦瓜	11.3	菠菜	23.0
青蔥	4.7	高麗菜	12.4	蘑菇	28.4
鹽酸菜	8.6	黃瓜	14.6		

表三：常用肉蛋類食物普林一覽表（毫克/100克食物）

食物名稱	普林	食物名稱	普林	食物名稱	普林
豬血	11.8	牛腦	195.0	鴨心	146.9
瘦豬肉	122.5	母雞	25～31	皮蛋白	2.0
豬肝	169.5	雞蛋黃	2.6	豬腦	66.3
牛肝	169.5	鴨腸	121	豬肺	138.7
羊肉	111.5	鴨蛋白	3.4	牛肚	79.0
雞肝	293.5	豬肉	48.0	兔肉	107.6
鴨	30.0	豬腎	132.6	雞胸肉	137.4
鴨蛋黃	3.2	牛肉	40.0	鵝	33.0
豬皮	29.8	牛腎	200.0	鴨肝	301.5
豬肚	132.4	雞心	125.0	皮蛋黃	6.6
豬大腸	262.2	雞蛋白	3.7		

表四：常用水果類食物普林一覽表（毫克/100克食物）

食物名稱	普林	食物名稱	普林	食物名稱	普林
杏	0.1	鴨梨	1.1	橘子	3.0
蘋果	0.9	橙	1.9	香蕉	4.7
桃子	1.3	芒果	5.0	鳳梨	0.9
哈密瓜	4.0	石榴	0.8	枇杷	1.3
葡萄	0.9	西瓜	1.1	檸檬	3.4

表五：常用水產類食物普林一覽表（毫克/100克食物）

食物名稱	普林	食物名稱	普林	食物名稱	普林
海參	4.2	鯊魚	166.8	螃蟹	81.6
鱔魚	92.8	沙丁魚	295.0	草魚	140.3
海鰻	159.5	鮪魚	45.0	白鯧	238.1
牡蠣	239.0	蝦	137.7	蚌（蛤）	436.3
海蜇皮	9.3	烏魚	183.2		
鯉魚	137.1	白帶魚	391.6		

表六：常用豆類及其製品類食物普林一覽表（毫克/100克食物）

食物名稱	普林	食物名稱	普林	食物名稱	普林
豆芽菜	14.6	綠豆	75.1	雜豆	57.0
紅小豆	53.2	豆乾	66.5	黃豆	116.5
豆腐	53.6	豌豆	75.7		

表七：常用其他類食物普林一覽表（毫克/100克食物）

食物名稱	普林	食物名稱	普林	食物名稱	普林
牛奶	1.4	醬油	25.0	蜂蜜	3.2
奶粉	15.7	番茄醬	3.0	香菇	214.5
果醬	1.9	銀耳	98.9		

表八：常用乾果類食物普林一覽表（毫克/100克食物）

食物名稱	普林	食物名稱	普林	食物名稱	普林
葡萄乾	5.4	栗子	34.6	白芝麻	89.5
桂圓	8.6	黑芝麻	57.0	核桃	8.4
蓮子	40.9	黑棗	8.3	杏仁	31.7
紅棗	6.0	瓜子	24.2	花生	96.3

痛風與容易誤診的五種疾病比較表

疾病名稱	主要病因	主要症狀	誤診主要原因
痛風	普林代謝障礙	主要侵犯周圍單一小關節，多為第一蹠趾，常在夜間突然急性發作	為防止誤診，需做代謝檢查、X光檢查、病理檢查等
足拇趾外翻	鞋子前端狹窄使足拇趾向外彎曲	足拇趾基部關節向外凸出，滑囊飽受壓迫和摩擦而發炎	腳趾外翻所引起的疼痛與痛風發作位置相同
退化性關節炎	長期負荷全身重量或某種重力因素	關節疼痛、腫脹、僵硬，嚴重時可因關節液堆積而形成腫脹	疼痛類似，通常患者無法自我分辨
蜂窩組織炎	皮膚傷口的細菌感染	可能直接發生在傷口部位或傷口鄰近皮膚上，常發生在臉部與腿部	因痛風患者的足拇趾關節本來就易受尿酸結晶侵蝕，易遭細菌感染，故常混淆
假性痛風	因關節軟骨鈣化	突然發生關節痛	部位相似，X光片檢查可發現
復發性風濕性關節炎	風濕侵擾	臨床徵兆與痛風有時非常相似	臨床徵兆與痛風有時非常相似

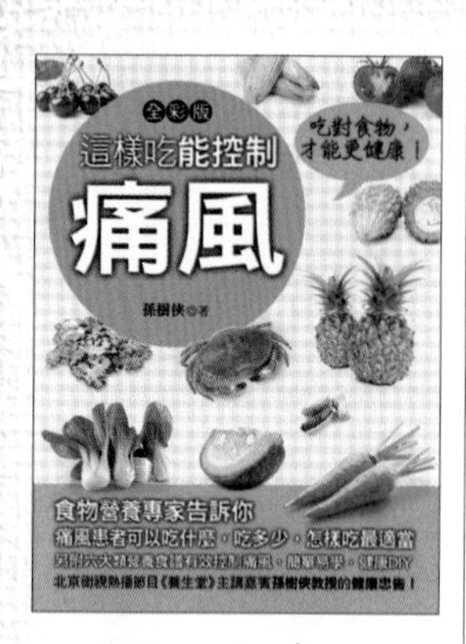

實用生活13

這樣吃能控制痛風

金塊文化

作　　者：孫樹俠
發 行 人：王志強
總 編 輯：余素珠
美術編輯：JOHN平面設計工作室

出 版 社：金塊文化事業有限公司
地　　址：新北市新莊區立信三街35巷2號12樓
電　　話：02-2276-8940
傳　　真：02-2276-3425
E-mail：nuggetsculture@yahoo.com.tw

匯款銀行：上海商業銀行 新莊分行（總行代號 011）
匯款帳號：25102000028053
戶　　名：金塊文化事業有限公司

總 經 銷：商流文化事業有限公司
電　　話：02-2228-8841
印　　刷：群鋒印刷事業有限公司
初版一刷：2014年7月
定　　價：新台幣290元

ISBN：978-986-90660-3-7（平裝）
如有缺頁或破損，請寄回更換

團體訂購另有優待，請電洽或傳真

本書由安徽科學技術出版社授權出版

國家圖書館出版品預行編目資料

這樣吃能控制痛風 / 孫樹俠著.
-- 初版. -- 新北市 : 金塊文化, 2014.07
面；　公分. -- (實用生活 ; 13) 全彩版
ISBN 978-986-90660-3-7(平裝)
1.痛風 2.食療
415.595　　103012615